Oliver Schmetzer

BASICS Klinische Chemie und Labormedizin

5. Auflage

ELSEVIER

Elsevier GmbH, Bernhard-Wicki-Str. 5, 80636 München, Deutschland
Wir freuen uns über Ihr Feedback und Ihre Anregungen an kundendienst@elsevier.com

ISBN 978-3-437-41404-6 eISBN 978-3-437-06534-7

Aus Gründen der Barrierefreiheit sind die Bilder in elektronischen Ausgaben dieses Buches mit Alt-Text-Beschreibungen (Alternativ-Text) versehen, die von Elsevier bereitgestellt werden. Mehr Informationen erhalten Sie unter https://www.elsevier.com/about/accessibility.

Bücher und Zeitschriften, die von Elsevier veröffentlicht werden, entsprechen den geltenden Produktsicherheitsanforderungen. Für etwaige Bedenken oder Fragen zur Produktsicherheit wenden Sie sich bitte an unseren autorisierten Vertreter, Elsevier B.V., productsafety@elsevier.com.

Elsevier nimmt eine neutrale Position in Bezug auf territoriale Meinungsverschiedenheiten oder Zuständigkeitsansprüche in seinen veröffentlichten Inhalten ein, einschließlich Landkarten und institutionellen Zugehörigkeiten.

Wichtiger Hinweis: Die medizinischen Wissenschaften unterliegen einem sehr schnellen Wissenszuwachs. Der stetige Wandel von Methoden, Wirkstoffen und Erkenntnissen ist allen an diesem Werk Beteiligten bewusst. Sowohl der Verlag als auch die Autorinnen und Autoren und alle, die an der Entstehung dieses Werkes beteiligt waren, haben große Sorgfalt darauf verwandt, dass die Angaben zu Methoden, Anweisungen, Produkten, Anwendungen oder Konzepten dem aktuellen Wissensstand zum Zeitpunkt der Fertigstellung des Werkes entsprechen.
Der Verlag kann jedoch keine Gewähr für Angaben zu Dosierung und Applikationsformen übernehmen. Es sollte stets eine unabhängige und sorgfältige Überprüfung von Diagnosen und Arzneimitteldosierungen sowie möglicher Kontraindikationen erfolgen. Jede Dosierung oder Applikation liegt in der Verantwortung der Anwenderin oder des Anwenders. Die Elsevier GmbH, die Autorinnen und Autoren und alle, die an der Entstehung des Werkes mitgewirkt haben, können keinerlei Haftung in Bezug auf jegliche Verletzung und/oder Schäden an Personen oder Eigentum, im Rahmen von Produkthaftung, Fahrlässigkeit oder anderweitig übernehmen.

Für die Vollständigkeit und Auswahl der aufgeführten Medikamente übernimmt der Verlag keine Gewähr.
Geschützte Warennamen (Warenzeichen) werden in der Regel besonders kenntlich gemacht (®). Aus dem Fehlen eines solchen Hinweises kann jedoch nicht automatisch geschlossen werden, dass es sich um einen freien Warennamen handelt.

Bibliografische Information der Deutschen Nationalbibliothek
Die Deutsche Nationalbibliothek verzeichnet diese Publikation in der Deutschen Nationalbibliografie; detaillierte bibliografische Daten sind im Internet über https://www.dnb.de abrufbar.

26 27 28 29 30 5 4 3 2 1

In ihren Veröffentlichungen verfolgt die Elsevier GmbH das Ziel, genderneutrale Formulierungen für Personengruppen zu verwenden. Um jedoch den Textfluss nicht zu stören sowie die gestalterische Freiheit nicht einzuschränken, wurden bisweilen Kompromisse eingegangen. Selbstverständlich sind **immer alle Geschlechter** gemeint.

Planung: Sonja Frankl; Isabella de la Rosée, Den Haag/NL
Projektmanagement: Andreas Rumpf
Gestaltungskonzept: Waltraud Hofbauer, Andrea Mogwitz, Rainald Schwarz
Redaktion: Isabella de la Rosée, Den Haag/NL
Herstellung: Diemtar Radünz, Leipzig
Satz: STRAIVE, Puducherry/Indien
Druck und Bindung: Printer Trento S.r.l., Trento/Italien
Umschlaggestaltung: SpieszDesign, Neu-Ulm
Titelgrafiken: ville – stock.adobe.com, colourbox.de, MVshop – stock.adobe.com

Aktuelle Informationen finden Sie im Internet unter **www.elsevier.de**

O. Schmetzer

BASICS Klinische Chemie und Labormedizin

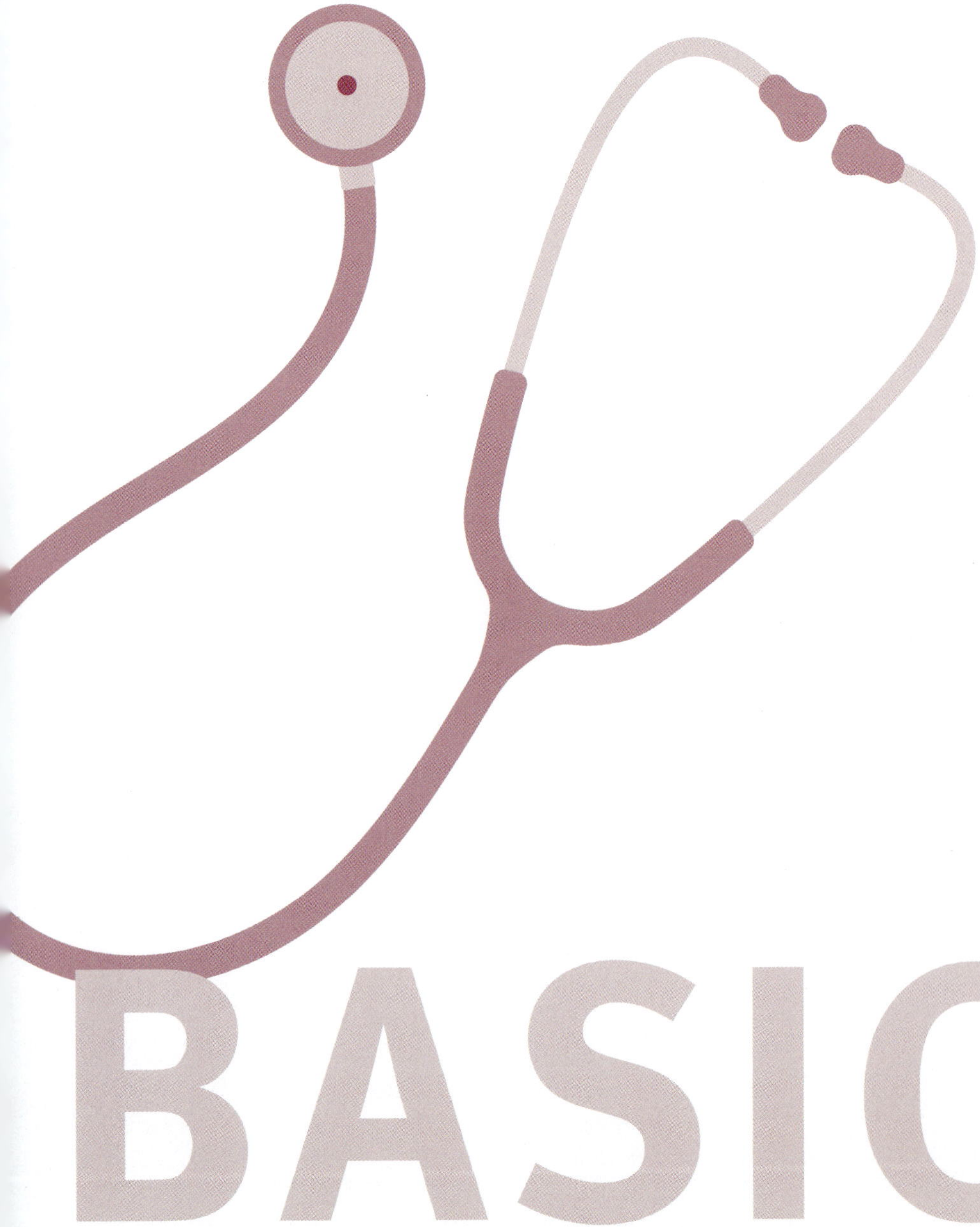

BASICS

Vorwort

Liebe Leserinnen und Leser,
bei der vorliegenden Auflage wurden einige Kapitel (Urin- und Liquordiagnostik) praktisch neu geschrieben und andere deutlich erweitert. Der Gegenstandskatalog hat sich ansonsten nicht wesentlich verändert.
Mein Dank gilt Prof. O. Frey für die Hilfe beim Befunddesign/Qualitätsmanagement, Dr. K. Thorausch, Dr. K. Mydlak, Frau Dr. I. Vogler, Dr. P. Lodemann und Dr. R. Hansen für die Hilfe bei kniffligen labormedizinischen Fällen, Dr. C. Freytag und Dr. A. Kleiber-Imbeck für die Beantwortung mikrobiologischer Fragestellungen, Prof. S. Holdenrieder und Prof. M. Oppert für die Einschätzung bei der klinischen Bedeutung von Myokardmarkern, Frau Dr. C. Sogalla und Frau Dr. C. Radke für die Hilfe bei zytomorphologischen Befunden, Prof. S. Elitok für die Erklärung von nephrologischen Konstellationen, Dr. Klaudia Kunc-Buczkowska für die Hilfe bei endokrinologischen Fragestellungen, sowie Jenny Tepan Tamay für Hilfe bei POCT Tests und Lukas Wrede für Hilfe bei molekularbiologischen Tests.

Berlin, im Herbst 2025
Dr. Dr. Oliver Schmetzer

Hinweis zu den Patientenfällen

Die Namen der Patientinnen und Patienten, die Beschreibungen ihrer Erkrankungen, die Orte und Situationen sind alle realitätsnah, aber frei erfunden. Jegliche Ähnlichkeiten mit echten Personen und Geschehnissen sowie Orten und Institutionen sind daher rein zufällig und nicht beabsichtigt.

Abkürzungen

ACAT	Acyl-CoA-Cholesterin-Acyl-Transferase
AChR-AK	Acetylcholinrezeptor-Antikörper
ACLF	akutes auf chronisches Leberversagen
ACTH	adrenokortikotropes Hormon
ADH	antidiuretisches Hormon
ADP	Adenosindiphosphat
AFP	Alpha-1-Fetoprotein
AGS	androgenitales Syndrom
AHA	Acquired Hemophilia A, erworbene Hämophilie A
AIDS	Acquired Immunodeficiency Syndrome, erworbenes Immundefizienzsyndrom
AIHA	autoimmunhämolytische Anämie
AITP	Autoimmunthrombozytopenie
AK	Antikörper
AKI	Acute Kidney Injury
ALL	akute lymphatische Leukämie
ALT	Alaninaminotransferase
AMA	Antimitochondriale Antikörper
AML	akute myeloische Anämie
AMLA	antimyolemmale Antikörper
ANCA	antineutrophile zytoplasmatische Antikörper
ANV	akutes Nierenversagen
AP	alkalische Phosphatase
APC	aktiviertes Protein C
APS	Antiphospholipidsyndrom
aPTT	aktivierte partielle Thromboplastinzeit
ARDS	Acute Respiratory Distress Syndrome
ARF	Acute Renal Failure
ASA	antisarkolemmale Antikörper
AST	Aspartataminotransferase
AT	Antithrombin
AVP	Arginin-Vasopressin
BB	Blutbild
BE	Bethesda-Einheit, Base Excess
BGA	Blutgasanalyse
BNP	B-natriuretisches Peptid
BSG	Blutsenkungsgeschwindigkeit
C1INH	C1-Esterase-Inhibitor
C2	Ethanol
Ca	Kalzium, Carcinoma
CAS	CRISPR-associated protein
CDK	Chronic Kidney Disease
cDNA	komplementäre DNA
CEA	karzinoembryonales Antigen
CFTR	Cystic fibrosis transmembrane (conductance) regulator
CH50	Complement für gesamthämolytische Komplementaktivität
CK	Kreatinkinase
CLL	chronische lymphatische Leukämie
CML	chronische myeloische Leukämie
CMV	Zytomegalievirus
CoNS	koagulasenegative Staphylokokken
CREST-Syndrom	Calcinosis Cutis – Raynaud Phenomenon – Esophageal Dysmotility – Sclerodactyly – Teleangiectasia Syndrome
CRH	Corticotropin-Releasing-Hormon
CRISPR	Clustered Regularly Interspaced Short Palindromic Repeats
CRP	C-reaktives Protein
CSF	Cerebrospinal Fluid, Liquor cerebrospinalis
CYFRA 21-1	Cytokeratinfragment 19
d	Tag
d. F.	der Fälle
DD	Differenzialdiagnose
DEMIS	Deutsches Elektronisches Melde- und Informationssystem für den Infektionsschutz
DIC	disseminierte intravasale Koagulopathie
DIG	disseminierte intravasale Gerinnung
DITP	Drug-induced Thrombocytopenia, medikamenteninduzierte Thrombozytopenie
DM	Diabetes mellitus
DNA	Desoxyribonukleinsäure
DPYRI	Desoxypyridinolin
DTP	Differential Time to Positivity
EABV	effektives intraarterielles Blutvolumen
EBV	Epstein-Barr-Virus
EDTA	Ethylene Diamine Tetraacetic Acid, Ethylendiamintetraessigsäure
EK	Erythrozytenkonzentrat
ELISA	Enzyme-linked Immunosorbent Assay
ELISPOT	Enzyme-linked Immunosorbent Spot
ERCP	endoskopische retrograde Cholangiopankreatikografie
EZR	Extrazellulärraum
EZV	Extrazellulärraum
FISH	Fluoreszenz-in-situ-Hybridisierung
FNHTR	febrile nichthämolytische Transfusionsreaktion
FSH	follikelstimulierendes Hormon
GA	Glutarazidurie
GALT	Galaktose-1-Phosphat-Uridyltransferase
GAS	Gruppe-A-Streptokokken
GenDG	Gendiagnostikgesetz
GFR	glomeruläre Filtrationsrate
GH	Wachstumshormon
GHRH	Wachstumshormon-Releasing-Hormon
GI	Granulationsindex
GLDH	Glutamatdehydrogenase
GN	Glomerulonephritis
GnRH	Gonadotropin-Releasing-Hormon
GOD	Glukoseoxidase
GOT	Glutamatoxalacetattransaminase
GP	Glykoprotein
GPT	Glutamatpyruvattransaminase
GvHD	Graft-versus-Host-Disease
h	Stunde
HAMA	humane Antimausantikörper
HAT	Hypothalamus
HAV	Hepatitis-A-Virus
Hb	Hämoglobin
HBV	Hepatitis-B-Virus
HCC	hepatozelluläres Karzinom
hCG	humanes Choriongonadotropin
hCT	Kalzitonin
HCV	Hepatitis-C-Virus
HDL	High-density Lipoprotein
HHV	humanes Herpesvirus
HIPA	heparininduzierte Plättchenaggregation
HIT	heparininduzierte Thrombozytopenie
HIV	humanes Immundefizienzvirus
HK	Hexokinase
Hkt	Hämatokrit
HMWH	High Molecular Weight Heparin
HMWK	High Molecular Weight Kininogen

HPA	humanes Plättchenantigen
HPLC	High Performance Liquid Chromatography
HSV	Herpes-simplex-Virus
HTLV	humanes T-Zell-Leukämievirus
HUS	hämolytisch urämisches Syndrom
HVL	Hypophysenvorderlappen
HWI	Harnwegsinfekt
i. v.	intravenös
IAA	Insulin-Auto-AK
IDL	Intermediate-Density-Lipoprotein
IF	intrinsischer Faktor (Kap. 30) bzw. intrathekale Fraktion (Kap. 23)
IfSG	Infektionsschutzgesetz
IG	Immature Granulocytes, unreife Granulozyten
INR	International Normalized Ratio
IPF	Immature Platelet Fraction, unreife Plättchenfraktion
ISE	ionenselektive Elektroden
ISR	interstitieller Raum
ISV	interstitieller Raum
ITP	idiopathische thrombozytopenische Purpura, Immunthrombozytopenie
IVA	Isovalerianazidämie
IVDR	In Vitro Diagnostic Regulation
IVR	Intravasalraum
IVV	Intravasalraum
IZR	Intrazellulärraum
IZV	Intrazellulärraum
J.	Jahr/e
KHK	koronare Herzkrankheit
LCAT	Lecithin-Cholesterin-Acyl-Transferase
LDL	Low-Density-Lipoprotein
LH	luteinisierendes Hormon
Lj.	Lebensjahr
LMWA	Low Molecular Weight Heparin
LPL	Lipoproteinlipase
LTA	Lichttransmissionsaggregometrie
LuAE	Lungenarterienembolie
MAC	Membranangriffskomplex
Mb	Myoglobin
MCA	Mucin-like Carcinoma Associated Antigen
MCH	Mean Corpuscular Haemoglobin, mittlerer korpuskulärer Hämoglobingehalt
MCHC	Mean Corpuscular Haemoglobin Concentration, mittlere Hämoglobinkonzentration pro Zelle
MCV	mittleres korpuskuläres Volumen
MDS	myelodysplastisches Syndrom
MEN	multiple endokrine Neoplasie
MHC	Major Histocompatibility Complex, Haupthistokompatibilitätskomplex
MI	Myokardinfarkt
min	Minute
MPDG	Medizinprodukterecht-Durchführungsgesetz
MPN	myeloproliferative Neoplasien
MPV	Mean Platelet Volume, mittleres Plättchen- bzw. Thrombozytenvolumen
n.n.	nicht nachweisbar
NAIT	neonatale Alloimmunthrombozytopenie
NASBA	Nucleic Acid Sequence-based Amplification
NBZ	Nüchternblutzucker
NGS	Next Generation Sequencing
NIDDM	Noninsulin-Dependent Diabetes mellitus, nichtinsulinpflichtiger Diabetes mellitus
NMA	niedermolekulare Heparine
NNR	Nebennierenrinde
NSAID	nichtsteroidale Antirheumatika
NSE	neuronenspezifische Enolase
ODC	Ornithindecarboxylase
OGTT	oraler Glukosetoleranztest
OKB	oligoklonale Banden
OMF	Osteomyelofibrose
P.	*Plasmodium*
PAH	Phenylalaninhydroxylase
PAI-1	Plasminogenaktivatorinhibitor 1
PAP	pankreatitisassoziiertes Protein, prostataspezifische saure Phosphatase
PBC	primär biliäre Cholangitis
PCR	Polymerase Chain Reaction, Polymerasekettenreaktion
PDW	Platelet Distribution Width, Thrombozytenverteilungsbreite
PF4	Plättchenfaktor 4
PFA	Platelet Function Assay
PGA	polyglanduläres Autoimmunsyndrom
Phe	Phenylalanin
PKU	Phenylketonurie
PLT	Platelet Count, Thrombozytenzahl
PN	Pyelonephritis
POCT	Point-of-Care-Testing, patientennahe Sofortdiagnose
PBC	Primär biliäre Cholangitis
PPSB	Gerinnungsfaktoren des Prothrombinkomplexes (II, VII, IX, X) + Protein C/S/AT III (z. T.)
PRL	Prolaktin
Pro-UK	Pro-Urokinase
PSA	prostataspezifisches Antigen
PTH	Parathormon
PTZ	Plasmathrombinzeit
RA	rheumatoide Arthritis
RBC	Red Blood Cell Count, Erythrozytenzahl
RDW	Red Blood Cell Distribution Width, Erythrozytenverteilungsbreite
RES	retikulohistiozytäres System
RF	rheumatisches Fieber
RFLP	Restriktionsfragmentlängenpolymorphismus
RG	Rasselgeräusch
RIA	Radioimmunoassay
Rili-BÄK	Richtlinie der Bundesärztekammer
RNA	Ribonukleinsäure
RPI	Retikulozytenproduktionsindex
RT-PCR	Reverse Transcription Polymerase Chain Reaction
S.	*Streptococcus*
SAAG	Serum-Aszites-Albumingradient
SBP	spontane bakterielle Peritonitis
SCAR	Severe Cutaneous Adverse Reactions
SCC	Squamous-Cell-Carcinoma-Antigen
SCID	schwerer kombinierter Immundefekt
SD	Schilddrüse, Standardabweichung
SI	Système international d'unités
SIAD	Syndrom der inadäquaten ADH-Sekretion
SIRS	Systemic Inflammatory Response Syndrome, systemisches inflammatorisches Response-Syndom
SLE	systemischer Lupus erythematodes
SMA	spinale Muskelatrophie
ssDNA	Single Strand DNA, Einzelstrang-DNA
SSPE	subakute sklerosierende Panenzephalitis

ssRNA	Single Strand Ribonucleic Acid, Einzelstrang-RNA
SSSS	Staphylococcal Scaled Skin Syndrome
Staph.	*Staphylococcus*
STD	Sexually Transmitted Diseases
T3	Trijodthyronin
T4	Thyroxin
TACO	Transfusion Associated Cardiac Overload
Tbc	Tuberkulose
TBG	thyroxinbindendes Globulin
TF	Tissue Factor
TG	Thyreoglobulin
TK	Thrombozytenkonzentrat
TNFα	Tumornekrosefaktor α
TPA	Tissue Plasminogen Activator
TPZ	Thromboplastinzeit
TRAK	TSH-Rezeptor-Antikörper
TRALI	Transfusion Related Acute Lung Injury
TRH	Thyrotropin-Releasing-Hormon
TSH	Thyrotropin, thyreoideastimulierendes Hormon
TSI	Triple Sugar Iron
TTP	thrombotisch-thrombozytopenische Purpura
TVT	tiefe Venenthrombose
TXA2	Thromboxan-A2
Tyr	Tyrosin
TZ	Thrombinzeit
UK	Urokinase
u-PA	Urokinaseplasminogenaktivator
VLDL	Very-Low-Density-Lipoprotein
VWF	Von-Willebrand-Faktor
WBC	White Blood Cell Count, Gesamtleukozytenzahl
WBIT	Wrong Blood in Tube
ZNS	Zentralnervensystem

Inhaltsverzeichnis

Allgemeiner Teil

METHODIK

1 Einführung in die klinische Chemie . . . 2
2 Technische Grundlagen . . . 4
3 Traditionelle Labordiagnostik: Grundlagen und Umfang . . . 8
4 Moderne Labordiagnostik: Grundlagen und Umfang . . . 10

GRUNDLAGEN

5 Indikationen der Diagnostik . . . 15
6 Vor und nach der Analyse . . . 17
7 Wasser und Elektrolytbestimmung . . . 18

BLUTBILD

8 Differenzialblutbild Erythrozyten . . . 20
9 Differenzialblutbild Leukozyten . . . 22
10 Blutplättchen . . . 23

GERINNUNG

11 Gerinnungsanalytik . . . 25

INFEKTIONEN

12 Bakterielle Infektion . . . 28
13 Rechtliche Bestimmungen . . . 36
14 Neugeborenen-Screening und genetische Stoffwechselstörungen . . . 37
15 Virusinfektionen . . . 39
16 Parasiten und andere Erreger . . . 42

SEROLOGIE

17 Allergiediagnostik . . . 44
18 Blutgruppendiagnostik . . . 45
19 Autoimmundiagnostik . . . 48
20 Tumormarker . . . 50

ANDERE MATERIALIEN

21 Point-of-Care-Testing (POCT) . . . 51
22 Urinanalytik . . . 54
23 Analytik weiterer Materialien . . . 60

Spezieller Teil

KLINISCHE CHEMIE

24 Natrium, Kalium und Phosphat . . . 68
25 Kreatinin . . . 72
26 Lipidstoffwechsel . . . 75
27 Bilirubin, AST, ALT und Lipase . . . 78
28 Troponin T, Kreatinase und Myoglobin . . . 82

BLUTBILD

29 Hämoglobin . . . 84
30 Erythrozyten und Retikulozyten . . . 86
31 Leukozyten . . . 90
32 Lymphozyten und Monozyten . . . 92

SEROLOGIE

33 Serumelektrophorese und Komplementsystem . . . 93

GERINNUNG

34 Gerinnungsanalytik und Thrombophiliediagnostik . . . 95

MOLEKULARBIOLOGIE

35 HLA-Typisierung . . . 98

ENDOKRINOLOGIE

36 Diabetes mellitus . . . 100
37 Nebenniere . . . 103
38 Hypophysäre Kontrolle . . . 106
39 Schilddrüse und Nebenschilddrüse . . . 108
40 Geschlechtshormone . . . 112

Fallbeispiele

41 Fall 1: Alle Werte im roten Bereich?! . . . 116
42 Fall 2: Komische Hormonwerte . . . 117
43 Fall 3: Brustschmerz und Dyspnoe . . . 118
44 Fall 4: Somnolenz und Hyperkaliämie . . . 120
45 Fall 5: Oberbauchschmerz . . . 122

Anhang

46 Literatur . . . 126
47 Quellverzeichnis . . . 127
48 Register . . . 128

Allgemeiner Teil

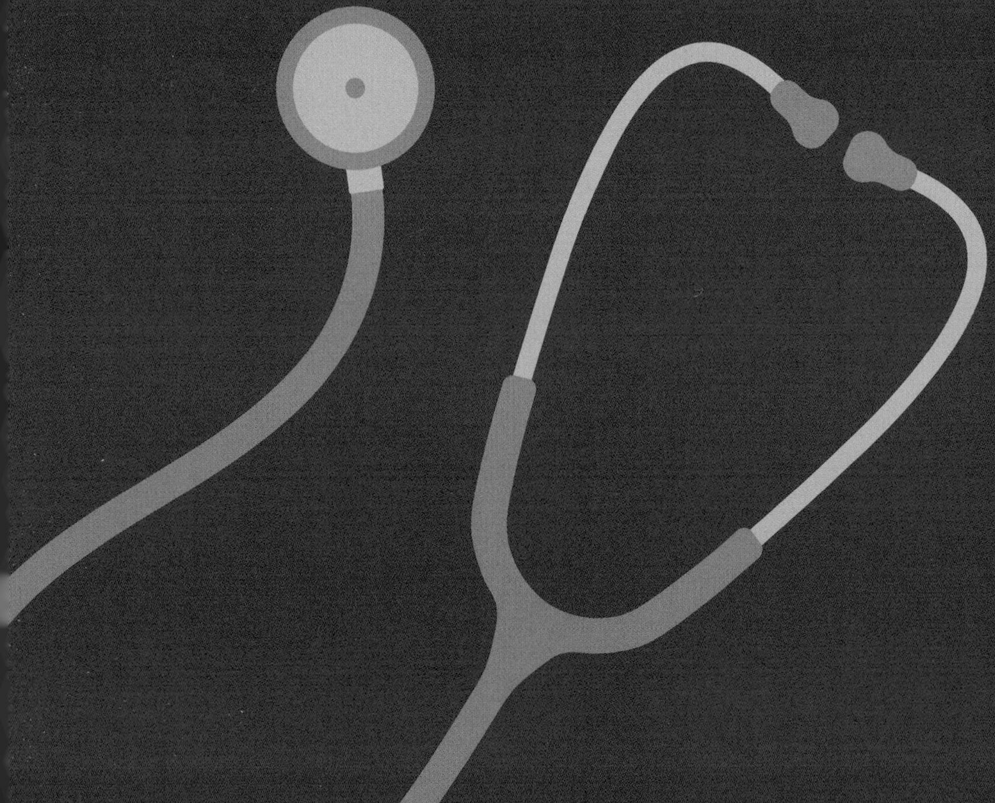

BASICS

Methodik

1 Einführung in die klinische Chemie 2
2 Technische Grundlagen 4
3 Trad. Labordiagnostik Grundlagen und Umfang. . . 8
4 Moderne Labordiagnostik: Grundlagen und Umfang 10

Grundlagen

5 Indikationen der Diagnostik. 15
6 Vor und nach der Analyse 17
7 Wasser und Elektrolytbestimmung 18

Blutbild

8 Differenzialblutbild Erythrozyten 20
9 Differenzialblutbild Leukozyten 22
10 Blutplättchen 23

Gerinnung

11 Gerinnungsanalytik. 25

Infektionen

12 Bakterielle Infektion 28
13 Rechtliche Bestimmungen 36
14 Neugeborenen-Screening und genetische Stoffwechselstörungen 37
15 Virusinfektionen 39
16 Parasiten und andere Erreger. 42

Serologie

17 Allergiediagnostik. 44
18 Blutgruppendiagnostik 45
19 Autoimmundiagnostik. 48
20 Tumormarker. 50

Andere Materialien

21 Point-of-Care-Testing (POCT) 51
22 Urinanalytik 54
23 Analytik weiterer Materialien 60

1 Einführung in die klinische Chemie

Normalerweise befindet sich der menschliche Körper in einem Stoffgleichgewicht, der sog. **Homöostase,** dessen Änderungen von **Aufenthaltsort, Tageszeitpunkt, Alter und momentaner Tätigkeit** abhängen. Bei Krankheiten (z. B. Infektion oder Trauma) kommt es durch eine Schädigung oder den Heilungsversuch des Organismus zu einer Veränderung dieser Verteilung oder deren Konzentration.

Der große Erfolg der Labormedizin besteht darin, Veränderungen in diesem Stoffgleichgewicht nachweisen zu können. Es ist bekannt, welche Stoffe sich normalerweise in welcher Konzentration an bestimmten Orten im Organismus befinden. Eine Abweichung hiervon kann auf eine Erkrankung hinweisen. Aufgrund der sehr selektiven Verteilung der Komponenten im Gesunden sind damit sehr genaue Rückschlüsse z. B. auf möglicherweise beteiligte Organe beim Erkrankten möglich. Neben diesen indirekten Veränderungen des Gleichgewichtes ist es in der modernen Medizin zunehmend möglich, die Erkrankung direkt labormedizinisch nachzuweisen und die wirksamsten Therapien festzulegen. Dies geschieht z. B. durch Resistenzbestimmung von Erregern (→ Kap. 12) oder Mutationsanalysen bei Tumorerkrankungen (→ Kap. 4, → Kap. 20).

Der menschliche Körper besteht aus den unterschiedlichsten Stoffen, von anorganischen Verbindungen (z. B. Elektrolyten und Spurenelementen) über niedrigmolekulare organische Stoffe (z. B. Fette, Zucker, Aminosäuren, Basen und deren Metabolite) bis hin zu den großen biochemischen Polymeren (z. B. Glykane, Proteine, RNA- und DNA-Moleküle, → Abb. 1.1)

Grundlagen der Labormedizin

Neuere Studien zeigen, dass sich im menschlichen Serum ca. 1.250 verschiedene Metabolite befinden, diese bilden das sog. **Metabolom**. Dazu kommen etwa 500.000 verschiedene Proteine, das sog. **Proteom,** die man mittlerweile in einem Tag vollständig bestimmen kann, von den Blutzellen und deren Inhaltsstoffen ganz zu schweigen.

Man findet praktisch von jedem noch so kleinen Geschehen im menschlichen Körper Produkte, Indikatorstoffe etc.

Die neueste Technik erlaubt es inzwischen, embryonale DNA aus dem mütterlichen Blut zu isolieren und zu sequenzieren. So ist eine Diagnostik auf genetische Erkrankungen und Risiken möglich, ohne auch nur in die Nähe des Fetus zu kommen.

Ebenso ist es nun möglich, in nur zwei Stunden die gesamte DNA-Sequenz, also das **Genom** eines Menschen, zu bestimmen oder ein Profil des **Mikrobioms** (die Gesamtheit aller Darmbakterien eines Menschen) zu erstellen.

Aus einer einzigen Zelle kann die Expression aller Gene, also aller Botenstoff-RNA-Mole-

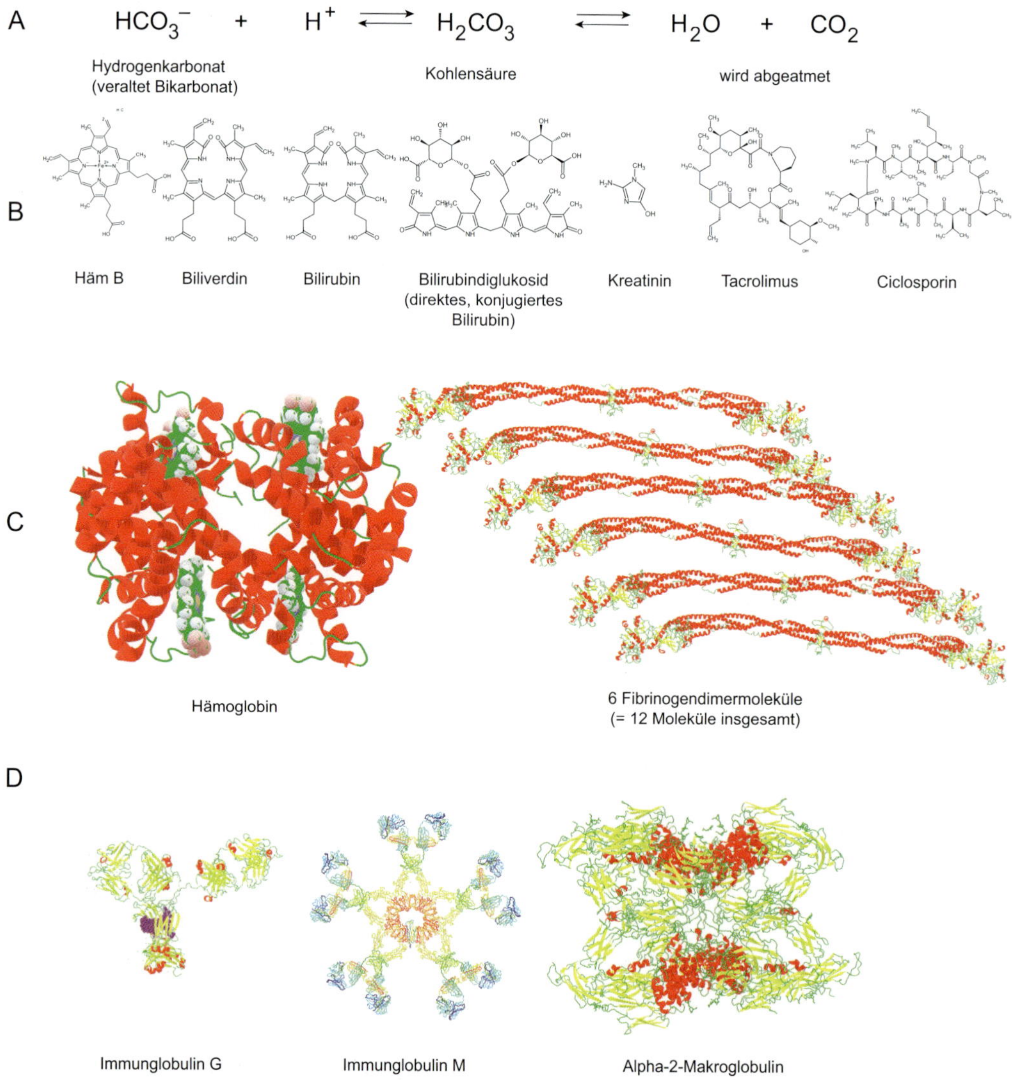

Abb. 1.1 Übersicht über biologisch relevante Moleküle. A: anorganische Verbindungen (wichtigstes Puffersystem des Blutes/Körpers). B: Strukturen der wichtigsten Metaboliten und Pharmaka. C: klassische Proteinklassen mit globulären (Hämoglobin) und fibrillären Proteinen. D: Beispiele der Proteinsuperfamilien (Immunglobulin G und M, Alpha-2-Makroglobulin). [L141, M550]

küle (= **Transkriptom**) bestimmt werden, und zwar nicht nur die Sequenzen, sondern auch die Produktionsmengen.
Oft wird auch das **Exom** von Blutzellen oder den Zellen eines bestimmten Organs erstellt. Dabei sequenziert man alle Exons von allen Zellen der Proben und kann später die Zellen anhand ihrer Genexpression identifizieren. Durch kleine DNA-Fragmente (Barcodes, wie im Supermarkt), die man für jede Zelle hinzufügt, kann man dann die exprimierten Gene diesen Zellen wieder zuordnen und erhält die Genexpression (in Sequenz und Menge) jeder Zelle in der Probe. Durch das Exom z. B. einer Leberstanzbiopsie kann so die **Genexpression** der hepatischen Stammzellen über alle Hepatozytenstufen bis hin zur letzten Gallengangszelle erstellt werden.
Die meisten dieser Methoden sind noch **experimentell** und beruhen auf dem „deep sequencing" oder auch „next generation sequencing" (NGS), bei dem eine gigantische Menge an DNA-Molekülen in kurzer Zeit parallel sequenziert wird (→ Kap. 4). Bis diese Technik Einzug in die Medizin findet, bestimmt die Labormedizin weiterhin einzelne Faktoren, sozusagen die Spitze des Eisbergs. Man sollte sich klarmachen, dass z. B. bei einer Hepatitis die erhöhten Transaminasen im Blut nur ein Indikator, ein Faktor unter Tausenden ist, der verändert vorliegt.

Chemische Einheiten und Zeichen

Neben den meist historisch gewachsenen Angaben der Konzentration einer Substanz gibt es einen neuen Standard: die **SI-Einheiten** (Système international d'unités). Hier wird die Molekülanzahl pro Volumen angegeben, unabhängig vom Molekulargewicht (MW) der Substanz.
Die Einheit der **Molekülanzahl** nennt sich **Mol** (≈ 602 Trilliarden Teilchen, Avogadro-Konstante) und wird normalerweise pro Liter angeben: z. B. 5 Millimol pro Liter. Statt „pro Liter" kann man das M des Mols auch Großschreiben, also wäre dies eine 5 MilliMol oder kurz 5 mM (gesprochen millimolare) Lösung.
Glukose wurde klassisch in mg/dl angegeben, die neue Einheit ist aber mmol/l bzw. mM. Leider werden in der Praxis beide Einheiten verwendet, so dass man öfter umrechnen muss: 5 mM Glukose entspricht 90 mg/dl.
Enzym- und Immunaktivitäten werden oft kinetisch mittels Reaktion mit einem Substrat bestimmt und dann meist auf Basis des Substratumsatzes mit der alten, konventionellen Einheit, **Units** pro Volumen, angegeben. Die meist genutzte neue SI-Einheit ist µmol/(s·l) (Mikromol pro Sekunde und pro Liter).

Testmethoden

Es gibt einige Standardmethoden der Labormedizin:

- Über **Licht:**
  - **Transmission** ist das Licht, das durch die Probe direkt durchkommt, daraus kann die **Extinktion** berechnet werden.
  - Umgekehrt misst die **Turbidimetrie** (→ Kap. 2, → Kap. 4) die **Absorption** des Lichtes (kleine Partikel, Trübungen).
  - **Fluoreszenz** ist das Licht, das von der Probe nach Anregung wieder ausgestrahlt wird (z. B. nach Färbungen oder direkt bei Hämoglobinmetaboliten).
  - Bei der **Nephelometrie** wird das seitlich austretende **Streulicht** gemessen, alternativ kann auch die Abweichung eines Lichtstrahls gemessen werden.
- Über direkte **elektrische Messungen:** Bei einem Differenzialblutbild können durch kombiniertes Messen des **Gleichstrom**- und **Wechselstromwiderstandes** die Lymphozyten von Monozyten und Granulozyten unterschieden werden (→ Kap. 9).
- Über **ionenselektive Elektroden** (ISE), die mittels einer Art Membran nur bestimmte kleine Ionen durchlassen und dadurch zu einer selektiven Potenzialänderung führen (→ Kap. 7).
- Über die **Viskosität:** Bei der kugelkoagulometrischen Gerinnungsmessung wird eine **Metallkugel** zugegeben und die Probe rotiert. Ändert sich die Viskosität, weil eine Gerinnung stattfindet, kann man diese Veränderung **magnetisch** durch die Position der Kugel messen (→ Kap. 11).
- Über **Sedimentation** von Zellen und Plasma: So wird die **Blutsenkungsgeschwindigkeit** ermittelt (→ Kap. 3).

pH-Wert und Puffer

Der **pH-Wert** ist das Maß für die freie Protonenkonzentration (H^+). Das Referenzintervall des Blut-pH liegt zwischen 7,36 und 7,44 (unter 6,8 bzw. über 7,8 besteht Lebensgefahr!).

> **Merke**
> Je höher die Protonenkonzentration, desto niedriger der pH.

Pro Tag werden im Organismus ca. 60 mmol **Protonen** gebildet. Zu ihrer Produktion tragen flüchtige Säuren (z. B. CO_2) und nichtflüchtige Säuren (z. B. Milchsäure, Ketosäuren, Schwefelsäure beim Abbau von schwefelhaltigen Aminosäuren) bei.
Ein konstanter pH-Wert ist Voraussetzung für viele physiologische Vorgänge wie z. B. die Enzymaktivität. Um diesen zu gewährleisten, werden die gebildeten Protonen zunächst an Pufferbasen gebunden, um dann im nächsten Schritt über die Lunge in Form von CO_2 oder über die Niere in Form von Phosphat und Ammonium ausgeschieden zu werden. Ein **Puffersystem** besteht aus einer schwachen Säure und ihrer zugehörigen Base (Salz). Die Aufgabe eines Puffers ist die Konstanthaltung des pH nach „oben" und „unten", er muss also auch Hydroxylionen (OH^-) eliminieren. Allerdings werden im Organismus deutlich mehr Säuren als Basen gebildet. Daher kommt den Pufferbasen besondere Bedeutung zu. 3
Zu den **Pufferbasen des Blutes** zählen Bikarbonat (HCO^{3-}), Plasmaproteine, sekundäres Phosphat (PO_4^{3-}) und in Erythrozyten das Hämoglobin. Im Blut ist das **Bikarbonatsystem** am wichtigsten. Es ist zu 65 % an der Gesamtpufferkapazität beteiligt. Neben der effektiven Pufferung ist sein entscheidender Vorteil, dass durch Protonenbindung über die Bildung von Kohlensäure (H_2CO_3) flüchtiges CO_2 entsteht, das über die Lunge abgeatmet werden kann. Die Abspaltung von CO_2 aus Kohlensäure wird dabei durch das Enzym Karboanhydratase katalysiert.

Zusammenfassung

- Der gesunde Körper ist in einem **biochemischen Gleichgewicht,** das bei Krankheit gestört ist.
- Man kann einzelne Faktoren bestimmen, um **Indikatoren für spezielle Erkrankungen** zu erhalten.
- Es gibt eine Vielzahl an Messmethoden, von denen die meisten auf Lichttransmission beruhen und die daher durch Hämolyse/Ikterus/Lipämie (sog. **HIL-Interferenz)** gestört werden können.
- Zur Erhaltung des Gleichgewichtes gibt es **pH-Puffersysteme,** die wichtigsten Substanzen sind Bikarbonat und Phosphat.

Die klinische Medizin verlässt sich immer mehr auf Labortests. Nach einigen Studien werden bei Internisten mittlerweile 75 % der Diagnosen wesentlich anhand von Laborwerten getroffen. Auch wenn sich die Qualität der Tests enorm verbessert hat, sollte man verstehen, dass es auch zu Falschbestimmungen kommen kann, dass die Ergebnisse immer im klinischen Kontext beurteilt werden sollten und was die wichtigsten Fehlerquellen sind. Die **meisten Probleme** entstehen, wenn Labortests ggf. in größerem Umfang **ohne konkreten klinischen Verdacht** veranlasst werden.
Wenn man von einer gesunden Person ohne Symptome oder klinische Befunde 100 Werte bestimmen lässt, dann wird möglicherweise mind. ein Ergebnis falsch positiv bzw. falsch negativ ausfallen. Da es sich um Einzelbestimmungen handelt, kommt man hier auch mit Statistik nur bedingt voran, es handelt sich bei einer hohen Zahl von Laborbestimmungen eher um ein stochastisches Problem. Das ist vor allem dann massiv, wenn die Vortestwahrscheinlichkeit gering ist.
Die statistischen Beschreibungen der Tests, deren Güte und Reproduzierbarkeit, helfen also bei einem einzelnen Wert eines Patienten nur minimal. Sie erlauben aber, bessere von schlechteren Tests zu unterscheiden. So kann man v. a. hochwertige Tests für seine Patienten auswählen.

Vortestwahrscheinlichkeit

Im klinischen Alltag am relevantesten ist, eine **möglichst hohe Vortestwahrscheinlichkeit** zu haben, bevor man den entsprechenden Test durchführen lässt. Diese kann aus der Anamnese, den Symptomen und den klinischen Untersuchungen des einzelnen Patienten, aber auch von Charakteristika oder der Genetik bestimmter Patientenpopulationen bestimmt sein.
Zum Beispiel ist einerseits die Vortestwahrscheinlichkeit für die Bestimmung von Hepatitis A bei einem Patienten mit Diarrhö, Ikterus, Fieber, Hepatosplenomegalie und kürzlichem Auslandsaufenthalt stark erhöht und es macht Sinn, die entsprechenden Labortests durchführen zu lassen. Hier erhöhen die **individuellen Symptome, die Auslandsanamnese sowie die klinischen Befunde** die Vortestwahrscheinlichkeit.
Andererseits gibt es **genetisch bedingte Häufungen.** So ist z. B. Thalassämie im Mittelmeerraum verbreitet und es ist sinnvoll, Personen mit Migrationshintergrund aus dieser Gegend bei entsprechendem klinischem Bild darauf zu testen. Auch kann eine **hohe Prävalenz bestimmter Infektionskrankheiten** in bestimmten **Gegenden** die Vortestwahrscheinlichkeit enorm erhöhen. Beispielweise treten die meisten Fälle mit Frühsommer-Meningoenzephalitis (FSME) im Süden Baden-Württembergs und im Osten Bayerns auf. Die höchste Prävalenz findet sich im Landkreis Amberg-Sulzbach mit 53 pro 100.000, so dass es Sinn macht, bei einem Patienten mit Meningismus aus dieser Gegend auf FSME zu testen.

Gütekriterien und Validität

Wie viele falsche und richtige Bestimmungen (ausgedrückt durch den positiven und negativen prädiktiven Wert) man erhält, hängt neben der Vortestwahrscheinlichkeit auch von den sog. Gütekriterien **Sensitivität** und **Spezifität** des Tests ab. Diese werden im Rahmen von klinischen Studien ermittelt, und bei vielen Bestimmungen von Gesunden mit dem gleichen Test erhält man i. d. R. eine Gauß-Verteilung (→ Abb. 2.1) der Ergebnisse. Die Frage ist dann, welche der Ergebnisse man als auffällig definiert. Man muss Grenzwerte, sog. Cut-off-Werte, festlegen, bei denen man einen Kompromiss aus möglichst hoher Sensitivität und Spezifität eingeht. Je höher der Grenzwert für positive Werte liegt, desto höher wird die Spezifität auf Kosten der Sensitivität und umgekehrt (→ Abb. 2.3).
Wenn man nun Gesunde und Kranke mit diesem Test und den festgelegten Grenzwerten bestimmt, bekommt man neben den korrekt bestimmten Gesunden und Kranken auch falsch Bestimmte. Auf dieser Basis kann man dann die Gütekriterien des Tests für diese Grenzwerte erhalten (→ Abb. 2.2).
Ein Test hat dann eine hohe diagnostische **Sensitivität,** wenn er alle Kranken korrekt als krank erkennt, und eine hohe diagnostische **Spezifität,** wenn möglichst viele Gesunden ein negatives Testergebnis aufweisen (→ Abb. 2.2). In der Regel muss jedoch ein Kompromiss zwischen Sensitivität und Spezifität gefunden werden, da die Veränderung des Diskriminationswerts (Grenzwert zwischen „normal“ und „pathologisch“) zu einer gegenläufigen Veränderung von Sensitivität und Spezifität führt.

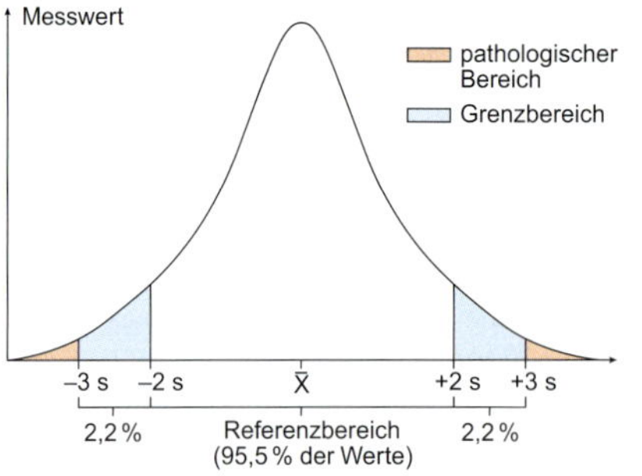

Abb. 2.1 Normalverteilung: Mittelwert (X̄), Standardabweichung [M588]

Beispiel für die Wichtigkeit der Vortestwahrscheinlichkeit
Der Hepatitis-C-Suchtest (anti-HCV) hat eine sehr hohe Sensitivität und Spezifität von 99,9 %. Das bedeutet, nur **1 von 1.000** Bestimmungen liefert ein **falsches Ergebnis.**

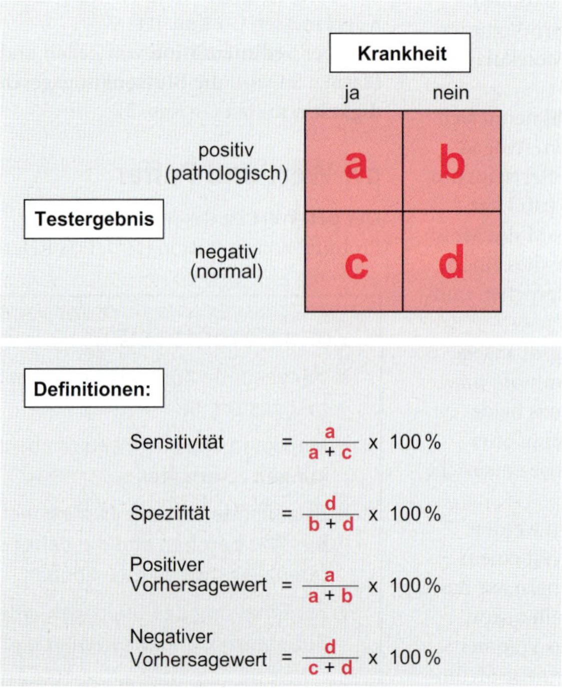

Abb. 2.2 Mögliche Beziehungen zwischen Krankheit und Testergebnis [R132]

Bei einer generellen **Hepatitis-C-Prävalenz** in Deutschland von ca. **0,3 %** haben 30 von 10.000 getesteten Personen die Erkrankung, 9.970 haben diese nicht.
Um die Menge der **falsch negativen Ergebnisse** zu erhalten, muss man die Gleichung für **Sensitivität** aus → Abb. 2.2 nach dem Faktor c auflösen. Da die Gesamtsumme der Erkrankten 30 ist, folgt a + c = 30. Für a setzt man also 30 minus c ein. Löst man dann nach c auf, erhält man **0,03 falsch Negative.** Die Infektionsrate ist zu niedrig, bzw. der Test zu gut, um auch nur einen falsch Negativen bei diesem Screening zu erhalten.
Um hingegen die Menge der **falsch positiven Ergebnisse** zu erhalten, muss man die Gleichung für **Spezifität** aus → Abb. 2.2 nach dem Faktor b auflösen. Da die Gesamtsumme der Nichterkrankten 9.970 ist, folgt b + d = 9.970. Der Faktor d wäre hier also 9.970 minus Faktor b. Das setzt man für d ein, löst nach b auf und erhält gerundet **10 falsch positive Ergebnisse.** Man bekäme also insgesamt bei 10.000 Bestimmungen 40 positive Ergebnisse, von denen **25 % falsch positiv** wären. Diese Zahl würde aber steigen, wenn man vermehrt Patienten mit einem Risiko für ein falsch positives Ergebnis mit einschließen würde (z. B. zwei Wochen nach einer Impfung). Würde man nun stattdessen 10.000 **i. v. Drogenkonsumenten** testen, bei denen die **Prävalenz** bei ca. **30 %** liegen kann, bekäme man **2.997 korrekt positive Ergebnisse plus 7 falsch positive.** Damit wären nun nur noch **0,2 %** der gesamt als positiv Bestimmten **falsch positiv.** Aufgrund der Spezifität von 99,9 % würde man aber innerhalb der 6.996 als negativ getesteten 0,1 % der 300 Infizierten also **3,** die infiziert sind, **nicht entdecken.** Das wären die falsch Negativen.
Deshalb ist die Verifizierung einer Diagnose bei wichtigen Krankheiten unbedingt notwendig und wird vom Labor meist schon automatisch bei einem positiven Ergebnis durchgeführt.

Unter **Validität** versteht man die Brauchbarkeit eines Testverfahrens, d. h., die Übereinstimmung zwischen dem Testverfahren und dem, was zu messen beabsichtigt war. Darunter fallen nicht nur **Sensitivität und Spezifität,** sondern auch der **(positive und negative) Vorhersagewert (prädiktiver Wert).** Die Beziehungen zwischen Krankheit und Testergebnis lassen sich anhand einer Vierfeldertafel darstellen (→ Abb. 2.2). Der **Vorhersagewert (prädiktiver Wert)** bezieht sich auf die Testergebnisse. Der positive Vorhersagewert gibt an, wie sicher ein positives Testergebnis einen Kranken identifiziert. Im Prinzip also die Wahrscheinlichkeit, dass der Patient bei positivem Ergebnis die Krankheit wirklich hat. Umgekehrt gibt der negative Vorhersagewert an, wie sicher ein negatives Testergebnis einen Gesunden identifiziert. Die Menge der Fehlbestimmungen hängt von der Vortestwahrscheinlichkeit und damit von der Prävalenz der Erkrankung ab (→ Abb. 2.4). Im **Niedrigprävalenzbereich** bzw. ohne klinischen Verdacht erhält man einen enorm **hohen Anteil von Fehlbestimmungen,** selbst bei einem Test mit exzellenten Gütekriterien.

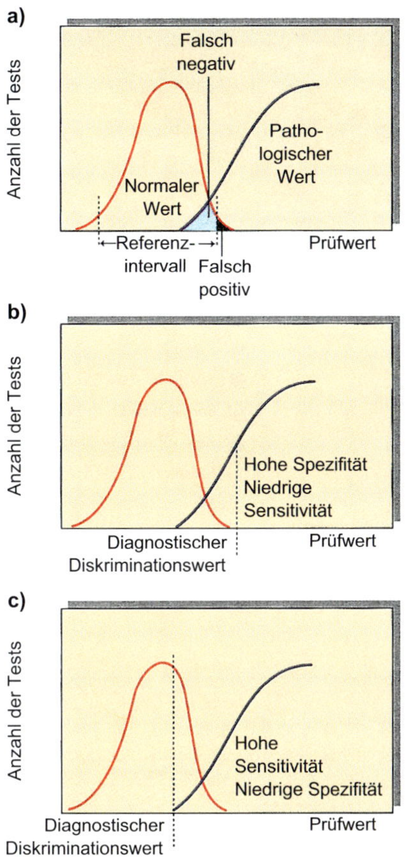

Abb. 2.3 Veränderung von diagnostischer Sensitivität und Spezifität in Abhängigkeit vom diagnostischen Diskriminationswert (Cut-off)
a) Innerhalb eines Überlappungsbereichs klinisch-chemischer Ergebnisse kommt es zu falsch positiven und falsch negativen Werten.
b) Eine Erhöhung des Cut-off-Werts erhöht die Spezifität und verringert die Sensitivität.
c) Eine Erniedrigung des Cut-off-Werts erhöht die Sensitivität und verringert die Spezifität. [E934]

Reliabilität

Reliabilität beschreibt insgesamt die **Konstanz von Testergebnissen** unter gleichen Bedingungen. Dieser Überbegriff findet eher bei psychometrischen Tests Anwendung als in der Labormedizin. **Reproduzierbarkeit** ist dabei eine Eigenschaft der Reliabilität eines Tests, aber auch **Objektivität** und **Validität** gehören zur Reliabilität. Unter Validität versteht man die Gültigkeit eines Testverfahrens, also die Übereinstimmung zwischen dem Testverfahren und dem, was zu messen beabsichtigt war.
Wenn z. B. bei einem Test zur Natriumbestimmung die Ergebnisse jeweils **stark vom Beobachter abhängig** sind, ist die **Reliabilität schlechter** als bei einem Test, dessen Ergebnisse vom Beobachter unabhängig sind. Die Bestimmung eines Urinsediments (→ Kap 22) oder der neurologischen Reflexe weist z. B. grundsätzlich eine mäßige Reliabilität als Testverfahren auf. Die Reliabilität von Tumormarkern und Autoantikörpertests kann aufgrund einer niedrigen **Validität** auch eher mäßig sein. So stellt etwa ein erhöhter PSA-Wert (prostataspezifisches Antigen) nicht unbedingt ein Prostatakarzinom dar. Es geht also immer auch neben der Bewertung und Interpretation um die Stabilität von Ergebnissen (→ Tab. 2.1).

Reproduzierbarkeit

Unter Reproduzierbarkeit versteht man, ob eine Testwiederholung die gleichen Ergebnisse liefert. Den Messwert der Reproduzierbarkeit nennt man **Präzision** (→ Abb. 2.5). Meist können verschiedene Werte der Reproduzierbarkeit für Tests angegeben werden: 5

- **Intra-Assay:** Die gleiche Probe wird im gleichen Testlauf mehrfach gemessen.
- **Inter-Assay:** Die gleiche Probe wird in unterschiedlichen Testläufen mehrfach gemessen.
- **Intra-Observer:** Der gleiche Beobachter wiederholt den Test.
- **Inter-Observer:** Zwei unterschiedliche Personen führen die Tests aus.

Störgrößen

Typische Störfaktoren der klinischen Chemie sowie der Serologie sind **Hämolyse, Ikterus** und **Lipämie,** die sowohl die Messung der Adsorption als auch die turbidimetrische und nephelometrische Messung stören. Aufgrund von Gammopathien können einige Faktoren wie Glukose, Gesamtbilirubin, direktes Bilirubin, Lipase, Eisen, Phosphat und bestimmte Autoantikörper gestört sein. Manche **Medikamente,** v. a. orale Kontrazeptiva und Phenytoin, können auch immunturbidimetrische Methoden beeinflussen. Serologische Falschbestimmungen kommen auch nach Impfungen gehäuft vor, v. a. nach Influenzaimpfung mit einem **Spaltimpfstoff.** Falsch positive Ergebnisse für anti-HTLV (humanes T-Zell-Leukämievirus) und anti-HIV (humanes Immundefizienzvirus) gibt es hier häufiger. Bei „schwächeren" Impfstoffen

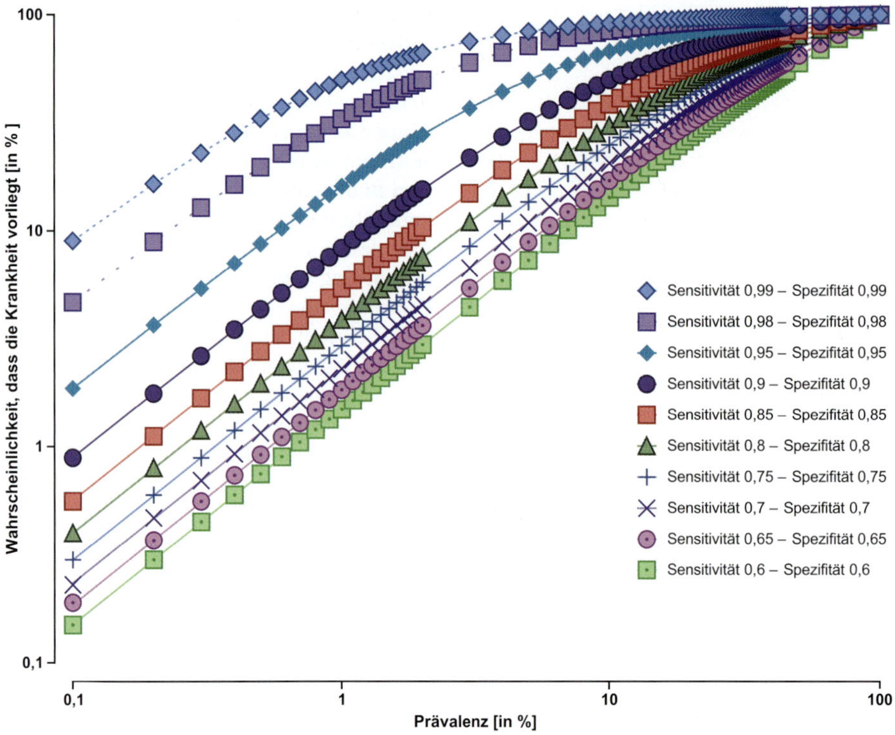

Abb. 2.4 Die korrekten, richtig positiven Ergebnisse hängen von der Prävalenz des zu testenden Zustandes und den Gütekriterien des Tests ab. Beide Achsen sind logarithmisch aufgetragen. [L141, M550]

Tab. 2.1 Beispiele für Beeinflussung von Laborwerten

Fehlerquelle	Auswirkung
Lange Lagerung bei Raumtemperatur	Kalium ↑
Impfungen (gegen Influenza)	Für einige Wochen: Serologie (HTLV-IgG ↑)
Körperliche Anstrengung, Reanimation	CK ↑
Immobilisierung	Kreatinin ↓, CK ↓, Katecholamine ↓
Rektale Palpation, Fahrradfahren	PSA ↑
Psychische Belastung, Stress	Kortisol ↑ und damit Blutzucker ↑, ACTH ↑
Lichtexposition der Proben	Bilirubin ↓ (ca. 50 % pro Stunde!)
Mittelfristige Proteinzufuhr	Harnstoff
Zirkadiane Rhythmus	Hormone (Kortisol, TSH, Sexualhormone)
Thiaziddiuretika	Harnsäure ↑, Cholesterin ↑
Rauchen	CO-Hb ↑, CEA ↑, Cholesterin ↑, Leukozyten ↑
Alkoholabusus	MCV ↑, GGT ↑, Transaminasen ↑

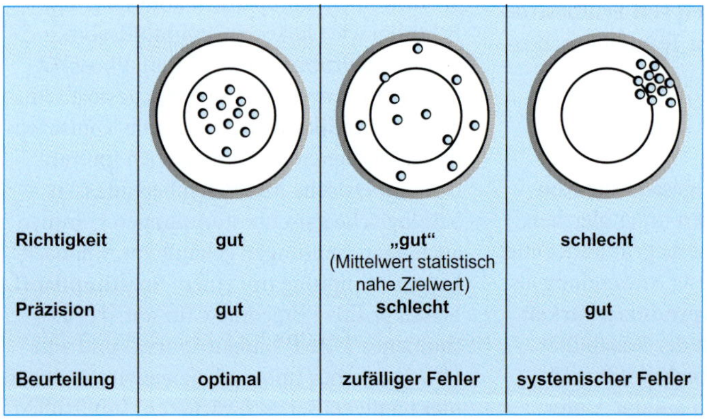

Abb. 2.5 Zielscheibe als Beispiel für Präzision und Richtigkeit [L175]

wie gereinigten Virusproteinen tritt dies seltener auf.

Neben den technisch relevanten Störungen führen auch andere Faktoren zu Veränderung von Laborwerten (→ Tab. 2.1). Das **Blutbild** kann durch die Lagerung/Haltung des Patienten verändert sein. Wenn der Patient bei Blutentnahme steht, können Blutzellen und Proteine um bis zu 10 % Prozent erhöht sein (im Vergleich zum liegenden Patienten). Abweichungen des **Gesamtproteins** können relativer Natur sein. Sie sind auf Veränderungen des Plasmavolumens bei gestörtem Wasserhaushalt zurückzuführen (Pseudohypo- bzw. Pseudohyperproteinämie). In diesen Fällen ist der Hämatokrit gleichsinnig verändert.

> **Merke**
> Wenn man viele Blutabnahmen am Morgen macht, bleiben diese evtl. lange bei Raumtemperatur stehen, z. B. bei POCT-Analysen (Point-of-Care-Testing, → Kap. 21) wie der **BGA** (Blutgasanalyse), die sich öfters auf der Intensivstation sammeln: Der gute Kardiologe bewahrt diese in einem **Eisbad** auf. Das verhindert die Lyse einiger Erythrozyten und die Kaliumwerte werden exakter! **Falsch hohe Kaliumwerte können fatalste Folgen haben.**

Bestätigungstests

Bei lebensbedrohenden oder enorm wichtigen Erkrankungen erfolgt nach dem Auffinden der Patienten mittels der sog. **Suchtests** (z. B. anti-HIV, anti-HCV, HBsAg und anti-HBc) eine Sicherung der Diagnose durch **weitere Tests.** Meist werden zusätzlich ELISA (Enzyme-linked Immunosorbent Assay, → Kap. 4), Westernblot (z. B. bei positiven anti-HIV zum Nachweis weiterer HIV-Antikörper) und/oder molekularbiologische Techniken wie eine (RT)-PCR (z. B. bei HIV zum Nachweis der viralen RNA oder bei Mukoviszidose nach positivem Schweißtest zum Nachweis der Mutationen im CFTR-Gen, → Kap. 4) gemacht.

Westernblot und Line-Blots

Bei einem **Westernblot** (auch Immunoblot genannt) wird ein Viruslysat oder eine Mixtur von Virusproteinen per Gelelektrophorese **nach der Größe** aufgetrennt, dann auf eine **Membran** übertragen und diese wird mit dem Patientenserum inkubiert. Danach wird mit anti-human-IgG oder -IgM gefärbt. Nach Entwicklung sieht man Banden der Antikörper des Patientenserums, welche an das jeweilige Virusprotein binden.

Anstatt des Westernblots nimmt man auch oft sog. **Line-Blots,** auf denen Streifen eines (meist rekombinanten) Antigens aufgebracht wurden. Anhand der dann als positiv gewerteten **Muster** kann man den **Suchtest bestätigen oder ablehnen** und die Phase der Immunreaktion sowie pathologische Abweichungen davon beurteilen.

HIV

Es gibt mittlerweile die 5. Generation an **HIV-Suchtests.** Diese beruhen nicht nur auf einen **Antikörpernachweis** (der im Mittel erst nach 22 Tagen positiv wird), sondern erhöhen die Sicherheit des Tests auch durch einen direkten Nachweis von **HIV-Antigenen** (meist des p24-Antigens), also eines Virusproteins, da diese bereits 16–18 Tage post infectionem nachweisbar werden. Damit kann ein sicherer Nachweis der HIV-Infektion in der Regel schon nach maximal sechs Wochen erfolgen.
Virale RNA kann im Mittel per qRT-PCR (q = quantitativ) sogar schon elf Tage nach Infektion detektiert werden. Die qRT-PCR macht man v. a. bei uneindeutigem Westernblot sowie im Verlauf der HIV-Infektion, um das Ansprechen auf Virostatika zu überprüfen. Dieser Test ist oft ab 40 Kopien/ml positiv. Bei einer akuten HIV-Infektion finden sich über 10.000 Kopien/ml.
Das RKI gibt z. B. ein Untersuchungsschema (v. a. für Blutprodukte) bei **positivem HIV-Suchtest** vor: In der **Zweistufendiagnostik** mit Such- und hochsensitivem Bestätigungstest erfolgt zuerst eine zweimalige Nachtestung im selben Testsystem. Falls einer dieser Tests auch reaktiv war, wird zweimalig mit anderen Testantigenen nachgetestet und es wird ein Westernblot durchgeführt. Zusätzlich wird als **drittes Testsystem** ein direkter Nachweis von Virusantigen oder von viralen Nukleinsäuren (Nukleinsäureamplifikationstest, NAT-Test auf HIV-RNA, → Kap. 4) zur Diagnosestellung gefordert. Ist einer dieser drei Tests positiv, erfolgt zur endgültigen Abklärung eine Wiederholung der drei Tests mit einer **zweiten Blutprobe.**

> **Merke**
> Für HIV-2 gibt es keine quantitative PCR, zum Nachweis wird ein qualitatives Verfahren eingesetzt. Die gemeinhin bekannte „HIV-PCR" weist nur HIV-1 nach!

Hepatitis B

Bei **Hepatitis B** macht man zuerst die sog. **Suchtests: HBsAg** (zirkulierendes Hüllprotein = Surface-Antigen des HBV) und **anti-HBc**-IgG (c = Capsid des Virus). Der Test auf HBsAg wird durchgeführt, da es auf eine aktive Infektion hinweist. Ist nur anti-HBc-IgG positiv, spricht das für eine durchgemachte Infektion, allerdings ist das HBsAg auch erst zwei bis fünf Monate post infectionem positiv, sodass nur eine **PCR auf Virus-DNA** eine Infektion wirklich ausschließen bzw. auch beweisen kann. Ist nun ein Patient positiv für den Suchtest, $HBsAg^+$ und anti-HBc-IgG^+, dann zeigt das $HBsAg^+$ eine aktive Infektion an und es werden oft gleich alle relevanten weiteren Parameter bestimmt: HBeAg, anti-HBe, anti-HBc-IgM (positiv bei akuter Hepatitis B) und eine quantitative PCR auf HBV-DNA, als Zeichen der Virusreplikation. Man kann noch anti-HDV-IgG durchführen, um eine Koinfektion mit Hepatitis D nachzuweisen.
HBeAg und **HBV-DNA** weisen auf eine **aktive akute oder chronisch aktive Hepatitis** hin und schließen ein falsch positives Ergebnis des anti-HBc-IgG-Suchtests aus. HBeAg ist ein virales Protein, das man im Blut bestimmen kann und steht für die sezernierte Form des HBc-Antigens (e = exkretorisch). **HBeAg** ist v. a. bei **hochvirämischen** Formen der Hepatitis B positiv (**HBV-DNA > 2.000 IE/ml**). Die **HBV-DNA-Messung** dient auch als **Therapiekontrolle.** Das Ziel ist, unter die Nachweisgrenze zu kommen.

Neutralisationstest

HBsAg ist der sensitivste serologische Parameter zum Nachweis einer aktiven Hepatitis-B-Infektion. Bei positivem HBsAg-Nachweis sollte ein **Neutralisationstest mittels polyklonaler anti-HBsAg-Seren** durchgeführt werden. Die polyklonalen anti-HBsAg-Antikörper sättigen die Bindungsstelle des Testantikörpers ab, sodass dieser nicht mehr binden kann. Falls der Neutralisationstest positiv ausfällt, also das Ergebnis negativ wird, ist die Probe als HBsAg-positiv zu werten und muss weiter analysiert werden.

> **Merke**
> Bei einer **akuten HBV-Infektion** ist neben erhöhten Transaminasen v. a. das **HBsAg** nachweisbar und Anti-HBc-IgM ist hochpositiv. **$HBeAg^+$** und **HBV-DNA^+** zeigen die Infektion als **aktiv** an. Es fand noch keine **Serokonversion** (kein Übergang von $HBsAg^+$ zu Anti-HBs^+) statt (anti-HBc-IgG und anti-HBs-IgG sind negativ).
> Bei 5–10 % der Infizierten kommt es nun zu einem Übergang in eine **chronische Phase,** auch hier gibt es noch **keine Serokonversion, anti-HBc-IgG** und **anti-HBsAg** sowie **anti-HBe** sind weiterhin **negativ** und es kommt zu fortschreitender Leberzellschädigung. Wiederum zeigen **$HBeAg^+$** und **HBV-DNA^+** an, dass das Virus noch aktiv ist.
> Bei einer **Ausheilung** ist dann das **HBsAg nicht mehr nachweisbar,** die Virusreplikation endet, die **PCR auf HBV-DNA und das HBeAg** werden daher **auch negativ.** Es kommt zur **Serokonversion:** anti-HBc-IgG und anti-HBs-IgG sind mit ≥ 10 IU/l nachweisbar.
> Alleiniger Nachweis von **anti-HBs-IgG^+** bei Anti-HBc^- weist auf eine **Impfung** hin.

7

Zusammenfassung

- Wichtig zur Einstufung der Qualität eines Tests sind die **Gütekriterien** (Sensitivität und Spezifität).
- Testgütekriterien wie **Objektivität, Reliabilität und Validität** definieren die Qualität von mehrfach ausgeführten Tests zueinander.
- Mit **Präzisionskontrollen** werden **zufällige Fehler,** mit **Richtigkeitsbestimmungen systematische Fehler** aufgedeckt.
- Aufgrund der Fehlerwahrscheinlichkeit sollte es eine **klare Indikation** für die Testdurchführung geben.
- **Richtig positive Ergebnisse** hängen von der Prävalenz der Erkrankung ab: **Bei niedriger Inzidenz gibt es viele falsch positive Ergebnisse.**
- Laborergebnisse können durch **Einflussgrößen** (methodenunabhängig) und **Störfaktoren** (methodenabhängig) beeinflusst werden.
- Die **präanalytische Qualität** sowie der Transport **einiger** Proben (BGA zur exakten Kaliumbestimmung gekühlt!) sind wesentlich.
- Bei wichtigen Bestimmungen wie HIV oder Hepatitis erfolgen **Bestätigungstests,** nachdem ein sog. **Suchtest** positiv war.

3 Traditionelle Labordiagnostik: Grundlagen und Umfang

Die Basisdiagnostik in der klassischen Labormedizin umfasst im Wesentlichen vier Bereiche: die **klinische Chemie** (Elektrolyte, Enzymbestimmungen, Konzentration wesentlicher Faktoren), das **Blutbild,** die **Gerinnungsanalytik** und die **Serumdiagnostik** (Serumelektrophorese, Antikörper, i. d. R. Infektions- oder Autoimmunserologie). Da diese vier Gebiete unterschiedlich vorbehandelte Blutproben benötigen, werden normalerweise mind. vier Röhrchen mit den entsprechenden Antikoagulanzien abgenommen (bzw. Serum mit oder ohne Gerinnungsbeschleuniger, → Abb. 3.1, → Tab. 3.1).

> Die **Blutabnahme** sollte in einem Stuhl mit beidseitigen Armlehnen, die gewissen Schutz bei vasovagalen Synkopen oder epileptiformen Ereignissen bieten, erfolgen. Der Hämatokrit fällt erst nach 10 Minuten in Sitzposition auf einen stabilen Wert! Zu langes Stauen führt auch zu einer **Hämokonzentration** und sollte vermieden werden. Um eine Patientenverwechslung auszuschließen, sollten die Röhrchen direkt nach Abnahme und nicht vorher mittels 2-D- oder 3-D-Codes beschriftet und der **Entnahmezeitpunkt** festgehalten werden. Bei Kindern oder kooperationsunfähigen Patienten sollte der Arm durch eine dritte Person fixiert werden.

Für Sonderbestimmungen können noch andere Zusätze verwendet werden, wie z. B. **Natriumfluorid** zur Bestimmung von **Glukose und Laktat** (lassen sich im Notfall weniger stabil aber auch aus Heparinblut bestimmen). Die gängigeren Parameter in diesen Blutproben werden alle in einem Labor analysiert, für **seltenere Parameter** erfolgt ein **Fremdversand** an ein anderes Labor, was die **Zeit bis zu einem Ergebnis beträchtlich verlängern** kann.

> Ab Mai 2026 dürfen **Kalium** und **Glukose** im Zentrallabor **nicht mehr aus Serum** bestimmt werden. Grund ist ein Anstieg des Kaliums *in vitro* aufgrund einer langsamen Freisetzung des Kaliums aus dem Blutkuchen. Dies kann zu einem um bis zu 2 mmol/l falsch hohen Kaliumwerten führen (abhängig von der Thrombozytenzahl). Glukose wird *in vitro* im Serum metabolisiert, was zu einem falsch niedrigen Glukosewerten führen kann. Daher sollte Fluoridplasma, ggf. mit Zitratzugabe, als Material genutzt werden. Eine Messung innerhalb von 15 Minuten als POCT oder im Zentrallabor nach umgehender Plasmaseparation kann jedoch noch erfolgen.

Die **Antikoagulanzien** haben sich bewährt, auch wenn es oft möglich ist, Messungen mit anderen als dem Standardantikoagulans durchzuführen. Die meisten Parameter der klinischen Chemie, wie auch z. B. TSH, lassen sich sowohl aus Heparinplasma als auch aus Serum bestimmen. Meist ist sogar eine Bestimmung aus irgendeinem Plasma (Heparin, EDTA oder Zitrat) möglich. Selten gibt es **Artefakte** durch diese Standardantikoagulanzien, wie eine **EDTA-induzierte Thrombozytopenie (Pseudothrombozytopenie).** Um diese dann auszuschließen, macht man ein Blutbild aus **Zitratblut** bzw. aus einem spezifischen Thrombozytenzahlröhrchen. Heparin wäre prinzipiell für ein Blutbild auch nutzbar, führt aber noch häufiger zu Pseudothrombozytopenien.

Davon zu unterscheiden sind Labortests, die vor Ort durchführt werden. Zu diesen **Point-of-Care-Testings (POCT,** → Kap. 21) gehören z. B. Analyse der Blutsenkungsgeschwindigkeit (BSG, → Abb. 3.2), Blutgasanalyse (BGA) im Rahmen der Intensivmedizin, Hämoccult-Test (Test auf GI-Blutungen), Glukosebestimmung durch Stix, Bedside-Test zur Überprüfung der Blutgruppe vor Transfusion, Schnelltest auf βHCG (Schwangerschaft), Urinsticks oder der Test auf Antigene von Infektionskrankheiten (z. B. Malaria oder SARS-CoV-2, → Kap. 4, → Kap. 21). Eine weitere Diagnostik erfolgt über die **Mikrobiologie** (→ Kap. 12, → Kap. 15, → Kap. 16) anhand von Abstrichen, unterschiedlichen Körperflüssigkeiten und **unfixierten** Gewebeproben.

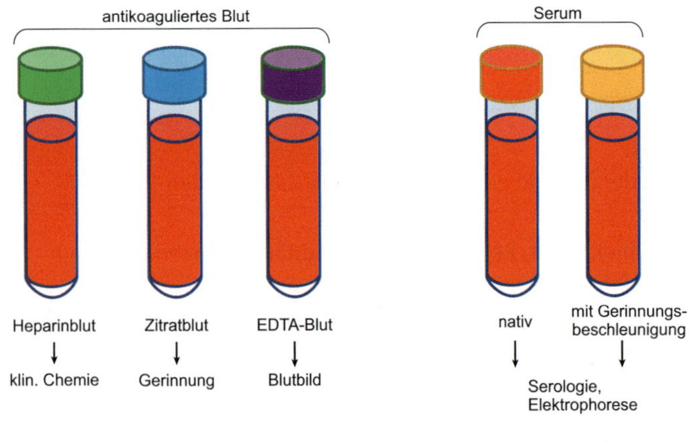

Abb. 3.1 Klassische Farbkodierung eines oft abgenommen Sets an Blutproben zur Abdeckung der häufigsten Laborbestimmungen sowie deren Verwendungszweck [L141, M550]

Tab. 3.1 Häufig verwendete Röhrchenzusätze und ihre Einsatzgebiete

Zusatz	Blutbestandteil	Funktion	Einsatzgebiet
Plastikkügelchen	Serum	Gerinnungsförderung	Eiweißelektrophorese, klinische Chemie
Li-Heparin	Plasma	Thrombinhemmung	Fast alle klinisch-chemischen Parameter
Na-Fluorid	Plasma	Hemmung der Glykolyse	Glukose, Laktat
Na-Zitrat	Plasma	Komplexierung von Ca^{2+}	Gerinnung, BSG
EDTA	Vollblut	Komplexierung von Ca^{2+}	Hämatologie

Blutsenkungsgeschwindigkeit (BSG)

Die BSG ist enorm hilfreich und wird meist vor Ort (bei einer **Temperatur von 23 °C**!) mit Zitrat- oder EDTA-Blut durchgeführt, da sie nach **einer Stunde** bereits eine Menge an Informationen liefern kann. Liegt sie im Normbereich, ist eine schwerere Entzündungsreaktion eher auszuschließen. Die BSG wird nur **durch drei Faktoren erhöht: Akut-Phase-Proteine** (v. a. **Ferritin**), **Fibrinogen** und erhöhte **Immunoglobuline** bzw. Immunkomplexe. Erniedrigt ist sie lediglich bei Sichelzellanämie (aufgrund der veränderten Erythrozytenform) und bei zu hohen Erythrozytenkonzentrationen (z. B. Dehydratation, Polycythaemia vera, Polyglobulie), was man leicht am Hämatokrit erkennen kann.

> Die **Normbereiche der BSG** werden häufig für Frauen mit < 20 mm/h und Männer < 15 mm/h (> 50 Jahre jeweils 10 bzw. 5 mm höher) angegeben. Diese Grenzwerte sind bei **Kindern und jungen Erwachsenen viel zu hoch, bei Älteren zu niedrig.** Stattdessen sollte man als Normbereich **die Hälfte des Alters, bei Frauen plus 5 mm/h,** annehmen. Mit diesem Normbereich lassen sich erstaunlich **gut und kostengünstig** Entzündungsreaktionen ausschließen!

Leicht erhöhte BSG bis 50 mm/h spricht für eine Anämie oder eine leichte

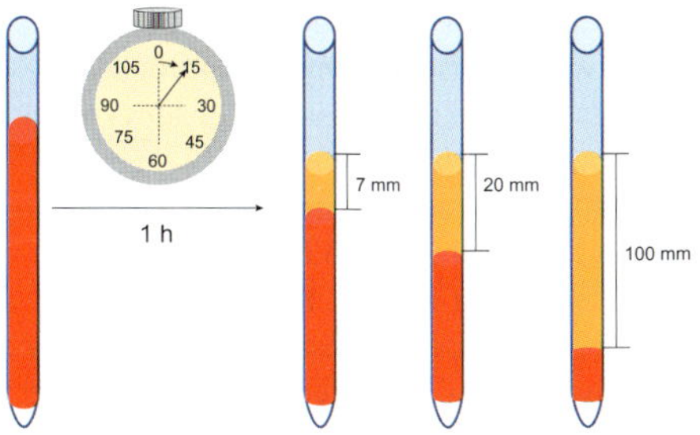

Abb. 3.2 Prinzip der Bestimmung der Blutsenkungsgeschwindigkeit und mögliche Ergebnisse [L141, M550]

Entzündungsreaktion, z. B. Tumorerkrankungen, rheumatologische Erkrankungen (SLE, RA, Sklerodermie oder Arthritiden), kann aber auch nach OPs bzw. nach der Menstruation vorkommen. **Mäßig stark erhöhte** BSG-Werte mit 50–100 mm/h sprechen für eine Infektion, metastasierende Tumore, Leukämien, chronisches Leber- oder Nierenversagen, Nekrosen, schwerere rheumatologische Erkrankungen sowie Vaskulitis. Bei über 100 mm/h spricht man von einer **Sturzsenkung,** die fast nur bei schwersten Infektionen (Sepsis, Peritonitis), Riesenzellarteriitis (früher Arteriitis temporalis, bei akuter Sehminderung/Erblindung ist die Sturzsenkung pathognomonisch) oder Gammopathien (multiples Myelom oder Morbus Waldenström) auftritt.
Eine nicht erhöhte BSG schließt also bereits vieles aus, während eine **Sturzsenkung** zu **sofortigem Handlungsbedarf** veranlassen sollte (Blutkulturen, Steroidgabe bei V. a. Riesenzellarteriitis). Während bakterielle Infekte die BSG praktisch immer erhöhen, kann lediglich eine akute Virusinfektion zu einer unveränderten BSG führen. Bei jungen, gesunden Menschen sollte auch eine leicht erhöhte BSG bei nur minimalen Krankheitszeichen zu einer weiteren Abklärung Anlass geben.

Standardmethoden

Enzyme (wie Transaminasen) werden meist anhand ihrer Aktivität durch spezifische Substrate bestimmt, die am Ende zu einem farbigen Produkt führen. **Kleine Metabolite** (wie Kreatinin, → Kap. 25) werden entweder durch chemische Reaktionen mit Reagenzien oder ebenfalls durch enzymatische Reaktionen nachgewiesen (z. B. Glukose, → Abb. 3.3). Auch diese enden in einem farbigen Produkt, das dann photometrisch gemessen wird.
Größere Moleküle und Proteine werden i. d. R. mittels **ELISA** bestimmt: Die Bindung von zwei Antikörpern und einem daran gekoppelten Enzym führt zu einem **farbigen Substrat,** das durch Adsorption oder Extinktion gemessen wird (→ Abb. 4.6).

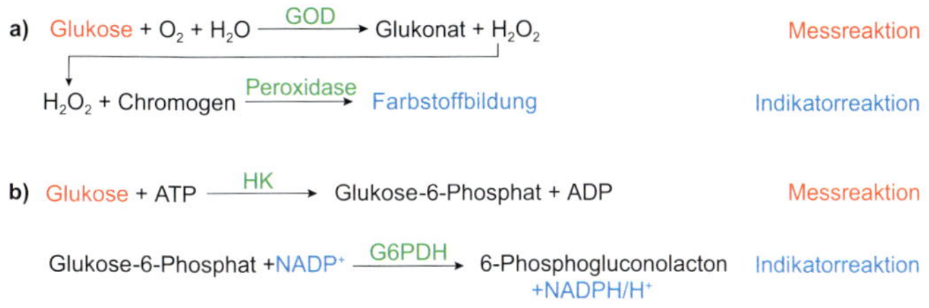

Abb. 3.3 Quantitative Glukosebestimmung mit enzymatischen Tests; a) Glukoseoxidase-(GOD-) Methode, b) Hexokinase-(HK-)Methode [M588]

Im Gegensatz dazu kann man auch nur einen (v. a. polyklonalen) Antikörper zur Messung nutzen, der dann Immunkomplexe mit der zu bestimmenden Substanz bildet, die zu einer **Trübung** der Lösung führen. Danach wird entweder die **Extinktion turbidimetrisch** oder seitlich austretendes **Streulicht nephelometrisch** gemessen (→ Kap. 1). Diese Verfahren sind oft präziser als ein ELISA.
Elektrolyte werden oft mit einer **ionenselektiven Elektrode** (ISE) gemessen (→ Kap. 7), für ein Blutbild werden Hämatologiegeräte verwendet (→ Kap. 8, → Kap. 9). So lassen sich alle Parameter der Basisuntersuchungen (→ Tab. 3.2) abdecken.

Tab. 3.2 Klinisch-chemische Basisuntersuchungen

Parameter	Kenngröße
Elektrolyte	Na^+, K^+, Cl^-
Retentionsparameter	Kreatinin, Harnstoff
Enzyme	Alaninaminotransferase (ALT; auch Glutamatpyruvattransaminase oder GPT), Aspartataminotransferase (AST/ASAT; auch Glutamatoxalacetattransaminase oder GOT)
Stoffwechselparameter	Glukose, Gesamtprotein
Entzündungsmarker	C-reaktives Protein (CRP), BSG
Gerinnungsparameter	Quick, PTT
Kleines Blutbild	Hb, Leukozyten, Thrombozyten

Den richtigen Test wählen
Ziel ist es, die **Vortestwahrscheinlichkeit** möglichst zu erhöhen (→ Kap. 2). Bei klinischem Verdacht **nach Anamnese und körperlicher Untersuchung** wählt man dann **selektiv Tests** aus, die möglicherweise informativ sein könnten, v. a., wenn das Ergebnis der Tests zu **klinischem Handeln** Anlass geben könnte. Bei **akutem Abdomen** ist es z. B. sinnvoll, einmal die **Leberenzyme und Lipase** bestimmen zu lassen, ggf. führt dies zur Entdeckung einer Hepatitis, die man behandeln kann. Nach einer **Chemotherapie** sollte mehrmals pro Woche ein **Blutbild** angefertigt werden, nach einer Knochenmarktransplantation sollte dies täglich erfolgen. Auch hier können die Tests auf notwendigen Transfusionen hinweisen.
Ob man hingegen generell Personen auf **SARS-CoV-2** testen sollte, die **weder Symptome noch Risikokontakte** hatten, ist fraglich. Die Prävalenz ist so niedrig, dass man **sehr viele falsch Positive** erhalten würde. Falls aber auch nur ein **Symptom** wie Schnupfen vorliegt, **erhöht** dies die **Vortestwahrscheinlichkeit** schon enorm. Konsequenz wäre dann Isolation und ein Stoppen der Ausbreitung durch diesen Patienten.
Glücklicherweise werden in den Laboren bei positiven Screening-Tests meist noch **Bestätigungstest** durchgeführt (→ Kap. 2). Bei positivem **anti-HIV** dient z. B. ein **Westernblot** als Bestätigungstest, um ein Panel an Antikörpern nachzuweisen (→ Kap. 2). Das reduziert die Rate an falschen Diagnosen effizient.

Zusammenfassung

- Es gibt verschiedene **Antikoagulanzien** für verschiedene Untersuchungen: Heparin für die klinische Chemie, EDTA für das Blutbild, Zitrat für die Gerinnung, Serum ohne Antikoagulans für die Serologie oder Serumelektrophorese.
- Klinisch-chemische Untersuchungen dienen der **Diagnostik von Erkrankungen,** zur **Therapieüberwachung,** zum **Screening** und zur **Prognoseeinschätzung.**
- Die wichtigste Voraussetzung für eine rationale Labordiagnostik ist die präzise **Indikationsstellung.** Im Sinne einer Stufendiagnostik können Basisuntersuchungen je nach Indikation um spezifischere Untersuchungen erweitert werden.
- Die **BSG** ist eine einfach durchzuführende Untersuchung und wird v. a. durch Akut-Phase-Proteine erhöht.

Molekularbiologische Standardmethoden

In der modernen Labordiagnostik geht es immer mehr um **molekularbiologisch basierte Nachweise** z. B. von **genetischen Merkmalen, Mutationen** oder **Erregern.** Der Nachweis von bestimmten Genen bzw. Mutationen korreliert bei vielen Erkrankungen mit Verlauf bzw. Prognose.
Dies ermöglicht eine individuellere Behandlung anhand einer **Risikostratifizierung.** Leukämien mit bestimmten mutierten Genen verlaufen z. B. aggressiver als ohne diese Mutationen. Dementsprechend sollten Patienten mit diesen Mutationen aggressiver behandelt werden, während man Patienten ohne Mutation mit leichter verlaufenden Varianten diese aggressive Therapie ersparen kann. Auch der Nachweis bestimmter Resistenzgene gegen Antibiotika bei Krankheitserregern ermöglicht eine zielgerichtetere Therapie.

Polymerasekettenreaktion (PCR)

Eine zentrale Methode der Molekularbiologie ist die **Polymerasekettenreaktion (Polymerase Chain Reaction, PCR,** → Abb. 4.1). Hier werden kleine DNA-Stücke (etwa zwölf bis 20 Basen lang), die **homolog zu Anfang und Ende des zu amplifizierenden Bereichs** sind, sog. **Primer,** hergestellt. In einer zyklischen Reaktion binden diese Stücke dann an die Zielsequenz und eine Polymerase füllt den Zwischenbereich auf. Mit jedem Zyklus verdoppelt sich die Menge der DNA-Moleküle zwischen den Primern, sodass nach 30 bis 40 Zyklen selbst bei geringem Ausgangsmaterial eine große Menge des Produktes entsteht. Dadurch ist diese Methode ausgesprochen sensitiv (→ Abb. 5.3, → Abb. 12.1).
Dabei ist es egal, welche Sequenz sich zwischen den beiden Primern befindet. Mutationen und jegliche Veränderung, wie z. B. eingefügte, nicht für Proteine kodierende Mikrosatellitensequenzen, werden mitamplifiziert. So kann man z. B. anhand der **Länge** der PCR-Produkte von Mikrosatellitenbereichen unterscheiden, ob ein X-Chromosom maternalen oder paternalen Ursprungs ist.
Durch einen zusätzlichen, ersten Schritt, eine **reverse Transkription,** kann RNA in DNA umgeschrieben und dann ebenfalls durch PCR amplifiziert werden. Das notwendige Enzym heißt **reverse Transkriptase** und stammt aus Retroviren. Diese Technik nennt man dann **RT-PCR** (Reverse Transcription Polymerase Chain Reaction).

Restriktionsfragmentlängenpolymorphismus (RFLP) und Kopplungsanalyse

Wenn sich ein zur Erkrankung beitragendes Gen in der Nähe eines **Mikrosatellitenbereichs** befindet, wird es sehr wahrscheinlich (wenn es dazwischen zu keiner Rekombination kam) zusammen mit diesem vererbt. Die Vererbung des Mikrosatellitenbereichs ist an das Gen gekoppelt. Mittels einer **Kopplungsanalyse** kann man also durch Nachweis eines Markerbereichs Rückschlüsse auf dessen genetische Umgebung (und darin enthaltene pathologische Gene) und Herkunft treffen (→ Abb. 4.2).
Auch **Allele** kann man mithilfe der PCR unterscheiden. Mittels Primer am Anfang und Ende eines Gens wird jedes Allel eines Gens oder Genbereichs vermehrt. Anschließend wird das Produkt mit **Restriktionsenzymen** (Enzyme, die nur bestimmte DNA-Sequenzen erkennen und durchtrennen) behandelt. Im Anschluss können so Mutationen bzw. Allele bestimmt werden. Bei dem Beispiel in → Abb. 4.3 würde das Restriktionsenzym Mst II dreimal in der gesunden β-Globinsequenz schneiden, aufgrund einer Punktmutation aber nur zweimal in der β-Globinsequenz des Sichelzellgens. Bei einem Träger des Sichelzellgens bekommt man also drei statt vier Spaltprodukte. Diese Methode ist einfacher als der klassische Nachweis durch **Southern Blotting,** bei dem unamplifizierte, genomische DNA mit Restriktionsenzymen behandelt und dann mithilfe von markierten Sonden untersucht wird.

> Als neue Methode wird zunehmend eine **Schmelzpunktanalyse** mittels markierter Sonden nach PCR-Amplifikation genutzt. Hierbei wird die Temperatur gemessen, bei der die DNA-Sonden mit dem PCR-Produkt hybridisieren. Diese Temperatur entspricht der Bindungsstärke, welche bei Punktmutation reduziert ist. So lassen sich praktisch alle Arten von Punktmutationen rasch nachweisen. Besonders elegant ist diese Methode nach einer **isothermal durchgeführten PCR-Reaktion,** bei der die Reaktion bei einer konstanten Temperatur abläuft. Moderne Ansätze führen zu extrem hohen DNA-Mengen, mit denen leicht eine Schmelzpunktanalyse durchgeführt werden kann (Achtung: Kontaminationsgefahr nach Reaktionsablauf!).

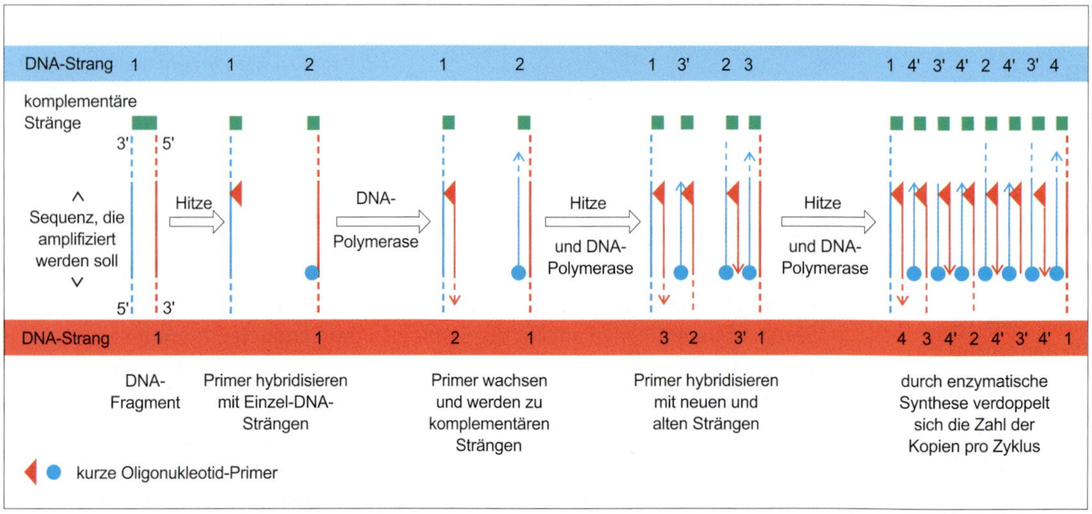

Abb. 4.1 Polymerasekettenreaktion (PCR). Zur Expansion von DNA-Fragmenten werden die kurzen Oligonukleotid-Primer mit Nukleotidsequenzen auf komplementären Strängen an beiden Enden hybridisiert. Zusammen mit einer hitzestabilen Polymerase bilden sie eine rasch (exponentiell) ansteigende Zahl von Fragmenten mit der zu amplifizierenden Sequenz; nach mehreren Zyklen liegen dann Millionen Kopien vor. Hier wurden die einzelnen Stränge nummeriert, um sie in darauffolgenden Zyklen wiederfinden zu können. Die nach den ersten Zyklen gebildeten (überschriebenen) Kopien sind identisch mit der Sequenz, die amplifiziert werden sollte. [L112]

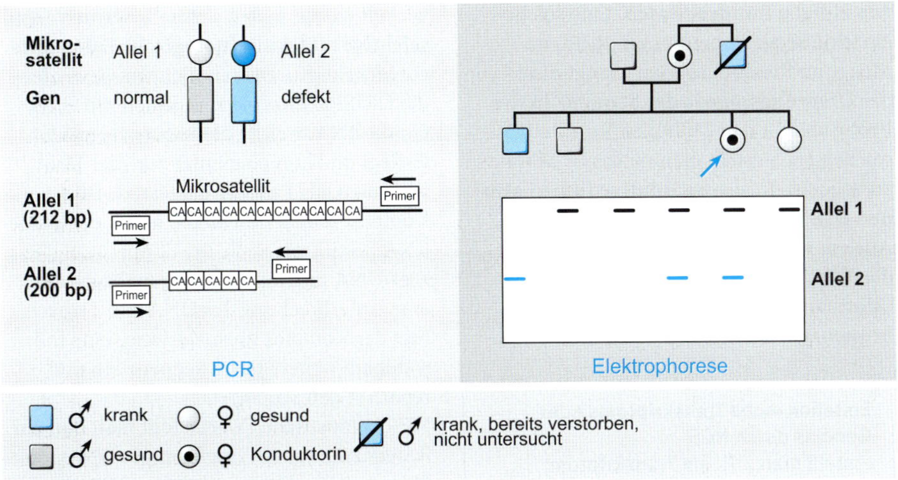

Abb. 4.2 Indirekter Mutationsnachweis (Kopplungsanalyse) in einer Familie mit einer X-chromosomal-rezessiven Erkrankung [L106]

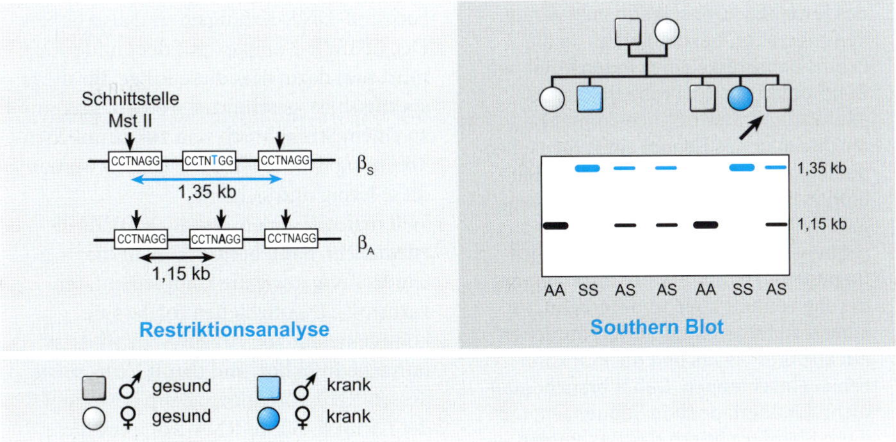

Abb. 4.3 Direkter Mutationsnachweis für die autosomal-rezessiv vererbte Sichelzellanämie. β_S = β-Globingen bei Sichelzell-Hämoglobin (HbS), β_A = β-Globin-Gen bei HbA. AA bzw. SS = homozygoter Genotyp, AS = heterozygoter Genotyp. [L106]

Fluoreszenz-in-situ-Hybridisierung (FISH)

Mithilfe von DNA-Sonden, die mit Fluoreszenzfarbstoffen markiert sind, können auch **Chromosomenaberrationen** oder **Vervielfachungen** detektiert werden (→ Abb. 4.4).
Die DNA-Sequenz kann aber auch einfach durch Sequenzierung bestimmt werden, womit heutzutage z. B. die HLA-Allele für eine Transplantation bestimmt werden (→ Kap. 35).

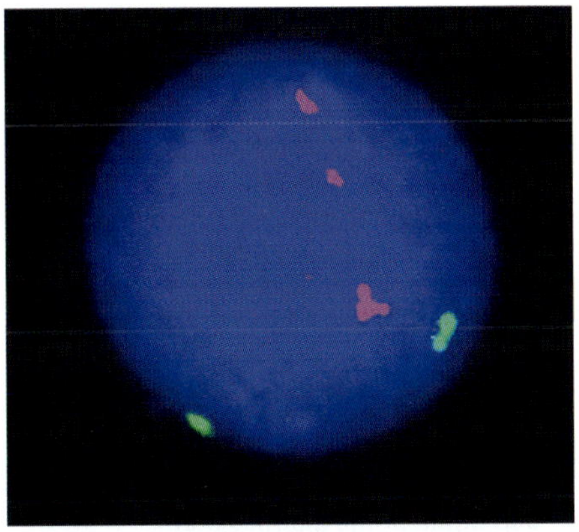

Abb. 4.4 Nachweis einer Trisomie 21 (rot) mittels Fluoreszenz-in-situ-Hybridisierung (FISH) [F485]

Neuere molekularbiologische Methoden

b-DNA-Test

Bei einem sog. **b-DNA-Test (Branched DNA Assay)** wird nicht wie bei einer PCR das Zielmolekül vermehrt, sondern die **Detektion einer bestimmten Nukleinsäuresequenz wird massiv verstärkt.** Dies geschieht, indem die Probe mit einer komplementären Sequenz, welche an eine Matrix gebunden ist, hybridisiert wird. Stark vereinfacht erklärt, bleibt ein Teil der Probensequenz frei, er hybridisiert nicht. Nun wird dieser freie Teil durch die Zugabe von **markierten Sonden** detektiert. Dabei bilden sich **baumartige Strukturen,** die das von dem Molekül in der Probe ausgehende Signal um ein **Vielfaches verstärken.**
Statt wie bei FISH bindet dann nicht nur eine markierte Sonde pro Probe, sondern durch die baumartige Struktur eine Vielzahl von Sonden. Damit können also sehr geringe Mengen DNA oder RNA selektiv nachgewiesen werden. Diese Technik ist sehr neu, aber bereits zur Verifizierung z. B. einer HIV-Infektion zugelassen.

Nucleic acid sequence-based amplification (NASBA)

Die **PCR** hat leider den grundlegenden **Nachteil,** dass Polymerasen **bestimmte Sequenzen bevorzugen** (sog. Polymerasen-Bias). Dadurch kann es zu einer unerwünschten Vervielfältigung bestimmter DNA-Moleküle kommen. Auch bei einer RT-PCR besteht das Risiko, dass die reverse Transkriptase bei **homologen Sequenzen** „Sprünge" macht und so **Fehler** entstehen. Bei NASBA, einer weiteren **Amplifikationsmethode** ähnlich zur PCR, treten diese Probleme bei optimierten Tests seltener auf. Die Technik wurde kurz vor der PCR in den 1990ern entwickelt und wird v. a. zur **Detektion von Einzelstrang-RNA (ssRNA)** angewendet. NASBA wurde noch vor der PCR für die Detektion von **HIV-RNA** und zur Validierung einer Infektion zugelassen, findet allerdings erst in jüngerer Zeit breitere Anwendung. Mit der Technik kann man auch einen **POCT** (→ Kap. 21) zur **Detektion von Infektionen oder Mutationen** entwickeln.
Bislang wurden damit, zusätzlich zum HIV-Nachweis, Assays zum Nachweis von **verschiedensten Viren** wie Influenza A, Zikavirus, SARS-CoV-1 und humanen Parvoviren sowie von **Parasiten** (Malariaerreger, Trypanosomen) entwickelt. Über die ribosomale RNA sind auch selektive Nachweise von **Bakterien** sowie deren **Antibiotikaresistenzen** möglich. Auch sind **humangenetische Anwendungen** damit durchführbar. Nach Optimierung ist NASBA sogar **spezifischer** und **sensitiver als eine RT-PCR,** aber zurzeit noch teurer in der Entwicklung, aufgrund der notwendigen, komplexeren Enzymmischung.
Bei der Technik wird, wie bei der PCR, mithilfe von Primern eine komplementäre Sequenz mittels eines Enzym/Reagenzcocktails vermehrt. Allerdings erfolgt die Reaktion über die Synthese von RNA als Zwischenprodukt. Es entsteht bei jedem Zyklus transient ein **RNA:DNA -Hybridmolekül.**

Next Generation Sequencing (NGS)

Es gibt mittlerweile eine fortschreitende **Generationenzahl** an sog. **NGS-Methoden.** Bei der einfachsten Form wird die **Proben-DNA,** z. B. die genomische DNA eines Menschen, zuerst in **kleinere Fragmente gespalten** (ca. 50 bis 600 Basen lang). Anschließend wird an diese DNA-Fragmente noch mindestens eine, je nach Methodik bzw. System, bestimmte DNA-Sequenz **(Adapter) an beiden Enden** hinzugefügt. Dies kann durch eine PCR oder durch Fusion mit Adaptern (Ligation mittels einer Ligase) erfolgen. Auf Basis dieser, bei jedem DNA-Fragment nun gleichen, hinzugefügten Sequenzen wird die Proben-DNA mit einer **Matrix** (die komplementäre Sequenzen gebunden hat) **hybridisiert.** Diese Matrix können kleine Beads (jeweils mit unzähligen Bindungsstellen) sein, oder die Hybridisierung kann an einer glatten Microarray-Oberfläche stattfinden. Die Hybridisierung erfolgt so, dass **pro Bead** bzw. Oberflächensegment des Arrays **nur max. ein Proben-DNA-Molekül** bindet.

Um also die gesamten Sequenzen eines Genoms (etwa 3 Milliarden Basen), Transkriptoms oder Exoms (→ Kap. 1) zu erhalten, werden **hunderte Millionen an Beads** eingesetzt. Anschließend wird jedes einzelne, gebundene Probenmolekül mithilfe der an den beiden Enden fusionierten Adapter-DNA-Sequenzen durch eine **PCR amplifiziert.** Dies erfolgt bei der Verwendung von Beads innerhalb **kleiner Bläschen,** die das Bead mit dem gebundenen Probenmolekül sowie die PCR-Reagenzien enthalten. Da auf dem Bead nur ein Molekül gebunden hatte, sind unzählige Bindungsstellen frei, so dass die **per PCR vermehrten Sequenzen an diese freien Stellen** binden. Jedes Bead ist dann also voll beladen mit sequenzidenten Molekülen einer einzigen Ausgangssequenz. Die Bläschen um jedes Bead verhindern, dass die amplifizierten Moleküle an ein Nachbar-Bead binden können. Die Beads werden dann in eine Art **honigwabenförmiges Gitter** gefüllt, bei dem immer nur ein Bead in eine Wabe passt.

Danach erfolgt eine **klassische Sequenzierreaktion,** bei der jede Base zu einem anderen Lichtsignal führt. Bei jedem Schritt wird das **gesamte Gitter gefilmt,** sodass man für jede der Millionen an Waben, also für jedes Bead und damit für jede Ausgangssequenz, **ein Lichtsignal pro Sequenzierschritt** erhält, was der entsprechenden Base in der Proben-DNA-Sequenz entspricht. Das Ganze wird ein paar **hundertmal wiederholt** und man erhält so für jede Wabe eine Lichtreihenfolge und damit eine **Sequenz von einigen hundert Basen.** Eine solche einzelne Sequenz nennt man **Read,** die Menge an Reads eines Gens hängt direkt von der **Ursprungsmenge der Sequenz in der Probe** ab. Mit den Millionen Reads einer solchen NGS erhält man nicht nur Millionen an Sequenzen, also **qualitative Informationen** (z. B. zum Nachweis von Mutationen, Allelen, Polymorphismen), sondern, über die **Anzahl der Reads,** auch **quantitative** Informationen über die **Häufigkeit der Sequenzen** in der Ausgangsprobe.

Erstellen eines Transkriptoms oder Genoms durch NGS

Erstellt man z. B. ein **Transkriptom,** dann kann man anhand der **Sequenzen der Reads** diesen den **exprimierten Genen** zuordnen und erhält über deren Anzahl dann die **Expressionsstärke** des jeweiligen Gens. Wenn man genug Reads erzeugt, bekommt man so die Expressionsstärke eines jeden humanen Genprodukts in der Probe (inklusive aller Varianten, wie Splice-Formen).

Möchte man das **Genom** eines Menschen bestimmen, dann würden für die 3 Milliarden Basen theoretisch 10 Millionen, jeweils 300 Basen lange Fragmente ausreichen, wenn das Genom exakt gleich fragmentiert worden wäre. Die **Fragmentierung** verläuft aber oft **heterogen,** es kommt zu frühen Sequenzierabbrüchen mit kürzeren Reads und die PCR kann Fehler einschleppen. Daher braucht man nicht nur überlappende Sequenzen, um dann **bioinformatisch** das Gesamtgenom erstellen zu können. Das Ziel ist auch, **jede Base mind. 10- bis 50-fach zu erfassen** („Coverage" oder Abdeckung). Also führt man i. d. R. mindestens einige 100 Millionen Reads durch. Mit den neuesten Systemen erhält man einige **Milliarden Reads,** die mittlerweile auch längere Sequenzen als 600 Basen liefern. In speziellen Systemen erhält man sogar bis zu 100.000 Basen pro Read.

Der große Vorteil dieser neuesten Techniken liegt darin, dass man viele Proben mit kurzen **DNA-Codes markieren („barcoden")** und dann **mischen** kann. Man führt dann einen NGS-Lauf durch und sortiert später die Sequenzen einfach anhand der DNA-Barcodes. So kann man z. B. tausend Patienten in einem Lauf sequenzieren, was die **Kosten pro Patienten/Probe enorm senkt.**

CRISPR-CAS-System

Mit dem **CRISPR-CAS-System** (CRISPR = Clustered Regularly Interspaced Short Palindromic Repeats, CAS = CRISPR-associated Protein), das eigentlich zur gezielten Modifikation von DNA (Genome Editing) entwickelt wurde, lassen sich sehr **sensitive und selektive molekularbiologische Labortests** entwickeln. Kurz zusammengefasst werden die CRISPR-Enzyme zusammen mit einer Guide-RNA, welche die Sequenzspezifität festlegt und komplementär zur Ziel-DNA sein muss, als Reagenz eingesetzt. Dieser Komplex bindet nun an die durch die Guide-RNA bestimmte Stelle der doppelsträngigen Ziel-DNA und löst einen Strangbruch, also eine Unterbrechung der DNA aus. Danach fügt der Komplex normalerweise eine frei wählbare weitere DNA-Sequenz ein und repariert den Strangbruch.

Für diagnostische Zwecke fügt man nun zur Reagenzmixtur ein ringförmiges DNA-Molekül mit dieser komplementären DNA hinzu, das an beiden Enden Farbstoffe enthält, welche sich gegenseitig hemmen („quenchen"), falls sie in räumlicher Nähe sind. Diese Farbstoff-DNA-Konjugate sind also farblos. Der CRISPR-Komplex mit der Guide-RNA führt nun dazu, dass diese Ringe, für die er spezifisch ist, geschnitten werden. Es kommt zu einem Strangbruch und zur räumlichen Trennung der Farbstoffe. Dadurch werden diese farbig und sichtbar.

Will man z. B. einen Test auf COVID-19 entwickeln, dann bestimmt man die Guide-RNA sowie die komplementären Farbstoff-DNA-Schleifen so, dass sie komplementär zur viralen RNA sind. Ist nun eine Infektion und damit Virus sowie dessen RNA vorhanden, dann bevorzugt der CRISPR-Guide-RNA-Komplex diese viralen Nukleinsäuren und schneidet diese bevorzugt. Dadurch ist weniger Komplex verfügbar, um die Farbstoff-DNA-Schleifen zu spalten und es kommt zu keiner Farbreaktion (der Test ist positiv). Diese Tests lassen sich auch als **POCT** (→ Kap. 21) entwickeln, sodass kein Labor mehr nötig ist und werden gerade für HIV und andere Infektionskrankheiten entwickelt. Damit lassen sich aber auch humangenetische Veränderungen wie z. B. eine Thalassämie nachweisen.

Bestimmung von niedermolekularen Verbindungen

Bei einzelnen Medikamenten, wie z. B. Antiepileptika, ist eine Plasmaspiegelkontrolle oft sinnvoll, um die Dosis individuell einem wirksamen Bereich anzupassen. Dies wird umso relevanter, je mehr Medikamente ein Patient einnimmt, da es oft zu Interaktionen kommt. Vor allem nach erfolgter Organtransplantation kann die **Spiegelbestimmung der Immunsuppressiva** lebenserhaltend sein, um eine **Abstoßungsreaktion** zu verhindern (→ Abb. 4.5).

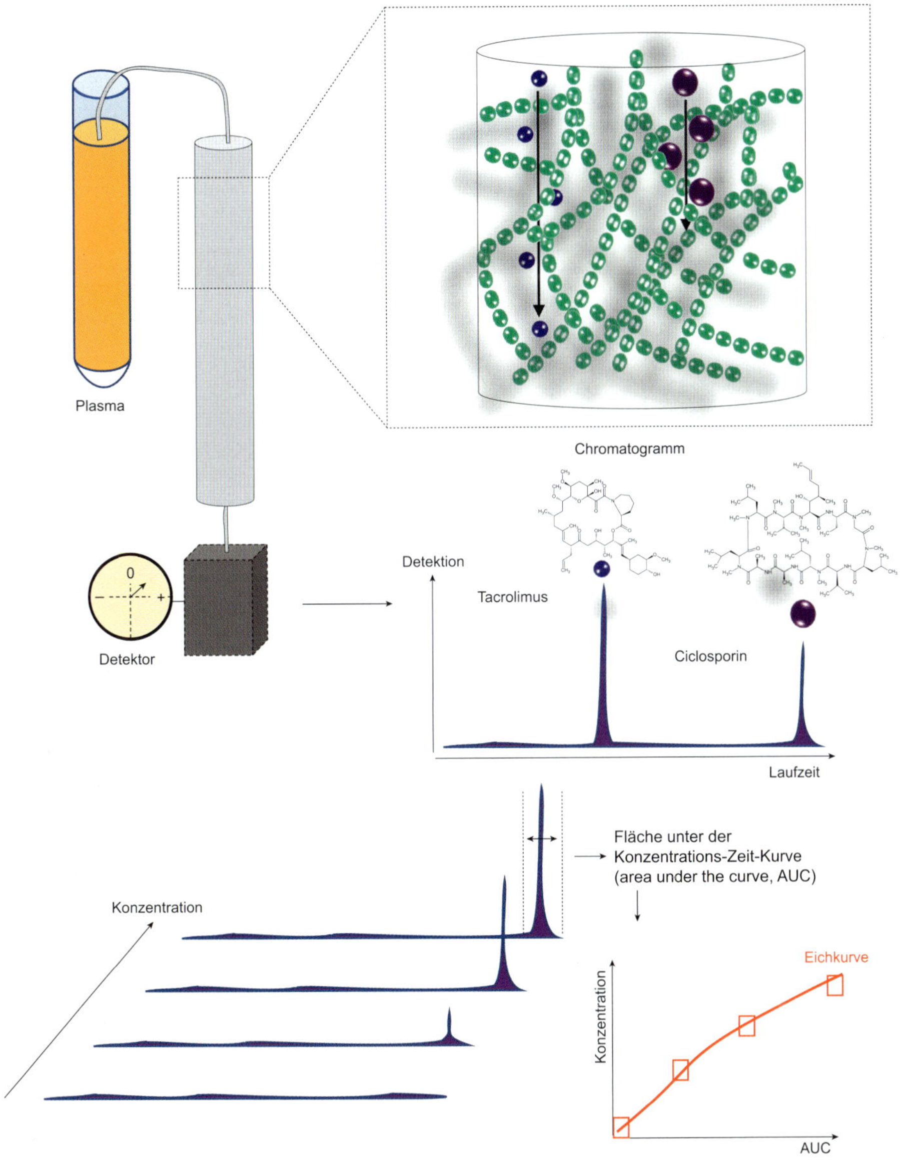

Abb. 4.5 Prinzip der Plasmaspiegelbestimmung von niedermolekularen Verbindungen mittels Hochleistungsflüssigkeitschromatografie (High Performance Liquid Chromatography, HPLC) [L141, M550]

Laboruntersuchungen können auch zur Erfolgskontrolle z. B. nach Entfernen eines Tumors (→ Kap. 20) eingesetzt werden, bzw. eine TSH-Kontrolle nach Schilddrüsen-OP oder Blutbildkontrollen nach Chemotherapie.

Immunologische Testverfahren

Die meisten Tests werden entweder mit einem **chromogenen** Substrat ausgeführt oder es werden **turbidimetrisch** bzw. **nephelometrisch** Kolloidkomplexe (größere Proteinkomplexe wie Immunkomplexe, durch Ausnutzen des Tyndall-Effekts) bestimmt. Hier lässt sich auch mit nur einem monoklonalen Antikörper gegen das Zielprotein eine Konzentration messen. Hormonkonzentrationen werden meist auch mit einem einzigen Antikörper, in einem sog. Radioimmunassay (RIA), bestimmt. Eine Übersicht über die wichtigsten Testverfahren in der Immunologie zeigt → Tab. 4.1.

Oft wird auch ein traditioneller **Sandwich-ELISA** benutzt. Dieser benötigt allerdings meist zwei monoklonale Antikörper (→ Abb. 4.6), außer man beschichtet (coated) die Platte direkt mit dem Antigen eines Pathogens und weist so Antikörperantworten z. B. gegen ein Virus im Patienten nach. Auch beim Sandwich-ELISA wird am Ende meist ein **chromogenes Substrat** benutzt. Moderne ELISAs werden auf kleinen Kügelchen (beads) durchgeführt, die man durch ihre Größe und Fluoreszenzeigenschaft unterscheiden kann. So kann man innerhalb einer Messung eine Vielzahl von Faktoren auf mehreren dieser Kügelchen bestimmen (Multiplex-Ansatz).

Tab. 4.1 Übersicht über die wichtigsten Testverfahren in der Immunologie

Funktion	Test	Mechanismus	Vor- bzw. Nachteile	Anwendungsgebiete
Antigennachweis	ELISA (Enzyme-linked Immunosorbent Assay)	Nachweis durch enzymgekoppelten Antikörper in Lösung	Hohe Sensitivität und Spezifität	Nachweis und Quantifizierung von Proteinen (Tumormarker, Virusproteine etc.)
	RIA (Radioimmunassay)	Nachweis durch radioaktiv markierten Antikörper in Lösung	Höchste Sensitivität und hohe Spezifität	Bestimmung von Hormonen und Molekülen in niedrigsten Konzentrationen
	Diffusion	Nachweis durch Diffusion von Antigenen und Antikörpern im Agarosegel	Wenig sensitiv, mäßig spezifisch	Veraltet
	Western-Blot	Nachweis von Antigenen nach Auftrennung im Proteingel	Hochspezifisch, wenig sensitiv, nicht quantitativ	Bestimmung von Antigenen (z. B. Bestimmung von Borrelien-Stämmen, HIV1 vs. HIV2)
Antikörpernachweis	ELISA	Nachweis durch enzymgekoppelten Antikörper und Antigen in Lösung	Hohe Sensitivität und Spezifität	Nachweis und Quantifizierung von Antikörperantworten (Titerbestimmungen z. B. nach Impfung, Infektion)
Komplementfunktion	CH50 (Complement für gesamthämolytische Komplementaktivität)	Bestimmung der Komplementaktivität	Auch für einzelne Komplementfaktoren anwendbar	Vaskulitisnachweis, Lupus

●●●

Tab. 4.1 Übersicht über die wichtigsten Testverfahren in der Immunologie – *Forts.*

Funktion	Test	Mechanismus	Vor- bzw. Nachteile	Anwendungsgebiete
Zellbestimmung	Durchflusszytometrie	Zellen werden durch fluoreszenzfarbstoffgekoppelte Antikörper nachgewiesen	Bestimmung von Zellzahl und Dichte der Oberflächenmoleküle möglich	Nachweis von Immundefekten (CD4-Zellzahl bei AIDS) oder Immunfunktion (HLA-DR-Moleküldichte auf Monozyten bei Sepsis)
T-Zell-Funktion	ELISPOT (Enzyme-linked Immunosorbent Spot)	Zytokinsezernierende Zellen werden mit enzymgekoppeltem Antikörper angefärbt und gezählt	Nachweis der Konzentration von antigenreaktiven Zellen	Konzentration von mykobakterienreaktiven T-Zellen bei Tbc
	Durchflusszytometrie	Zytokinsezernierende Zellen werden mit enzymgekoppeltem Antikörper angefärbt und gezählt	Stärke der Zytokinsekretion und Konzentration der antigenreaktiven Zellen werden bestimmt	T-Zell-Antworten gegen CMV
		Färbung von T-Zellen durch Peptid-MHC-Komplexe (Major Histocompatibility Complex)	Hochsensitiver und spezifischer Nachweis von antigenspezifischen T-Zellen; mäßige Aussage über Funktion	T-Zell-Antworten bei Virusinfektionen

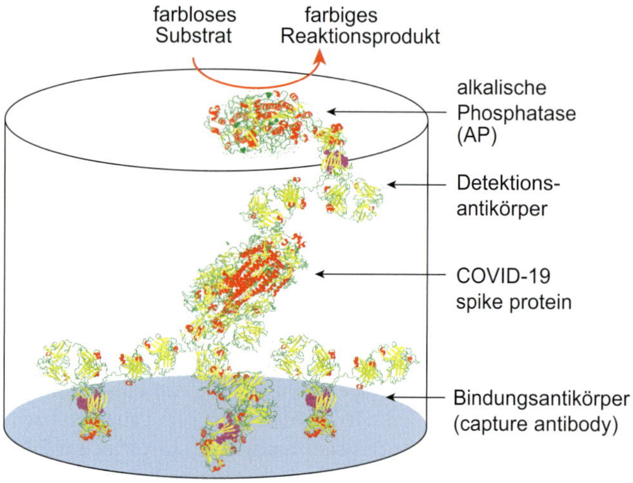

Abb. 4.6 Prinzip eines Enzyme-linked Immunosorbent Assay (ELISA), hier zur Bestimmung des COVID-19 Spike Proteins [L141, M550]

Zusammenfassung

- Es gibt viele moderne, **molekularbiologische Methoden,** die nun eine enorme, breite Bedeutung erlangen, nicht nur zum Nachweis einer Erkrankung, sondern auch zur Bestimmung des individuellen Risikos (z. B. über die **HLA-Typisierung,** die direkte Bestimmung von **Mutationen** in Onkogenen oder durch die Bestimmung des Darmmikrobioms).
- Die **Polymerasekettenreaktion (PCR)** hat große Bedeutung zum Erregernachweis gewonnen, bei bakteriellen Infekten kann aber in modernen Laboren der Nachweis auch **massenspektrometrisch** erfolgen.
- Eine Vielzahl modernerer Verfahren ermöglicht den Einsatz von **POCT** zum Nachweis von Infektionen oder Mutationen.
- Eine (Teil-)**Sequenzierung** des Genoms ermöglicht die klare Diagnose von humangenetischen Erkrankungen sowie die Risikostratifizierung von vielen (v. a. malignen) Erkrankungen, um eine selektivere Therapie zu ermöglichen
- Bei **Pharmakotherapien** kann eine **Plasmaspiegelbestimmung** lebensnotwendig sein, meist wird eine **Hochleistungsflüssigkeitschromatografie** durchgeführt.
- Es gibt eine Vielzahl an **immunologischen Testverfahren,** die den humoralen, antikörper- und komplementvermittelten Immunstatus bestimmen können.
- Eine Bestimmung der zellulären, T-Zell-vermittelten Immunreaktion ist labortechnisch komplexer und hängt von der Leistungsfähigkeit der lokalen klinischen Immunologie ab. Meist ist die Bestimmung der Gesamtzahl der $CD4^+$-T-Helferzellen und der $CD8^+$-T-Killerzellen möglich. Des Weiteren ist oft der Nachweis einer Tuberkulose über Messung der reaktive T-Zellen machbar.

Indikationsstellung

Die Indikationsstellung für eine Laboruntersuchung sollte im Idealfall auf Basis von Verdachts- bzw. **Arbeitsdiagnosen** erfolgen (→ Abb. 5.1) oder zur Einordnung des **Schweregrades bereits gesicherter Erkrankungen** dienen (→ Tab. 5.1). Jede auch nur kleine Erhöhung der Wahrscheinlichkeit, ein pathologisches Ergebnis zu erhalten, ist hochrelevant und verringert das Risiko von falschen Laborergebnissen (→ Abb. 2.4). Dabei spielen **Anamnese, Symptome, klinische Befunde, Konstitution, Lifestyle** und **Alter** sowie die **Situation** (z. B. Verdacht auf hypoglykämisches Koma) wichtige Rollen (→ Abb. 5.1). Die Ergebnisse allgemeinerer Labordiagnostik sollte man immer **im klinischen Kontext** interpretieren, erst danach sollten sie als Anlass für weitere diagnostische und therapeutische Entscheidungen verwendet werden.
Müdigkeit, Erschöpfung oder allgemeine Schwäche sind z. B. klassische Indikationen für ein Blutbild, ein Ikterus hingegen für die Bestimmung von direktem und indirektem Bilirubin sowie der Leberenzyme. Im Frühstadium einer Cholestase liegt allerdings nicht immer ein Ikterus vor, hier ist nur der Laborwert auffällig. Erst ab einem Bilirubinwert von über 2,5 mg/dl wird ein Ikterus sichtbar (Normalbereich: 0–0,2 mg/dl).
Der fachgerechte Umgang mit dem Untersuchungsmaterial (Gewinnung, Transport) für die Labordiagnostik sollte selbstverständlich sein. Bei der Auswertung müssen weitere Faktoren, z. B. zirkadiane Rhythmik bei Hormonen bzw. veränderte Plasmaspiegel, beachtet werden (→ Abb. 5.2, → Kap. 36ff.).

Zeitpunkt der Probenentnahme

Der Zeitpunkt im Verlauf einer Infektion, an dem eine Diagnostik veranlasst wird, ist hochrelevant. In den meisten Fällen kann der Erreger erst nach Ablauf der **Inkubationszeit,** wenn auch **Symptome** auftreten, **nachgewiesen** werden. Je nach Methodik und Art der Infektion kann jedoch auch schon ein früherer Nachweis erfolgreich sein (z. B. bei COVID-19 einige Tage vor Symptombeginn, → Abb. 5.3). Bei Parasiten nennt man die Zeit bis zu einem möglichen Nachweis Präpatenz.
Neben dem direkten Nachweis des Erregers können auch **infektionsserologische Antikörper** nachgewiesen werden. Zuerst bildet sich i. d. R. nach einigen Tagen IgM, ab dem

Tab. 5.1 Auswahl einiger Plasmaproteine

Protein	Funktion	Indikation für Bestimmung
Albumin	Onkotischer Druck	Ödeme
Coeruloplasmin	Transport von Cu^{2+}	Morbus Wilson
Thyroxinbindendes Globulin	Transport von T3/T4	Schilddrüsenerkrankungen
Haptoglobin	Transport von Hämoglobin	Hämolyse
Transferrin	Transport von Fe^{2+}	Eisenstatus
Lipoproteine	Transport von Lipiden	Fettstoffwechselstörungen
Fibrinogen	Blutgerinnung	Gerinnungsstörung, disseminierte intravasale Gerinnung (DIG)
Plasminogen	Fibrinolyse	Disseminierte intravasale Gerinnung
α1-Antitrypsin	Proteaseinhibitor	V. a. α1-Antitrypsin-Mangel
C1-Inhibitor	Hemmung von C1	Hereditäres Angioödem
C-reaktives Protein (CRP)	Unspezifische Immunabwehr	Akute Infektionen
Komplementfaktoren, C3, C4, CH50	Unspezifische Immunabwehr	Autoimmunerkrankungen
Immunglobuline	Spezifische Immunabwehr	Infektionen

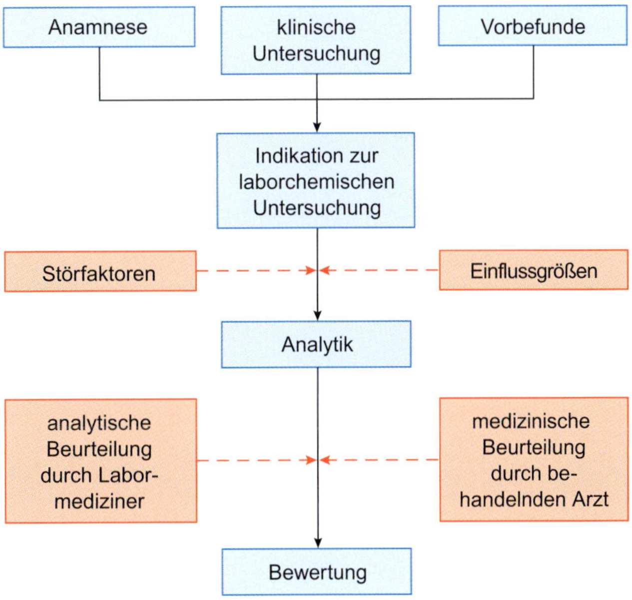

Abb. 5.1 Flussdiagramm für die Erstellung eines klinisch-chemischen Befunds [M588]

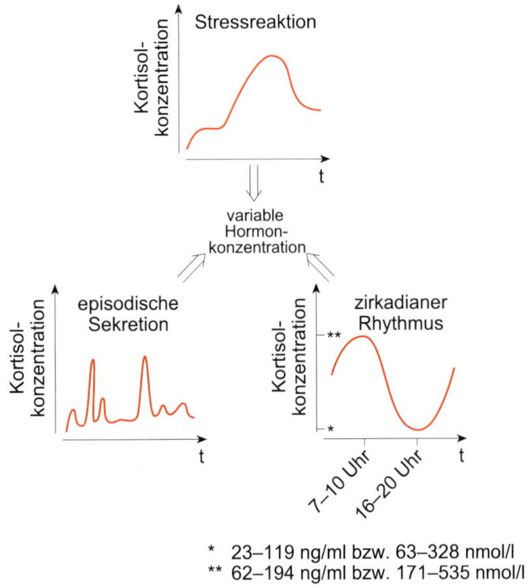

Abb. 5.2 Gründe für variable Serumspiegel [L141, M550]

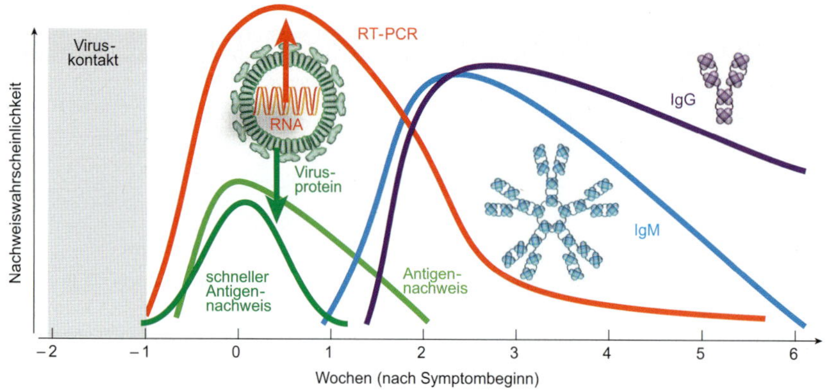

Abb. 5.3 Mögliche Zeitintervalle für den Einsatz verschiedener infektiologischer Tests am Beispiel von COVID-19 [L141, M550]

10. Tag nach Symptombeginn dann IgG. Dieses Zeitintervall benötigen die B-Zellen, um sich zu differenzieren und relevante Mengen an Antikörpern zu bilden bzw. bis sie sich in Plasmazellen differenzieren. **Symptome** einer Infektion werden i. d. R. durch die **natürliche** (innate) und die **adaptive Immunantwort** verursacht, **nicht durch den Erreger** selbst. Ein klassisches Beispiel sind die Hepatitiden. Hepatitis A führt direkt zu einer Leberzellzerstörung, wohingegen bei Hepatitis C der Schaden eher durch antivirale T-Zellen verursacht wird. Bei Hepatitis B tragen sowohl das Virus direkt als auch das Immunsystem zum Schaden bei.

Zusammenfassung

- Die wichtigste Voraussetzung für eine **rationelle Labordiagnostik** ist die **präzise Indikationsstellung.** Im Sinne einer Stufendiagnostik können Basisuntersuchungen je nach Indikation durch spezifischere Untersuchungen erweitert werden.
- Labortests sollten eine klare Indikationsstellung aufgrund von Verdachts- bzw. Arbeitsdiagnosen haben, um falsche Ergebnisse zu vermeiden. Anamnese, Symptome, klinische Befunde, Konstitution, Lifestyle und Alter sowie die akute Situation stellen hier die Basis dar.
- Der Zeitpunkt der Probenentnahme ist bei den meisten Labortests (v. a bei endokrinologischen Fragestellungen, → Kap. 36ff.) hochrelevant.

Klassische Fehlerquellen

Patientenverwechslung bei der Blutentnahme (Wrong Blood in Tube, WBIT) ist in der Labormedizin die wahrscheinlich häufigste präanalytische Fehlerquelle. Danach kommen **Fehler bei der Abnahme** wie unterfüllte Röhrchen (v. a. bei Gerinnungsstudien kritisch) und **Luftblasen in einer BGA-Probe** sowie Transportprobleme: Instabilität der Probe (einige Keime sterben bei Raumtemperatur oder kälter) bzw. autolytische Vorgänge.

Das richtige Material
Die **Additive** in den Probenröhrchen sollen v. a. biologische Veränderungen wie **Autolyse/Verwesung** von Gewebe oder **physiologische Prozesse** nach Blutentnahme wie **Gerinnung verhindern** und so das Material **stabilisieren.** Gewebeproben werden oft mit Formalin fixiert, was z. B. eine mikrobiologische Kultur unmöglich macht. Bei **Blutkulturen** ist zu beachten, dass **anaerobe Kulturen** und z. B. **mykobakterielle Diagnostik** nur aus entsprechend **stabilisiertem Material** möglich ist.

Qualitätssicherung

Zur **Qualitätssicherung** müssen Labore an Ringuntersuchungen teilnehmen, bei denen sie zugesandte Testproben bearbeiten müssen. Außerdem sollte eine Normierung der Testergebnisse stattfinden. Die kryptischen **Units (U) pro Volumen** vieler Tests sollten anhand eines internationalen Standards auch in **International Units (IU) pro Volumen** oder in SI-Einheiten (Système international d'unités) umgewandelt werden (→ Kap. 1).

Überdiagnostik

Eine **Überdiagnostik** bei einem Patienten, also das Bestimmen einer Vielzahl von Parametern, führt rein stochastisch zu **einzelnen (falsch)positiven Ergebnissen.** Es sollten vielmehr einzelne Parameter auf Basis einer klinischen Verdachts- bzw. Arbeitsdiagnose bestimmt werden.

Diagnostische Ergebnisse im Niedrigprävalenzbereich

Die **Rate** der richtig und falsch positiven Bestimmungen hängt nicht nur von den **Gütekriterien** (Sensitivität und Spezifität) des Tests ab, sondern auch von der **Inzidenz bzw. Prävalenz** der zu untersuchenden Erkrankung (→ Abb. 2.4).

Auffällige Befunde – adäquate Nachuntersuchungen

Grundsätzlich kann jeder Test fehlerhaft sein. Wenn ein Ergebnis nicht zur Klinik passt, sollte man zuerst mit dem Labor **Rücksprache halten** und eine **neue Probe** einsenden.
Alle Tests, die mit **chromogenen Substraten** durchgeführt werden (z. B. Transaminasen, LDH, AP), sind v. a. **anfällig für farbige Substanzen** in der Probe, wie etwa durch **Hämolyse** freigesetztes Hämoglobin oder auch farbige **Xenobiotika** (z. B. Rifampicin).
Im Gegensatz dazu können Tests, die mit **Antikörpern** arbeiten, wie ELISA (z. B. anti-HCV), viele endokrinologische Tests oder RIA (z. B. Testosteronbestimmung), durch **individuell vorhandene Immunoglobuline** des Patienten gestört werden.
Vor allem Patienten, die nicht vollhumanisierte monoklonale Antikörper (wie Rituximab oder Antithymozytenglobulin aus Kaninchen) erhalten haben, entwickeln oft **HAMA** (humane Antimausantikörper) **oder andere Antikörper,** die viele Tests stören können. Auch einige Wochen **nach Impfungen,** wie z. B. nach einer Influenzaimpfung, können besondere serologische Tests (bei Influenza v. a. anti-HTLV) **falsch positiv** ausfallen (→ Tab. 2.1).
Man sollte auch **kritische Bewertungen** und darauf basierende Schlussfolgerungen in den ärztlichen Alltag integrieren, z. B. die Kontamination bei mikrobiologischen Proben oder **regelmäßig wieder auftretende Fehlbestimmungen** an bestimmten Wochentagen.

Zusammenfassung

- **Patientenverwechslung** bei der Blutentnahme ist die **häufigste Fehlerquelle.**
- Kryptische Units (U) pro Volumen vieler Tests sollten anhand eines Standards in International Units (IU) pro Volumen umgewandelt werden.
- **Überdiagnostik** bei einem Patienten führt zu **falsch positiven Ergebnissen.**
- Eine **Plausibilitätsprüfung** von auffälligen Ergebnissen und ggf. die Wiederholung der Tests sollte erfolgen. Auch eine Risikoabschätzung und Interpretation nach Alter und Geschlecht ist notwendig. Verdächtig sind v. a. Zufallsbefunde bei beschwerdefreien Personen.
- Folgefehler können bei berechneten und nicht direkt bestimmten Werten (wie MCHC) entstehen.
- Hämolyse führt zu einer Vielzahl von Interaktionen in den meisten Tests der klinischen Chemie.

7 Wasser- und Elektrolytbestimmung

Das wässrige Milieu des Organismus ist Grundlage sämtlicher biochemischer Reaktionen, deren Ablauf von der **Homöostase der Elektrolyte** und des **pH-Werts** abhängt. Störungen des Wasser- und Elektrolythaushalts haben daher weitreichende Konsequenzen für den gesamten Organismus.

Wasserkompartimente

Wasser macht ungefähr 60 % des Körpergewichts aus. Davon befinden sich zwei Drittel im **Intrazellulärraum** (IZR bzw. IZV) und ein Drittel im **Extrazellulärraum** (EZR bzw. EZV). Der EZR setzt sich aus dem **interstitiellen Raum** (ISR bzw. ISV) und dem **Intravasalraum** (IVR bzw. IVV) zusammen. Der sog. transzelluläre Raum, der die Flüssigkeiten der Körperhöhlen und Hohlorgane (Liquor/CSF, Pleurahöhle etc.) umfasst, sei an dieser Stelle vernachlässigt.

Verluste in den Wasserkompartimenten machen sich auf unterschiedliche Art und Weise bemerkbar. Intrazelluläre Flüssigkeitsverluste beeinträchtigen die zelluläre Funktion und führen zu zentralnervösen Symptomen wie Lethargie, Konfusion oder Koma. Im Gegensatz dazu kommt es bei Verlusten aus dem EZR, z. B. bei **Blutungen,** zu **Kreislaufkollaps,** Nierenversagen und **Schock.** Die gute **Permeabilität** von **biologischen Membranen** für Wasser, die für eine gleichmäßige Verteilung auf die Kompartimente sorgt, kann dazu führen, dass klinische Zeichen des Flüssigkeitsverlusts nicht gleich erkennbar werden.

Der Wasserbestand des Organismus kann anhand klinischer Parameter beurteilt werden. Deren Veränderungen bei **Hyperhydratation** (Überwässerung) oder **Dehydratation** (Wassermangel) zeigt → Tab. 7.1.

Das **EZV** kann durch Bestimmung der **Plasmaeiweißkonzentration** und des **Hämatokrits** (Anteil des Erythrozytenvolumens am Vollblutvolumen, → Kap. 8) **abgeschätzt** werden. Eine Erhöhung der Plasmaeiweißkonzentration bzw. des Hämatokrits kann auf ein vermindertes EZV hindeuten. Jedoch sollten Laborwerte nie isoliert vom klinischen Bild und ohne Anamnese beurteilt werden.

Elektrolyte

Die ionische Zusammensetzung von Extra- und Intrazellulärraum zeigt deutliche Unterschiede. **Natrium** (Na^+) ist das **Hauptkation** des **EZR** im Gegensatz zu **Kalium** (K^+) auf der **intrazellulären Seite.** Diese Verteilung wird durch aktive Transportprozesse der Na^+-K^+-ATPase erreicht und ist für viele physiologische Vorgänge (Aktionspotenzial, Glukoseaufnahme etc.) von fundamentaler Bedeutung.

> In einem Blutentnahmeröhrchen stoppt die Funktion der Na^+-K^+-ATPase, wodurch die Kaliumkonzentration im Überstand (bzw. Serum) mit der Zeit ansteigt.

Bei den **Anionen** überwiegen **extrazellulär Bikarbonat** (CO_3^{2-}) und Chlorid (Cl^-), im **Zellinneren Proteine und Phosphat** (PO_4^{3-}). Die Bestimmung der Elektrolyte erfolgt heutzutage meist mithilfe einer **ionenselektiven Elektrode (ISE),** klassisch wurden diese durch Flammenfotometrie nachgewiesen (→ Abb. 7.1).

Die **Osmolalität** wird als Stoffmenge der gelösten Teilchen in **mosmol** pro **kg** Lösungsmittel (Wasser) angegeben. Sie beträgt normalerweise für alle Körperflüssigkeiten (Ausnahme: Urin) zwischen 280 und 290 mosmol/kg. Der Begriff **Osmolarität** gibt die Menge osmotisch wirksamer Teilchen pro **Volumen** (Einheit: **mosmol** pro **Liter**) an. Für stark verdünnte Lösungen können Osmolalität und Osmolarität gleichgesetzt werden.

Onkotischer Druck

Intravasales und interstitielles Kompartiment sind durch die **Kapillarmembran** voneinander getrennt. Die kleinen Moleküle des Plasmas (Elektrolyte, Glukose, Harnstoff) können sie nahezu ungehindert passieren und ziehen Wasser nach, v. a. im arteriellen Schenkel des Gefäßsystems. Im Gegensatz dazu bleiben die **Plasmaproteine** im Intravasalraum „gefangen", sie können die Gefäßwand nicht passieren. Da die **Proteinkonzentration** im interstitiellen Raum deutlich geringer ist, wird so ein **kolloidosmotischer** Druck erzeugt. Dieser sog. **onkotische Druck** hält das Wasser im Gefäß. Das Zusammenspiel von **onkotischem und hydrostatischem Druck** an der Kapillarmembran entscheidet schließlich über die Nettobewegung von Wasser in das Interstitium bzw. Gefäßlumen. Letzteres spielt bei der **Ödembildung** eine entscheidende Rolle.

Tab. 7.1 Veränderungen klinischer Parameter bei Störungen des Wasserhaushalts

Parameter	Dehydratation	Hyperhydratation
Puls	Erhöht	Normal
Blutdruck	Erniedrigt	Normal, evtl. erhöht
Halsvenenfüllung	Erniedrigt	Erhöht
Hautturgor	Erniedrigt	Erhöht
Augapfel	Weich, eingesunken	Normal
Schleimhäute	Trocken	Normal
Lunge	Normal	Feuchte RG (Rasselgeräusche)
Diurese	Erniedrigt	Normal oder erniedrigt

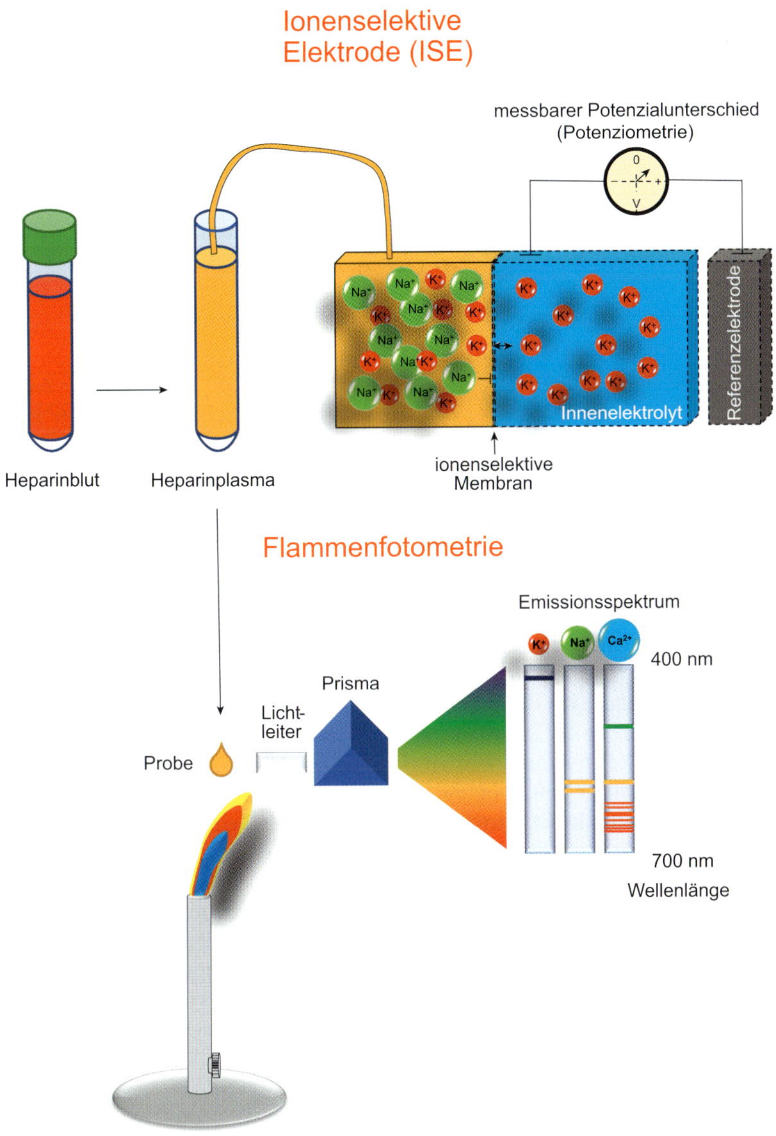

Abb. 7.1 Prinzip der Elektrolytbestimmung durch ionenselektive Elektrode (ISE) oder Flammenfotometrie [L141, M550]

Zusammenfassung

- Das Gesamtkörperwasser verteilt sich auf zwei Hauptkompartimente: den Intrazellulärraum (IZR) und den Extrazellulärraum (EZR). Das Volumenverhältnis IZR : EZR beträgt 2 : 1.
- Überwässerung führt zu einem Volumenanstieg von IZR und EZR, Wasserverlust führt zu einer Volumenabnahme von IZR und EZR.
- **Natrium** ist das **Hauptkation des EZR, Kalium** das **Hauptkation des IZR.**
- Die **Elektrolyte** werden oft durch **ionenselektive Elektroden (ISE)** bestimmt.
- Der **Volumenstatus** eines Patienten wird durch Anamnese und **klinische Untersuchung** abgeschätzt. Zur genauen Bestimmung kann der zentrale Venendruck (ZVD, entspricht grob dem Druck des rechten Vorhofs) mittels Katheter gemessen werden.
- Die **Serumosmolalität** kann direkt gemessen oder mithilfe der **Serumkonzentrationen von Natrium, Glukose und Harnstoff berechnet** werden.

An dieser Stelle wird kurz die Messtechnik der Hämatologie-Analysegeräte vorgestellt. Pathologische Veränderungen werden in → Kap. 29 bis → Kap. 32 weiter ausgeführt. Aufgrund der enormen Komplexität moderner Hämatologiegeräte, die verschiedenste Messverfahren kombinieren, wird nur ein einfaches Basisgerät erklärt.

Meist wird ausgehend von **EDTA-Blut** zuerst der **Hämatokrit (Hkt)** nach Sedimentierung/Zentrifugation bestimmt (oder später errechnet) und die Probe dann aufgeteilt und in zwei getrennten Abläufen untersucht (→ Abb. 8.1).

Einerseits wird eine **Lyse** des Blutes durchgeführt (an dieser lysierten Probe werden dann auch die Leukozytenparameter bestimmt, → Kap. 9), bei der die Erythrozyten platzen und das Hämoglobin freigesetzt wird. Anhand dieser Probe wird dann meist photometrisch die Gesamthämoglobinkonzentration des Blutes, der **Hb-Wert,** bestimmt.

Die **Thrombozytenzahl (PLT)** wird meist auch in der lysierten Probe anhand einer Impedanzmessung (Messung des Wechselstromwiderstands) festgestellt. Modernere Geräte charakterisieren die Thrombozyten dann noch weiter, sodass man ähnlich zu den Erythrozytenparametern ein **mittleres Thrombozytenvolumen (MPV)** sowie die **Thrombozytenverteilungsbreite (PDW)** erhält (→ Kap. 10).

In der nichtlysierten Probe werden die **Erythrozyten (RBC)** gezählt und charakterisiert. In modernen Geräten werden auch Erythroblasten miterfasst und eine **Retikulozytenbestimmung** wird auf Anforderung durchgeführt. Durch Vorwärts- und Seitwärtslichtbrechung (alternativ durch Impedanzmessung, der Anstieg der Impedanz ist proportional zum Zellvolumen) werden die Erythrozytenparameter bestimmt und damit das **durchschnittliche Erythrozytenvolumen** (mittleres korpuskuläres Volumen, mean cell volume, MCV) sowie der **Hämoglobingehalt** (mittlerer korpuskulärer Hämoglobingehalt, mean cellular hemoglobin, MCH) pro Zelle. Aus diesen Werten kann ein Erythrozytogramm angefertigt werden, auf dem sich – je nach Ursache – die Erythrozytenparameter verschieben (→ Abb. 8.2). Da viele Zellen gemessen werden, kann für die Größenverteilung eine **Erythrozytenverteilungsbreite** (red cell distribution width, RDW) angegeben werden.

Als letzter Erythrozytenparameter wird die **mittlere Hämoglobinkonzentration pro Zelle** (mean cellular hemoglobin concentration, MCHC) entweder berechnet oder in neueren Geräten direkt bestimmt.

Manche Geräte liefern zusätzliche Werte wie den Anteil an **hypochromen Erythrozyten** (%HYPO), also Erythrozyten mit weniger als 28 pg Hämoglobin (normal 1–5 %) sowie den Anteil an **mikrozytären** (%MIKRO) oder **makrozytären Erythrozyten** (%MAKRO).

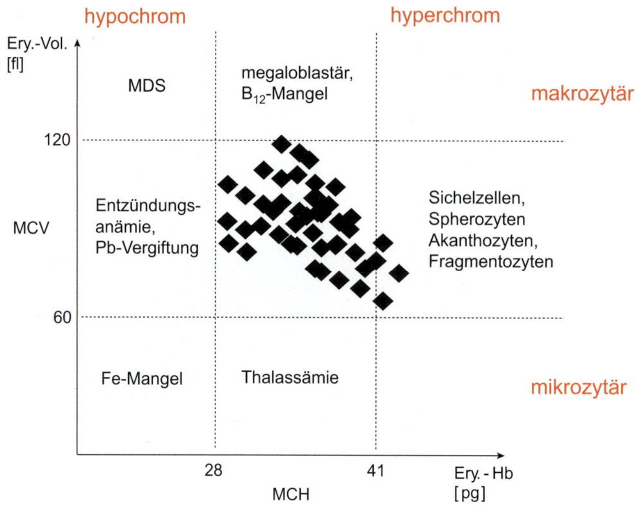

Abb. 8.2 Erythrozytogramm als 2D-Plot der Werte MCV und MCH mit möglichen Pathologien je nach Veränderung [L141, M550]

Zusammenfassung

- Bei einem normalen, maschinell erstellten Blutbild („kleines" BB) erhält man oft nur die basalen Zellzahlen, den Hämoglobinwert (Hb) und weitere Infos wie deren Größe. Bei einem Differenzialblutbild („großes" BB) erhält man zusätzlich die Unterformen der Granulozyten.
- Die wichtigen Erythrozytenparameter sind das Erythrozytenvolumen sowie der Hämoglobingehalt. Anhand dieser kann man Diagnosen stellen (→ Abb. 8.2)

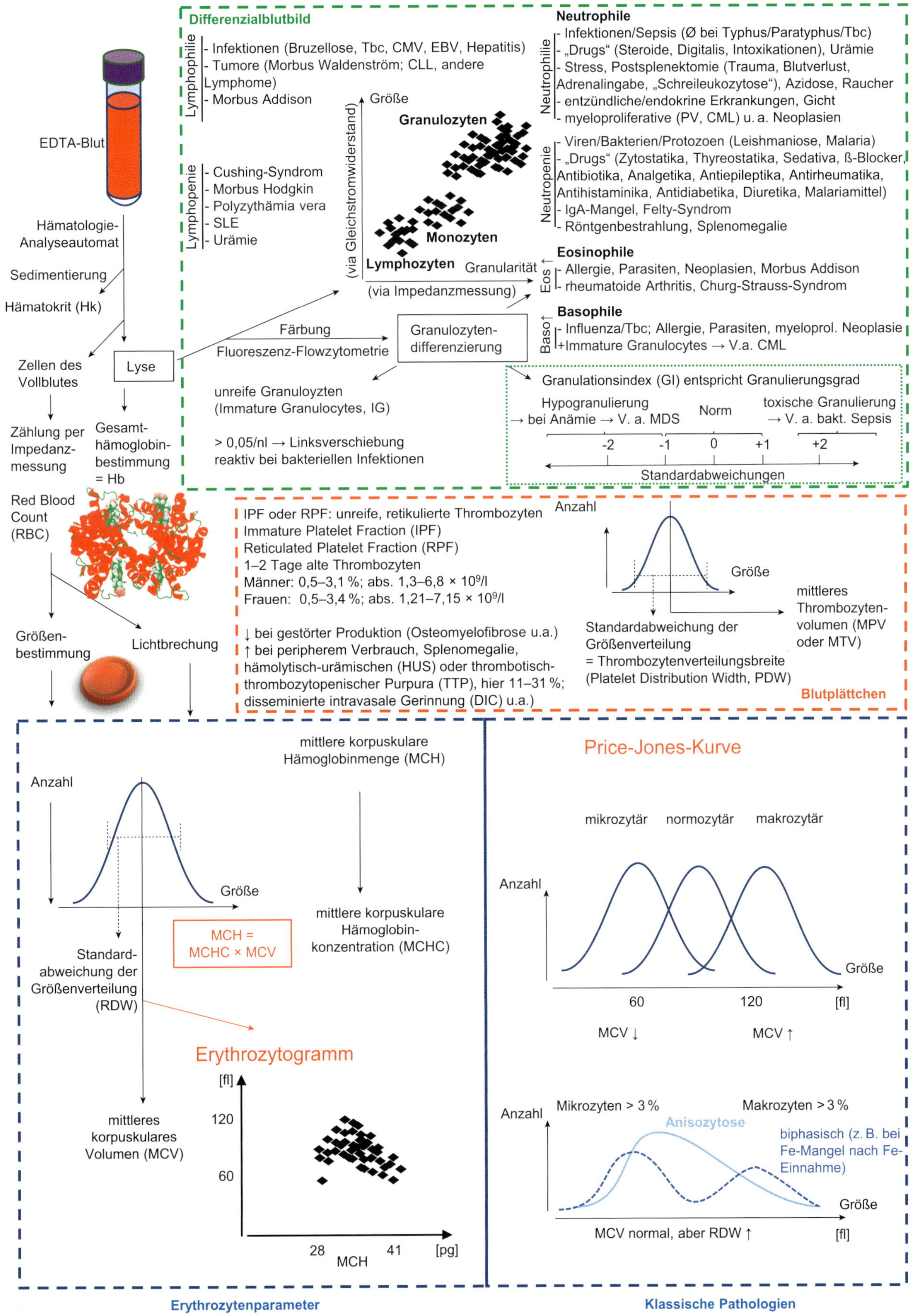

Abb. 8.1 Erzeugung eines Blutbildes in einem Hämatologie-Analysegerät [L141, M550]

21

9 Differenzialblutbild Leukozyten

Nach dem Auswaschen des Hämoglobins und Entfernen der Erythrozytenreste der lysierten Probe werden die restlichen Zellen in einem Hämatologie-Analysegeräte weiter untersucht. Dabei wird die **Gesamtleukozytenzahl (WBC)** bestimmt und ein maschinell erzeugtes **Differenzialblutbild der Leukozyten** erstellt. Lymphozyten und Monozyten werden durch Vorwärts- und Seitwärtslichtbrechung (oder elektrische Messungen) von den Granulozyten unterschieden. Von den Granulozyten erhält man nach Anfärben eine weitere Differenzierung in Neutrophile, Eosinophile und Basophile.
Neben diesem maschinellen Differenzialblutbild der Leukozyten kann man auch eine **manuelle Färbung** (nach Pappenheim) und Auszählung vornehmen. Die **Pappenheim-Färbung** ist ein lang etablierter Standard in der Labormedizin und eine Kombination aus May-Grünwald- und Giemsa-Färbung. Hier werden Veränderungen der **neutrophilen Granulozyten** (Durchmesser 9–15 µm), v. a. der Kerne, aufgedeckt, welche auf die Art der Erkrankung hinweisen können.
Im **manuellen Differenzialblutbild** (nicht im maschinellen!) unterscheidet man junge Neutrophile, die einen **stabförmigen** Kern haben, von älteren Neutrophilen, die einen **segmentierten** Kern besitzen. Junge Neutrophile haben das Knochenmark gerade erst verlassen. Wenn besonders viele davon vorkommen, weist diese sog. **Linksverschiebung** auf eine verstärkte Bildung und damit auf eine Infektion hin. **Hypersegmentierte Granulozyten** hingegen können eine Herstellungsstörung des Knochenmarks anzeigen, z. B. im Rahmen eines **myelodysplastischen Syndroms (MDS).**
Im **maschinellen Differenzialblutbild** kann der **Granulationsindex (GI)** bestimmt werden. Eine **Erhöhung** von über zwei Standardabweichungen weist auf eine bakterielle **Sepsis** durch Nachweis einer **toxischen Granulation der Neutrophilen** hin. Eine **Verringerung** um weniger als eine Standardabweichung kann im Zusammenhang mit einer Anämie als relativ **früher Hinweis** auf ein **MDS** gewertet werden.
Wenn die Zahl der Neutrophilen erhöht ist, spricht man von einer **Neutrophilie.** Diese kann aber auch ohne Krankheitswert durch einen kurzzeitig hohen Adrenalinspiegel, Husten, Gabe von Steroiden oder bei Rauchern vorkommen.
Bei Werten unter dem Normbereich spricht man von einer **Neutropenie,** die in drei Stadien unterteilt wird:

- Leichte Neutropenie: > 1.000/µl
- Moderate Neutropenie: 500–1.000/µl
- Schwere Neutropenie: < 500/µl

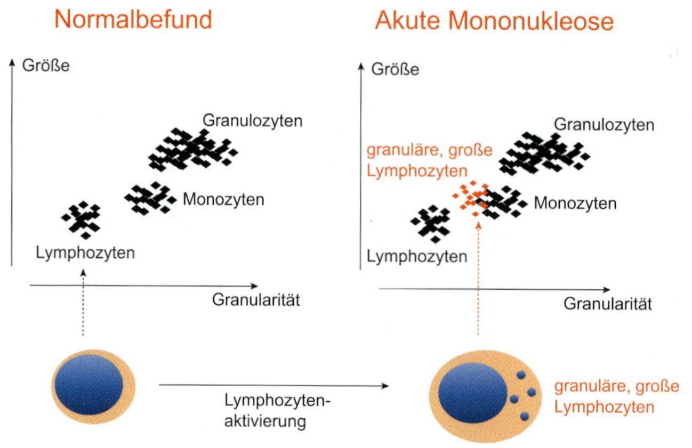

Abb. 9.1 Ursache der „Fehlinterpretation" von großen Lymphozyten als Monozyten bei akuter Mononukleose [L141, M550]

Neutropenie kommt nach **Chemotherapie,** Bestrahlung, bei fortgeschrittenen Tumorerkrankungen und bei **Autoimmunerkrankungen** vor. Selten ist eine gefürchtete **Medikamentennebenwirkung** von u. a. Metamizol, Clozapin, Cotrimoxazol oder Carbamazepin, die **Agranulozytose,** mit weniger als 500 Granulozyten/µl.
Ein weiterer Parameter im maschinellen Differenzialblutbild ist die Zahl der **unreifen Granulozyten** (immature granulocytes, IG). Dies entspricht der Zahl an Metamyelozyten, Myelozyten und Promyelozyten bei einer mikroskopischen Differenzierung und weist meist auf reaktive Leukozytenveränderungen Gesunder hin. Bei Erwachsenen sollte man diese Formen aber eigentlich nicht im Blut finden. Ein **hoher IG** hat eine **ähnliche Bedeutung** wie ein **erhöhter CRP-Wert** (C-reaktives Protein).
Lymphozyten unterscheidet man im Blutausstrich in klein, mittel und groß. Groß bedeutet hier mit deutlichem Zytoplasma und ggf. Vakuolen, dies sind aktivierte Lymphozyten. Sie ähneln von der Lichtbrechung und den elektrischen Eigenschaften her den Monozyten und werden daher maschinell manchmal falsch zugeordnet (→ Abb. 9.1).

Zusammenfassung

- Bei Granulozytenerhöhungen erlaubt das Differenzialblutbild oft das Erstellen einer Arbeitsdiagnose.
- Ein **Differenzialblutbild** kann maschinell (durch Lichtbrechungs- oder Impedanzmessungen, ggf. nach automatischer Färbung) oder manuell (durch **Pappenheim-Färbung**) hergestellt werden.
- Im maschinell erstellten Blutbild zeigt sich eine starke **reaktive Aktivierung des Knochenmarks** (bei Sepsis) durch den erhöhten **Granulationsindex,** im manuellen durch die vermehrt auftretenden stabförmigen Neutrophilen (sog. **Linksverschiebung**).
- Ein **erniedrigter GI** weist (bei **zusätzlicher Anämie**) stark auf ein **myelodysplastisches Syndrom** hin.
- **Neutropenien** teilt man in drei Stadien ein: leichte Form (> 1.000/µl), moderate Form (500–1.000/µl), schwere Form (< 500/µl; der Patient braucht zusätzlichen Infektionsschutz!).
- Wenn alle Granulozyten < 500/µl sind, spricht man von der gefährlichen **Agranulozytose,** die durch viele **Medikamente** verursacht werden kann.
- Lymphozyten werden manuell nach Größe unterschieden. Große, sog. **Lymphoblasten** deuten auf eine **Virusinfektion** hin. Im maschinellen Blutbild werden diese als Monozyten fehlgemessen, daher der Terminus „akute Mononukleose".

Der Begriff der **Hämostase** (Blutungsstillung) umfasst alle Mechanismen, mit deren Hilfe sich der Organismus vor Blutverlusten schützt. Dabei spielen **vaskuläre und zelluläre** (= **primäre** Hämostase) sowie **plasmatische** (= **sekundäre** Hämostase) Vorgänge zusammen:

- **Vasokonstriktion** (vaskulär) durch Freisetzung von u. a. Serotonin und Thromboxan A_2 aus aktivierten Thrombozyten
- **Thrombozytenadhäsion und -aggregation** an die Endothelzellen der Gefäßwand und Thrombozytenaggregation (zellulär)
- Aktivierung der **Gerinnungsfaktoren** (plasmatisch) und Bildung eines Fibringerinnsels
- **Quervernetzung des Fibringerinnsels** durch Faktor XIII (FXIII wird weder durch aPTT noch durch TPZ-Werte erfasst und muss gesondert bestimmt werden)

Für spezielle Untersuchungen (Thrombozytenfunktion, Fibrinolyse) müssen die ersten 1–2 ml Blut verworfen werden, es sollte eine große Kanüle verwendet, die Probe nicht gekühlt und innerhalb von 3,5 Stunden gemessen werden (Scherstress und Kälte aktivieren Thrombozyten). Bei der Indikationsstellung und Interpretation von gerinnungsphysiologischen Untersuchungen sind **anamnestische Informationen** (Art und Dauer von Blutungen, Medikamenten- und Familienanamnese, Begleiterkrankungen) von besonderer Wichtigkeit. Anspruchsvollere Thrombozytenfunktionsdiagnostik ist oft nur möglich, wenn man den Patienten in das Labor schickt und ist nicht in jedem Labor verfügbar.

Erweiterte Thrombozytendiagnostik

Die Standardblutbilddiagnostik (→ Kap. 8, → Kap. 9) zeigt das **mittlere Thrombozytenvolumen (MPV)** sowie die **Thrombozytenverteilungsbreite (PDW).** Bei einer **verstärkten Thrombopoese** ist das **MPV** eher **erhöht,** sodass eine Thrombozytenzahl im Normbereich mit hohem MPV auf einen peripheren Verbrauch hindeutet. Dies ist z. B. bei der **idiopathischen thrombozytopenischen Purpura (ITP)** der Fall, ebenso bei **myeloproliferativen Neoplasien (MPN), Präeklampsie** und **genetischen/endogenen Thrombozytopathien** (z. B. Bernard-Soulier-Syndrom). Erniedrigt ist es bei allen Formen von Megakaryopoesestörungen (u. a. nach zytostatischer Therapie) und bei entzündlichen Darmerkrankungen.
Daneben kann man, analog zur Retikulozytenmessung, retikulierte Thrombozyten messen, die sog **unreife Plättchenfraktion (IPF).** Diese ist ein Marker der Megakaryopoese und erhöht bei gesteigerter Thrombopoese. Damit kann bei einer **Thrombozytopenie** zwischen einem erhöhten peripheren Verbrauch (z. B. bei ITP) und einem Herstellungsproblem (z. B. bei aplastischer Anämie) unterschieden werden.
Die **Blutungszeit** ist primär von Zahl und Funktion der Thrombozyten abhängig, da bei kleinen Wunden die Bildung eines Thrombus zur Blutstillung führt. Es wird hier nur die primäre Hämostase erfasst, bei einer Hämophilie ist die Blutungszeit also normal.
Beim **Rumpel-Leede-Test** wird eine Blutdruckmanschette am Oberarm für zehn Minuten auf einen Druck zwischen diastolischem und systolischem RR aufgepumpt. Finden sich mehr als zehn Petechien am Arm, ist der Rumpel-Leede-Test positiv und weist auf eine **vaskuläre Blutungsneigung** oder eine **Thrombozytenstörung** hin.
Die basale Thrombozytenfunktion kann im Labor durch den **PFA-100-Screening-Test** (PFA = Platelet Function Assay) bestimmt werden. Hier wird die Probe durch eine mit Kollagen und ADP (Adenosindiphosphat) beschichtete Membran gesaugt und die Verschlusszeit gemessen.
Noch genauer kann man die Thrombozytenfunktion laborchemisch durch zwei kinetische Methoden evaluieren:

- **Impedanzaggregometrie** (Messung der Änderung des Wechselstromwiderstands nach Aggregation)
- **Lichttransmissionsaggregometrie** (LTA, auch Born-Test; fotometrischer Nachweis der Aggregation durch Transmissionszunahme)

Bei beiden Tests werden Agonisten (wie Kollagen, ADP oder Adrenalin) zugegeben und die Aggregationsreaktion wird gegen die Zeit aufgetragen.
Manchmal (0,5–30 %, je nach Literatur) kann bei Patienten eine Resistenz der Thrombozyten gegen ASS oder Clopidogrel auftreten. Falls diese Medikamentengruppen als Prophylaxe nach kardiovaskulären Events eingesetzt werden sollen, erfolgt idealerweise vorher laborchemisch ein Ausschluss dieser Resistenzen.

Thrombozytopathien

Man unterscheidet **exogene** (meist durch Medikamente verursacht) von **endogenen** (meist genetische oder autoimmune) Thrombozytopathien.

Endogene Thrombozytopathien

Endothelzellen bilden den für die Hämostase wichtigen **Von-Willebrand-Faktor** (VWF) und sezernieren diesen an die subendotheliale Matrix, wo sich auch das wichtige Kollagen befindet. Ein Defekt des VWF kommt bei der häufigsten genetischen hämorrhagischen Diathese, dem **Willebrand-Jürgens-Syndrom** vor (hier ist auch die aPTT verlängert, → Kap. 11). Der Defekt kann aber auch durch **inhibitorische Autoantikörper** erworben sein. Kommt es zu einer Verletzung der Endothelschicht, liegt der VWF frei und wird von den Thrombozyten durch deren Glykoprotein (GP) Ib/V/IX erkannt. Eine Dysfunktion dieses Rezeptors ist Ursache des **Bernard-Soulier-Syndroms.** Beide Syndrome können durch den **Ristocetin-Kofaktor-Test** sowie den Quotienten aus VWF-Aktivität und VWF-Menge laborchemisch diagnostiziert werden.
Bereits aktivierte, adhärente Thrombozyten können durch GP Ib-V-IX an VWF und mittels GP IIb/IIIa an Fibrinogen binden. Ein Defekt dieser Fibrinogenbindung führt zur **Glanzmann-Thrombasthenie** (laborchemischer Nachweis durch Lichttransmissionsaggregometrie, sog. **Born-Test**). Nach der Bindung an VWF binden die Thrombozyten mithilfe ihres Integrins $\alpha 2\beta 1$ und GP VI an Kollagen. Dies ist der wichtigste Weg zur initialen Thrombozytenaktivierung.

Exogene Thrombozytopathien

Nach Aktivierung werden die Thrombozyten adhärent und setzen **ADP** und **Thromboxan-A_2** (TXA_2) frei. Diese fördern durch einen positiven Feedback Loop über die purigenen Rezeptoren $P2Y_{12}$ (hier wirkt Clopidogrel) und $P2Y_1$ bzw. den Thromboxanrezeptor α die Thrombozytenaggregation. TXA_2 wird durch das Enzym **Cyclooxygenase** gebildet. Hemmstoffe des Enzyms wie ASS (irreversible Hemmung) oder nichtsteroidale Antirheumatika (NSAID, reversible Hemmung) führen durch fehlende Bildung des TXA_2 zu einer gestörten Gerinnung. Da die Thrombozyten keinen Kern und nach einem Tag keine mRNA mehr besitzen, können sie das Enzym nicht erneut bilden. Unter ASS sind sie für ihre gesamte Lebenszeit von zehn Tagen gestört.

Medikamenteninduzierte Thrombozytopenie

Heparin aktiviert eine Reihe von Inhibitoren der plasmatischen Gerinnung, v. a. **Antithrombin III (ATIII)** und den Membranangriffskomplex (MAC) des Komplementsystems. Eine Therapie mit Heparin kann zu **heparininduzierten Thrombozytopenien (HIT)** führen, von denen zwei Typen unterschieden werden.

HIT I ist klinisch wenig relevant und beruht auf einer direkten Interaktion von Heparin mit den Thrombozyten. Der zweite Typ, **HIT II,** wird meist durch **Antikörper** gegen den **Komplex aus Heparin und Plättchenfaktor 4 (PF4)** verursacht. Diese bilden sich i. d. R. ein bis zwei Wochen nach Therapiebeginn, führen zu einem Abfall der Thrombozytenwerte und sind aufgrund der Bildung sowohl von **venösen als auch arteriellen Thromben** (v. a. in der Mikrozirkulation) **potenziell lebensbedrohlich.**
Labordiagnostisch lassen sich die **HIT-II- bzw. PF4-Antikörper** direkt nachweisen, sind aber nicht beweisend, da ca. 10 % der Patienten afunktionelle Antikörper bilden. Dieser Test sollte also nur im klinischen Kontext bewertet werden. Zur Sicherheit sollten umfangreichere funktionelle Tests wie z. B. die **heparininduzierte Plättchenaggregation (HIPA-Test)** durchgeführt werden. Das Risiko für eine HIT ist bei den neueren, **niedermolekularen Heparinen (NMH)** oder weiterentwickelten Faktor X_a-Inhibitoren (z. B. Pentasaccharide) zwar reduziert, aber immer noch deutlich vorhanden. Auch andere Medikamente, wie z. B. **Rifampicin,** können Neoantigene auf Thrombozyten bilden und zu ähnlichen Erkrankungen führen. Bei **Abfall der Thrombozytenwerte** ist in erster Linie mit an eine **medikamenteninduzierte Thrombozytopenie (DITP)** oder auch an eine **Vakzin-induzierte immunthrombotische Thrombozytopenie (VITT)** zu denken (→ Abb. 10.1).

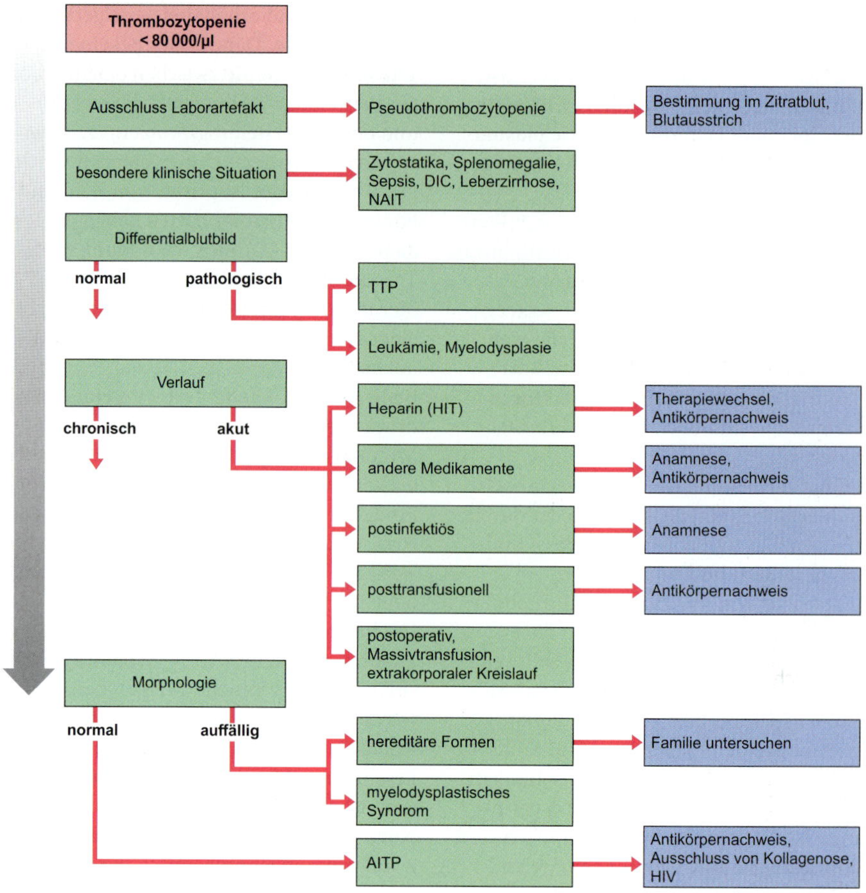

Abb. 10.1 Stufendiagnostik bei erniedrigten Thrombozytenwerten. DIC = disseminierte intravasale Koagulopathie, NAIT = neonatale Alloimmunthrombozytopenie, TTP = thrombotisch-thrombozytopenische Purpura, HIT = heparininduzierte Thrombozytopenie, AITP = Autoimmunthrombozytopenie, HIV = Human Immunodeficiency Virus. [L106]

Zusammenfassung

- Man unterscheidet die **primäre (vaskulär und zellulär)** von der **sekundären (plasmatisch) Hämostase.**
- Mithilfe der Bestimmung der **unreifen Plättchenfraktion** kann bei Thrombopenien eine Produktionsstörung im Knochenmark von einer Verbrauchsthrombopenie (z. B. idiopathische thrombozytopenische Purpura) unterschieden werden.
- Auch das mittleres **Thrombozytenvolumen** (MPV) ist bei einer **Verbrauchsthrombopenie** oft erhöht.
- Die **Thrombopathiediagnostik** ist sehr komplex und erfolgt am besten in einem Speziallabor.
- Eine **Heparintherapie** kann eine **heparininduzierte Thrombozytopenie (HIT)** hervorrufen. Im Gegensatz zum milderen HIT Typ I kann die HIT Typ II lebensbedrohende Thrombosen verursachen und beruht oft auf Antikörpern gegen den **Heparin-PF4-Komplex.**

Plasmatische Gerinnung

Die plasmatische Gerinnung beruht auf einer sehr komplexen Enzymkaskade (→ Abb. 34.1), die vielfältige Interaktionen mit dem Immun- und dem endokrinen System beinhaltet.
Man unterscheidet einen **intrinsischen** (durch Fremdoberflächenkontakt, Auslöser im Labor Kallikrein) von einem **extrinsischen Aktivierungspfad** (durch Freilegen des Tissue Factors, TF, Auslöser Endothelverletzung), die jedoch vielfältig interagieren und in einem gemeinsamen, **finalen Prozess zur Fibrinbildung** münden.
Jeder dieser drei Bestandteile hat eine zentrale, supramolekulare Enzymplattform. Der ganze Prozess lässt sich am einfachsten über den sog. **Josso-Loop als zentralem Kreislauf** bei der plasmatischen Gerinnung erfassen (→ Abb. 11.1).
Der **finale Prozess** der **Fibrinbildung,** ausgelöst durch aktiviertes Thrombin, wird dabei durch den **Prothrombinasekomplex** (bestehend aus den Faktoren FX_a und FV_a) vorangetrieben. Zentral für dessen Bildung ist die **Aktivierung von FX,** die über zwei Wege erfolgen kann:

- Bildung des sog. **Tenasekomplexes** (Eselbrücke: Hier steckt das Ziel, Faktor *ten,* schon im Wort), der aus FIX_a und $FVIII_a$ besteht und sich durch Aktivierung von FIX über den **intrinsischen Pfad** bildet.
- Neben dieser intrinsischen Tenase gibt es auch eine **extrinsische Tenase,** welche aus Gewebefaktor (TF, Faktor III oder CD142), $FVII_a$ und Ca^{2+} besteht. Die Aktivierung von FX erfolgt hier durch einen Komplex aus **freiliegendem TF und $FVII_a$** über den **extrinsischen Aktivierungspfad.**

Der physiologisch wohl **relevantere** Prozess ist die Bildung des $TF/FVII_a$-Komplexes nach **Endothelverletzung,** der daher auch die beiden zentralen Komplexe des Josso-Loops aktivieren kann. Diese beiden Komplexe aktivieren sich auch immer gegenseitig. So bildet sich rasch eine große Menge (des so auch autokatalytisch wirksamen) FX_a und am Ende zunehmend der daraus bestehende **Prothrombinasekomplex.** Es kommt rasch zu einem **Fibringerinnsel,** egal, ob der Prozess nun durch TF oder durch Fremdkörperkontakt ausgelöst wurde.
Nach dem neuen **zellbasierten Modell der Gerinnung** teilt man die Gerinnung in **Initiation, Amplifikation** und **Propagation.** Bei der Initiation wird TF unter dem Endothel freigelegt, hierdurch wird die extrinsische Tenase gebildet. Die Amplifikation erfolgt mittels des Prothrombinasekomplexes, die Propagation läuft dann über Bildung der intrinsischen Tenase aus den auf der Thrombozytenoberfläche angehäuften Faktoren ab. Es kommt zur massiven Aktivierung von Thrombin, dem sog. **Thrombin-Burst.** Dieser führt zur Bildung von **Fibrinnetzen,** die über FXIII quervernetzt werden und an welche die Thrombozyten mittels der GPIIb/IIIa-Rezeptoren binden.

> **Merke**
> Die zentrale Rolle des FX führte zum Erfolg der oral verfügbaren Xabane als Antikoagulanzien, die Faktor X_a hemmen.

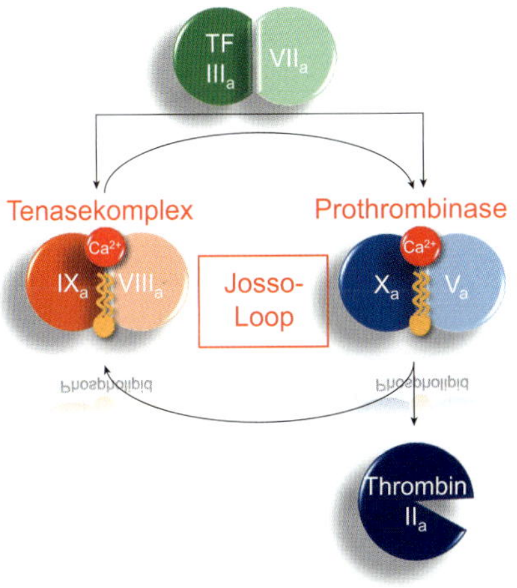

Abb. 11.1 Josso-Loop als zentraler Kreislauf bei der plasmatischen Gerinnung [L141, M550]

TPZ und aPTT

Zur Untersuchung des Gerinnungsstatus wird Venenblut mit Zitrat versetzt. Dabei muss ein Mischungsverhältnis von Blut zu Antikoagulans im Röhrchen von 9 : 1 eingehalten werden, z. B. 4,5 ml Blut und 0,5 ml Antikoagulans (sofort mischen!). Die Röhrchen müssen immer ganz befüllt werden und die Weiterverarbeitung sollte rasch erfolgen. Es gibt zwei Haupttestverfahren: **Thromboplastinzeit** (oder auch Prothrombinzeit, **TPZ**) und **aktivierte partielle Thromboplastinzeit (aPTT),** die als Globaltests bestimmte Bereiche der Gerinnungskaskadenfunktion abdecken (→ Abb. 11.2).
Mit der **TPZ** wird der **extrinsische,** mit der **aPTT** der **intrinsische** Anteil der plasmatischen Gerinnung überprüft. Bei beiden Tests wird die Antikoagulation durch Kalziumzugabe antagonisiert. Beim TPZ-Test wird neben Phospholipiden noch TF als Stimulator hinzugefügt, beim aPTT-Test meist Kaolin (ein Tonmineral mit sehr rauer Oberfläche), Siliziumoxid oder Ellagsäure. Danach wird die **Zeit bis zum Eintreten von Fibringerinnseln klassisch durch Kugelkoagulometrie** (oder neueren Methoden wie chromogen, turbidimetrisch oder opto-densitometrisch) gemessen (→ Kap. 1).
Die aPTT wird meist als Zeit angegeben (normal 20–40 s), die **TPZ** als **Quick-Wert** in **Prozent des Normalwertes** (normal

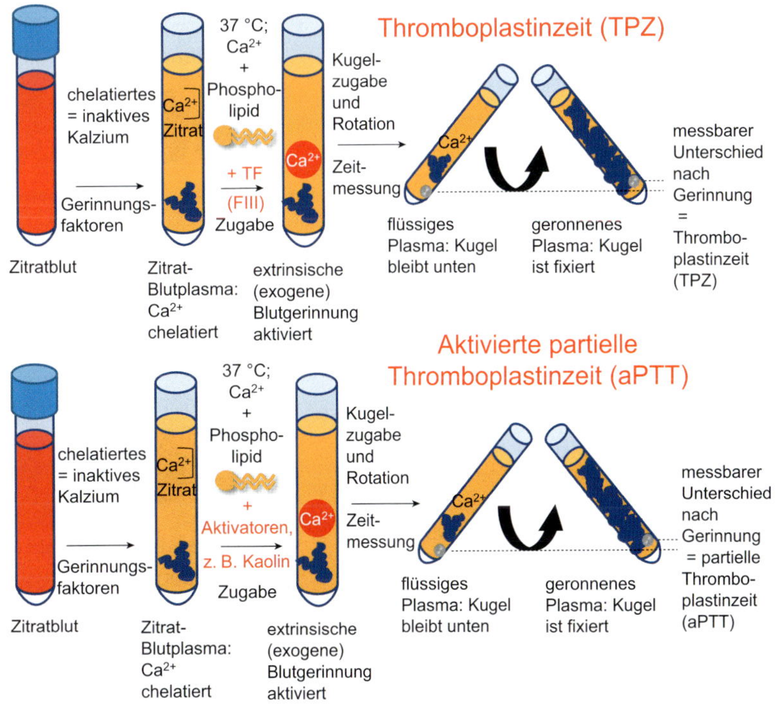

Abb. 11.2 Prinzip der Koagulometrie mit Bestimmung der Thromboplastinzeit (TPZ) nach Zugabe von Gewebefaktor (Tissue Factor, TF = FIII) und der aktivierten partiellen Thromboplastinzeit (aPTT) nach Zugabe eines Gerinnungsaktivators (meist Kaolin) [L141, M550]

> 70 %). Der Quick-Wert wird aufgrund der hohen Varianz bei Gerinnungstests zwischen verschiedenen Laboren standardisiert und invers als **International Normalized Ratio (INR)** angegeben. Ein niedrigerer Quick-Wert führt also zu einem höheren INR-Wert (für therapeutisch angestrebte Bereiche → Tab. 34.3).

PTZ und Fibrinogen

Für Thrombin- und Fibrinogendefekte gilt die aPTT als weniger empfindlich, deshalb werden oft noch die **Plasmathrombinzeit (PTZ)** und direkt die **Fibrinogenkonzentration** bestimmt, ebenfalls durch **Kugelkoagulometrie.**

Bei der PTZ wird die Fibrinbildung durch Zugabe von Thrombin induziert (normal 15–20 s). Sie ist bei Fibrinogenmangel und Vorhandensein von Fibrinspaltprodukten oder unfraktioniertem Heparin verlängert und wird daher zur **Kontrolle der fibrinolytischen Therapie** bestimmt.

> **Merke**
> Starke **systemische Entzündungsprozesse** (SIRS oder Sepsis) können über das Kallikrein-Kinin-System bzw. durch Freisetzung von Gewebefaktor aus zerstörtem Gewebe zur massiven systemischen Aktivierung der Gerinnungskaskade und so zu einer **Verbrauchskoagulopathie** führen. Die häufigsten Ursachen sind **Infektionen, Malignome, Operationen** oder **Traumata.** Die erste Verbrauchskoagulopathie wurde beim Waterhouse-Friderichsen-Syndrom nach Meningokokkensepsis beschrieben.

Die Konzentration von Fibrinogen ist bei **Verbrauchskoagulopathie** (disseminierte intravasale Gerinnung, DIG) und Hypofibrinogenämien erniedrigt. Als **Akute-Phase-Protein** steigt Fibrinogen bei Entzündungen, Herzinfarkt und nach Traumata schnell an.

Abklärung hämorrhagischer Diathesen

Bei erhöhter Blutungsneigung und positiver Familienanamnese ist die **aPTT** der klassische **Suchtest** für Defekte des **intrinsischen Gerinnungssystems** (Faktoren V, VIII, IX, X, XI und XII). Besteht Verdacht auf eine Hämophilie und ist die aPTT pathologisch verlängert, kann durch sog. **Mangelplasmen** der betroffene Faktor bestimmt werden (→ Abb. 11.3).

Dabei wird z. B. der Test nach Zugabe eines Plasmas, dem Faktor IX fehlt, wiederholt. Wenn im Patientenplasma nun ein Defekt des Faktors VIII vorliegt, dann normalisiert sich die aPTT, da ein funktionierender Faktor VIII vom Mangelplasma hinzugefügt wurde. Es kann sich damit eine funktionierende Tenase bilden. Wird jedoch ein FVIII-Mangelplasma bei Defekt des Faktors VIII hinzugegeben, dann bleibt der Test pathologisch, da weder im Patientenplasma noch im Mangelplasma ein intakter Faktor VIII vorliegt. Ein Defekt des Faktor VIII und damit die **Diagnose einer Hämophilie A** bei passender Klinik/Befunden (z. B. Gelenkeinblutungen) wäre damit wahrscheinlich.

Wichtig ist auch der Ausschluss einer erworbenen **Hemmkörperhämophilie,** wobei man **Allo- und Autoantikörper** unterscheidet. **Alloantikörper** entstehen z. B. bei Hämophilie-A-Patienten und sind gegen den verabreichten Faktor VIII gerichtet. **Autoantikörper** gegen Gerinnungsfaktoren treten auf bei älteren Menschen mit Malignomen, bei chronischen Infektionen (Hep. B und C), medikamenteninduziert (Penicillin) oder nach Schwangerschaften. Auch hier ist Faktor VIII das häufigste Ziel. Dies wird als **erworbene Hämophilie A** (Acquired Hemophilia A, AHA) bezeichnet.

Der Ausschluss einer Hemmkörperhämophilie erfolgt durch Zugabe von gesundem Plasma zur Messung. Die Thromboplastinzeit sollte sich bei einem defekten Faktor dann immer nahezu normalisieren. In Gegenwart von Hemmkörpern, also **funktionell aktiven Antikörpern,** bleibt die Thromboplastinzeit dagegen pathologisch.

Um den Zielfaktor des Hemmkörpers zu identifizieren, kann man direkte ELISAs nutzen und bindende Antikörper an einzelne Faktoren nachweisen. Dies beweist allerdings noch keine funktionelle Inhibition. Es wird dann im Überschuss der betroffene Faktor hinzugegeben und die Menge des Patientenplasmas bestimmt, die 50 % des Faktors innerhalb von 2 h bei 37 °C inhibieren. Dies ist die Definition einer **Bethesda-Einheit (BE),** in der die Inhibitoraktivität angegeben wird.

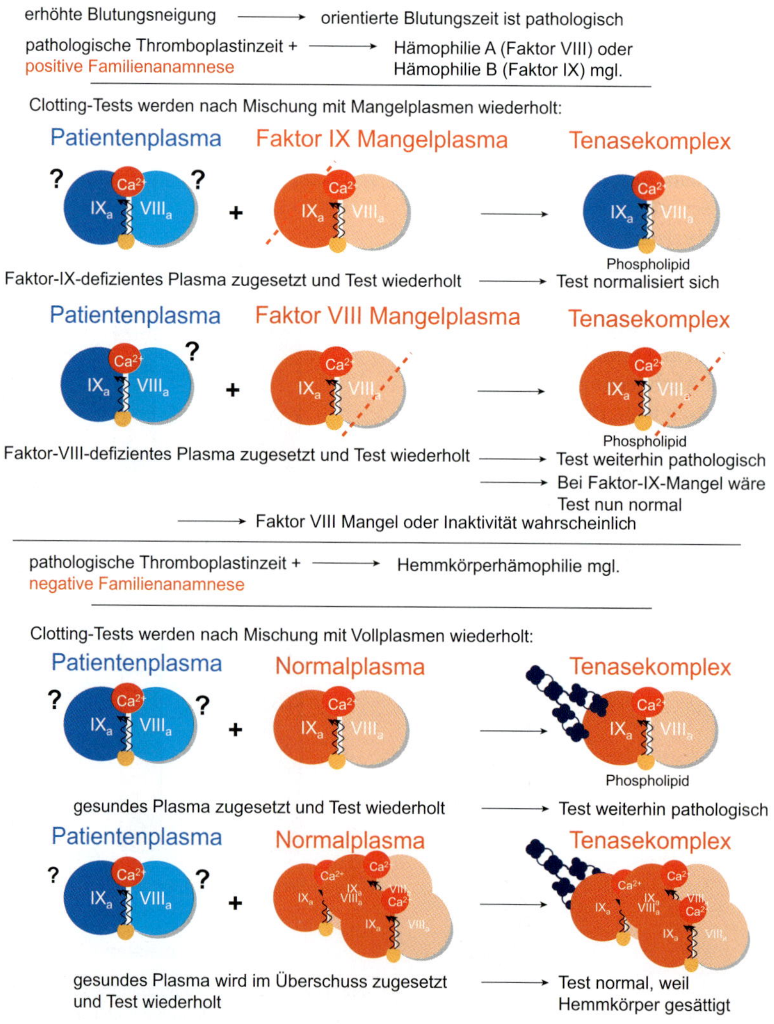

Abb. 11.3 Testprinzipien zur Abklärung von hämorrhagischen Diathesen [L141, M550]

Die **Bethesda-Einheit (BE)** als Messwert von **Hemmkörpern** integriert einerseits den funktionellen **Schweregrad der Inhibition** (da manche Autoantikörper Restaktivität zulassen) sowie die Konzentration des Autoantikörpers. Sie bildet somit eine klinisch relevante Information direkt ab und hat auch bei der Therapie eine Relevanz.

Fibrinolyse

Die Fibrinolyse erfolgt durch **Plasmin,** das durch Aktivatoren (z. B. Tissue Plasminogen Activator, tPA) aus **Plasminogen** entsteht (→ Abb. 34.2). Eine unkontrollierte Fibrinolyse wird durch Inhibitoren wie α2-Antiplasmin verhindert. Als Marker für eine sekundär aktivierte Fibrinolyse sind die sog. **D-Dimere** als Fibrinspaltprodukte von Bedeutung. Sie sind bei Entzündungen, Operationen, Thromboembolien und Tumoren erhöht, haben aber einen **hohen negativen prädiktiven Wert** und sind damit zum Ausschluss einer TVT bzw. Lungenembolie geeignet.

Zusammenfassung

- Es gibt zwei zentrale Tests der Gerinnung, die **koagulometrisch** durchgeführt werden: **Thromboplastinzeit (TPZ)** und aktivierte **partielle Thromboplastinzeit (aPTT).**
- Die plasmatische Gerinnung (sekundäre Hämostase) wird über einen **intrinsischen (aktiviert durch Fremdoberflächen; misst die aPTT)** oder einen **extrinsischen Pfad (aktiviert durch TF = FIII; misst die TPZ)** eingeleitet.
- Der **intrinsische Pfad** führt zur Aktivierung des **intrinsischen Tenasekomplexes** (FIXa und FVIIIa).
- Der **extrinsische Pfad** führt zur Aktivierung der Faktoren FVIIa und FIIIa (der aktivierte Gewebefaktor) und Bildung der **extrinsischen Tenase,** die wiederum den Prothrombinasekomplex (FVa und FXa) aktivieren.
- **Tenase- und Prothrombinasekomplexe** bilden den Josso-Loop, eine sich selbst verstärkende Schleife, die am Ende zur **Prothrombinaktivierung** führt.
- **aPTT** ist ein Suchtest für Störungen des intrinsischen Gerinnungssystems, erfasst alle wichtigen **genetischen Hämophilien** und dient dem **Monitoring einer Heparintherapie. TPZ-Wert** (ausgedrückt als standardisierter INR-Wert) dient zur Kontrolle bei einer **Marcumartherapie.**
- Neben genetischen Hämophilien gibt es **erworbene Hemmkörperhämophilien** (meist durch Medikamente induziert), die durch **funktionell aktive Autoantikörper** verursacht werden, welche man in **Bethesda-Einheiten (BE)** bestimmen kann.

Direkter und indirekter Nachweis von Infektionen

Man sollte zwischen indirekten und direkten Hinweisen auf eine Entzündung unterscheiden. **Akute-Phase-Proteine (APP),** in der Regel in der Leber gebildet, werden als Reaktion auf **Entzündungen** jeglicher Art gebildet (→ Tab. 12.1). Sie sind allerdings **nicht selektiv** und unterscheiden nicht, ob die Entzündung durch eine Infektion oder postoperativ entstanden ist. Zur Diagnose einer systemischen entzündlichen Reaktion (SIRS) werden daher bestimmte Kriterien angewendet (→ Tab. 12.2). APP werden als Reaktion auf **proinflammatorische Zytokine** (z. B. Interleukin-6, Tumornekrosefaktor α = TNFα) gebildet und hängen damit meist einige Zeit (12–24 h) dem Geschehen hinterher. Mittlerweile kann man in manchen Laboren auch diese Zytokine rasch (lat. cito = schnell, rasch) direkt bestimmen lassen. Im Verlauf von **Wochen** kann man dann selektiv und spezifisch die Produkte der infektionsbedingten Entzündungszellen (B-Zellen), also Antikörper, als sog. **Serumnarbe** serologisch nachweisen (→ Abb. 5.3). Diese werden als Verdünnungsreihe in der klassischen Serologie als **Titer** angegeben, der die letzte Verdünnungsstufe des Patientenserum anzeigt, an der gerade noch ein positiver Nachweis möglich war (→ Abb. 12.1 oben). Ein Titer von 1:64 bedeutet also ein höheres Antikörperlevel als einer von 1:16. Die Bestimmung erfolgt meist durch **ELISA** (→ Abb. 4.6). Im klinischen Alltag spricht man meist von einem Titer von 64 oder 16 und lässt die 1 für die Verdünnung einfach weg.

Um eine möglichst frühe, selektive Intervention durch Virostatika oder Antibiotika zu erreichen, gibt es zur Differenzierung den direkten **Erregernachweis** durch **PCR** (→ Abb. 12.1), den Nachweis von bakteriellen Erregern durch **Massenspektroskopie** oder den raschen, aber auch teuren Nachweis von **Procalcitonin** (PCT). PCT liegt bei schweren bakteriellen Infektionen und **v. a. bei einer Sepsis** erhöht vor, bei viral bedingten Infekten allerdings nicht, im Gegensatz zu CRP.

Tab. 12.2 Für die Diagnose SIRS müssen zwei der vier Kriterien erfüllt sein

T > 38 °C oder < 36 °C
HF > 90
AF > 20 oder $paCO_2$ < 32 mmHg
Leukos > 12/nl oder < 4/nl

Tab. 12.1 Akute-Phase-Proteine

Steigen bei Akute-Phase-Antwort	Sinken bei Akute-Phase-Antwort
C-reaktives Protein (CRP)	Albumin
Fibrinogen, Prothrombin (FII) und FVIII (Gerinnungsfaktoren)	Präalbumin
Haptoglobin	Transferrin
α1-Antitrypsin	Antithrombin III (ATIII)
Coeruloplasmin	
C3, C4 (Komplementfaktoren)	

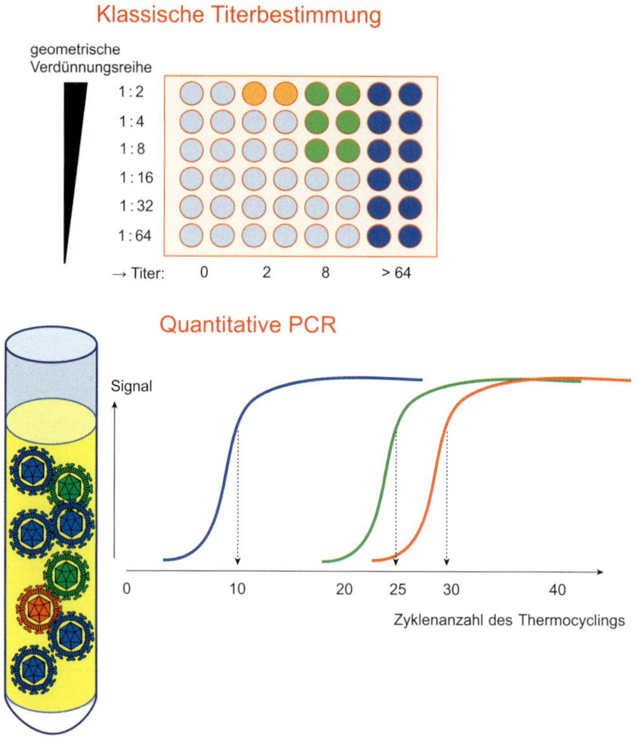

Abb. 12.1 Prinzipien der Infektionsserologie sowie direkter Pathogennachweis mittels PCR. Hier Bestimmung der Viruslast von drei Erregern (hohe Viruslast: blau; mittelhohe Viruslast: grün und niedrige Viruslast: orange) mittels quantitativer PCR (unten) und analog dazu ein Antikörpernachweis mit der gleichen Farbgebung (oben). Der Antikörpernachweis ist als Doppelbestimmung einer geometrischen Verdünnungsreihe dargestellt. Dabei ist der Titer der Quotient der letzten noch positiven Verdünnung. Hier ist der Titer also 2 für orange, 8 für grün und über 64 für blau. [L141, M550]

Das sehr frühe Entdecken einer Infektion kann **lebensnotwendig** sein. Bei einem immunsuppressiven Patienten sollte z. B. der Nachweis von **Haufenkokken** in der Gramfärbung einer **Blutkultur** unmittelbarer Anlass für eine **antibiotischen Therapie** sein. Der direkte Erregernachweis und selbst eine grobe Erregerdifferenzierung erlauben also bereits eine frühe, **noch unspezifische Therapie,** wenn auch die vollständige Differenzierung und Bestimmung der Sensitivität des Erregers gegen wirksame Substanzen (z. B. ein Antibiogramm) einige Tage in Anspruch nimmt. Wichtig ist, **genügend mikrobiologische Proben** zu sichern, **bevor man mit einer kalkulierten, unspezifischen Therapie beginnt.** Denn der Erregernachweis kann dadurch stark beeinträchtigt oder verhindert werden.

Erregerdifferenzierung

Jede Stelle des Körpers kann Ort einer bakteriellen Infektion sein. Oft ist es möglich, aus (unfixierten!) Gewebeproben, Abstrichen oder Körperflüssigkeiten (z. B. Blut, Ergüsse, Liquor/CSF) einen Erreger zu isolieren. Bei Fieber sollte auch an die Anfertigung von **Blutkulturen** gedacht werden. Es gibt spezielle Gefäße für **Aerobier** und **Anaerobier** sowie **Mykobakterien** (eher selten).

Mikroaerophile Kulturbedingungen

Die sauerstoffarme Atmosphäre in **Anaerobiergefäßen** ist sehr wichtig, da streng obligate Anaerobier nur unter sauerstoffarmen Bedingungen überleben können. Diese finden sich v. a. in **Nekrosen, Abszessen** und bei **septischer Thrombophlebitis.**

Clostridien

Die klinisch bedeutsamsten Anaerobier sind Clostridien mit vier relevanten Arten:

- *C. perfringens:* Erreger des Gasbrandes
- *C. difficile:* Erreger der pseudomembranösen Kolitis, auch antibiotikaassoziierte Kolitis
- *C. botulinum:* Erreger des Botulismus, einer gefürchteten Lebensmittelvergiftung
- *C. tetani:* Erreger des Wundstarrkrampfes

Clostridien sind in der Anzucht im Labor anspruchsvoll. Man nutzt z. B. die sog. **Hungate-Technik,** bei der die Nährlösung **Reduktionsmittel** (Vitamin C, Cystein etc.) enthält, um eben jegliche **oxidierenden Komponenten** (wie gelöstes O_2) zu inaktivieren. Die weitere Behandlung und Kultur erfolgt dann unter **Schutzgasatmosphäre** (Argon/Stickstoff). Diese sogenannten **mikroaerophilen Kulturbedingungen** ($\leq$1–2 % O_2) sind für die Kultur von einigen Subspezies von *Campylobacter, Fusobacterium, Bacteroides spp.* und *Helicobacter* notwendig. *Helicobacter pylori* ist eine Ursache der **gastroduodenalen Ulkuskrankheit.**

> Auch bei Proben für die Mikrobiologie ist der **rasche Transport** ins Labor essenziell, *Campylobacter jejuni* stirbt z. B. bei Raumtemperatur ab.

Isolation von bakteriellen Erregern

Klassisch wird zuerst versucht, eine **Reinkultur** des Erregers durch Ausstreichen auf **Agarplatten** zu erreichen (→ Abb. 12.2). Allerdings kann dies bei langsam wachsenden Keimen auch schwierig sein. *Actinomyces israelii,* der Leitkeim der **Aktinomykose** (90 % der klinischen *Actinomyces*-Isolate; meist als Canaliculitis des Tränenkanälchens mit Fistelbildung oder bei Aspirationspneumonien auftretend), führt erst nach zwei Wochen zu Kolonien. Hier wird teilweise eine **PCR** empfohlen. Auch **Chlamydieninfektionen** können in einem Routinelabor nur **serologisch** nachgewiesen werden.

Gramfärbung

Nach Isolation des Keims ist eine grobe, aber klinisch bereits relevante **Differenzierung** durch eine **Gramfärbung** möglich (→ Abb. 12.3). So können spiralförmige Keime (Spirochäten), runde Kokken (Staphylo- und Streptokokken) und stabförmige Erreger (gramnegative Stäbchen) sowie deren Färbecharakteristika unterschieden werden.

Spirochäten

Vier Arten der spiralförmigen gramnegativen Spirochäten sind klinisch relevant:

- *Treponema pallidum:* Erreger der **Syphilis**
- *Borrelia burgdorferi:* Erreger der **Borreliose**

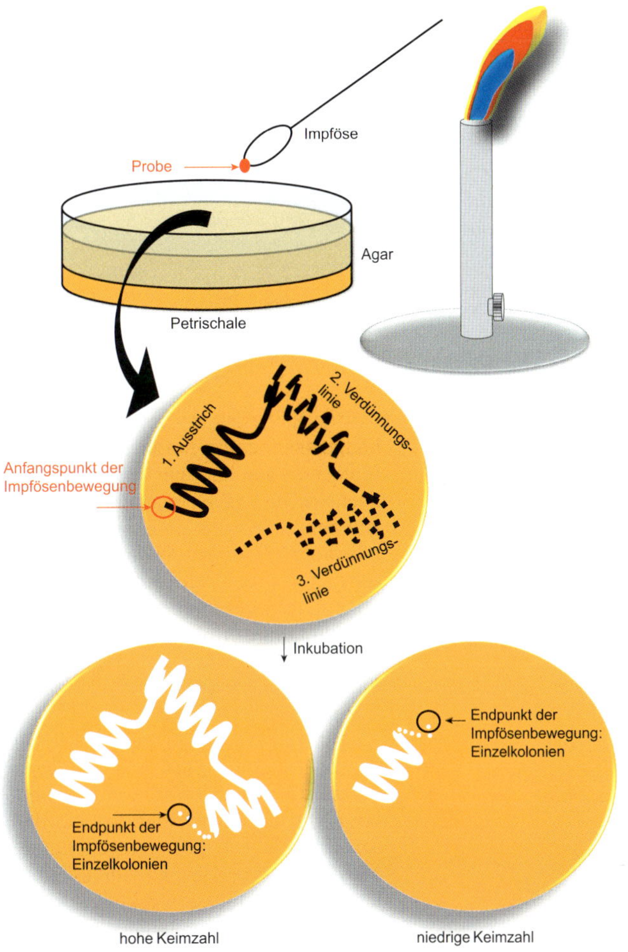

Abb. 12.2 Prinzip der Isolation von bakteriellen Erregern und Verdünnungsprinzip durch mehrere Ausstriche, um eine Einzelkolonie für die weitere Diagnostik erhalten zu können [L141, M550]

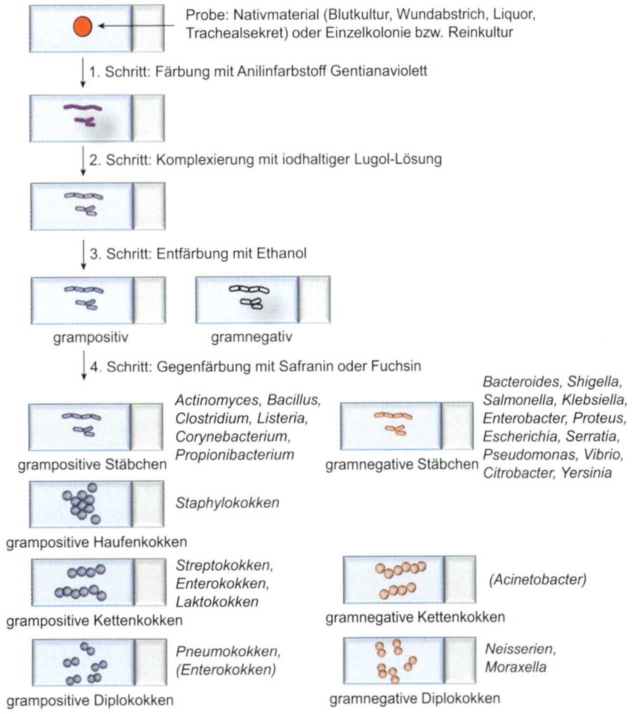

Abb. 12.3 Prinzip der Erregerdifferenzierung durch Gramfärbung und Charakteristika der klinisch relevantesten Keime. Die heute seltenen gramnegativen, spiralförmigen Erreger wurden zugunsten der Übersichtlichkeit weggelassen. [L141, M550]

- *Leptospira interrogans:* Erreger der **Leptospirose** (auch Morbus Weil)
- *Borrelia recurrentis:* Erreger des epidemischen **Rückfallfiebers** (selten, weil durch Kleiderläuse übertragen)

Praktisch alle Spirochäten sind **schwer anzüchtbar** und benötigen spezielle Nährmedien mit langen Inkubationszeiten (bis zu vier Wochen). Deshalb wird eine Infektion meist in Folge von chronischen Symptomen **serologisch** diagnostiziert.

Neisserien

Nur wenige Arten von gramnegativen Kokken sind klinisch relevant, dazu gehören die **Neisserien.**

- *Neisseria meningitidis:* Erreger der neonatalen Sepsis (Early oder Late Onset), Meningitis bei Erwachsenen
- *Neisseria gonorrhoeae:* Erreger der Gonorrhö, einer sexuell übertragbaren Krankheit (STD, Sexually Transmitted Diseases)

Staphylokokken

Bei den **grampositiven Kokken** kann ein einfacher Test auf **Koagulase** und **Katalase** bereits zwischen **Streptokokken** und **Staphylokokken** unterscheiden bzw. letztere sogar differenzieren (→ Abb. 12.4). Staphylokokken besitzen im Gegensatz zu Streptokokken Katalase, *Staphylococcus aureus* zusätzlich auch noch Koagulase. Die Arten ohne Koagulase nennt man auch **koagulasenegative Staphylokokken (CoNS),** sie sind weniger pathogen. Ihre wichtigsten Vertreter sind *Staphylococcus epidermidis* und *Staphylococcus haemolyticus.*

Koagulase führt lokal zu Fibringerinnseln, die eine Immunevasion ermöglichen sollen. Staphylokokken sind klinisch relevanter. Die auch **„fleischfressend"** genannten Bakterien können bei einer Endokarditis innerhalb von Stunden die Herzklappen massiv schädigen. Ein Nachweis von **Haufenkokken** sollte also v. a. bei immunsupprimierten Patienten umgehend zu einer antibiotischen Therapie Anlass geben. Staphylokokken produzieren außerdem verschiedene **Toxine** (u. a. Exfoliatin), die in der Extremform mit **hohem Fieber** und **Erythrodermie** zu einer Abhebung der Haut mit massiver **Blasenbildung,** dem sog. **Staphylococcal Scaled Skin Syndrome** (SSSS, auch stapyhlogenes Lyell-Syndrom), oder auch zum **toxischen Schocksyndrom** (TSS) führen können. Das SSSS tritt meist nach mukokutanen Infektionen (z. B. Otitis, Pharyngitis) bei Säuglingen, Kleinkindern oder Immunsupprimierten auf.

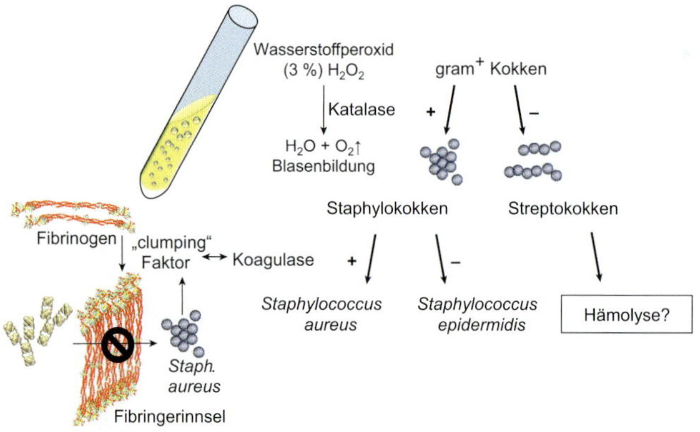

Abb. 12.4 Test auf Koagulase und Katalase zur Erregerdifferenzierung von grampositiven Kokken. Die Koagulase ist ein Immune-Escape-Mechanismus, um durch Fibringerinnsel den Zugriff des Immunsystems zu erschweren. [L141, M550]

Koagulasenegative Staphylokokken (CoNS) werden häufiger in Blutkulturen nachgewiesen. Die entscheidende Frage ist dann, ob es sich um eine **klinisch relevante Infektion** (wie Katheterkontamination oder Endokarditis) handelt, oder ob eine **Kontamination bei der Blutentnahme** erfolgte. Für Letzteres spricht ein Wachstum erst nach längerer Bebrütungszeit oder in nur einer von mehreren Blutkulturflaschen.
Die **Differential Time to Positivity** (DTP) hilft bei der diagnostischen Klärung. Hierzu werden **gleichzeitig Blutproben** aus einer peripheren **Vene** und aus dem verdächtigen **Katheter** (ggf. gesondert aus den einzelnen Schenkeln) entnommen und ins Labor gesandt. Eine katheterassoziierte Bakteriämie ist (um den Faktor sechs) wahrscheinlicher, wenn in der Katheterblutkultur das Wachstum mind. 120 Minuten früher beginnt als bei der peripheren Probe.
Weitere hinweisende Kriterien für eine katheterassoziierte Bakteriämie sind fünffach höhere Keimzahl aus der Katheterblutkultur sowie mind. 15 Kolonien des gleichen Keims bei Kultur aus einer Katheterspitze.

Severe Cutaneous Adverse Reactions (SCAR)

Das **SSSS** ist abzugrenzen von einem Spektrum von meist **medikamenteninduzierten** Syndromen, den **SCAR.** Diese verursachen **schwere mukokutane Entzündungen** und betreffen oft auch **innere Organe** (meist Leber, selten auch Niere und Herz). Die hohe Mortalität (bis zu 40 %) beruht häufig auf einer Sepsis, die sich aufgrund der Störung der epidermalen Barriere bildet. **SCAR** entwickeln sich oft 1–4 Wochen nach Beginn der Medikamentengabe und stellen so eine Typ-IV-Hypersensibilitätsreaktion dar. $CD8^+$-T- und NK-T-Zellen sind hier die Mediatoren. Folgende Formen werden unterschieden:

- **DRESS-Syndrom (Drug Reaction with Eosinophilia and Systemic Symptoms):** Ödeme, Lymphozytose und Lymphadenopathie, oft Organbeteiligung
- **AGEP (Acute Generalized Exanthematous Pustulosis):** pustulöses Exanthem, das sich meist 1–3 d nach Absetzen der Medikamente zurückbildet
- **Stevens-Johnson-Syndrom (SJS):** < 10 % der Köperhautoberfläche betroffen, oft massive Beteiligung der Schleimhäute, Rhinitis, selten auch infektassoziiert, Mortalität ca. 5 %
- **Stevens-Johnson/Toxic Epidermal Necrolysis Overlap Syndrome (SJS/TEN):** 10–30 % der Köperoberfläche betroffen, Mortalität ca. 20 %
- **Medikamentös induziertes Lyell-Syndrom oder TEN (Toxic Epidermal Necrolysis):** „maximale" Manifestation des Spektrums, > 30 % der Köperoberfläche betroffen, Mortalität ca. 30–40 % (bis zu 70 %)

Streptokokken

Bei Streptokokken wird zwischen α-, β- und **γ-hämolysierende Arten** unterschieden (→ Abb. 12.5). **α-hämolysierende** („vergrünende") Streptokokken führen auf einer **Blutagarplatte** zu einem Teilabbau des Häms aus Hämoglobin zu Biliverdin. Sie bilden so einen **grünen Hof** um ihre Kolonien. **β-hämolysierende** Streptokokken besitzen zusätzlich das Enzym Hämoxygenase und oxidieren das Häm zu Sulfhämoglobin, sie bilden deshalb einen **helleren Hof.** **γ-hämolysierende** Streptokokken sind alle Arten, die keinen Abbau des Häms zeigen und deshalb **keinen Hof** bilden.

Merke
Auch andere Keime, wie z. B. **Listerien,** zeigen eine **β-Hämolyse.**

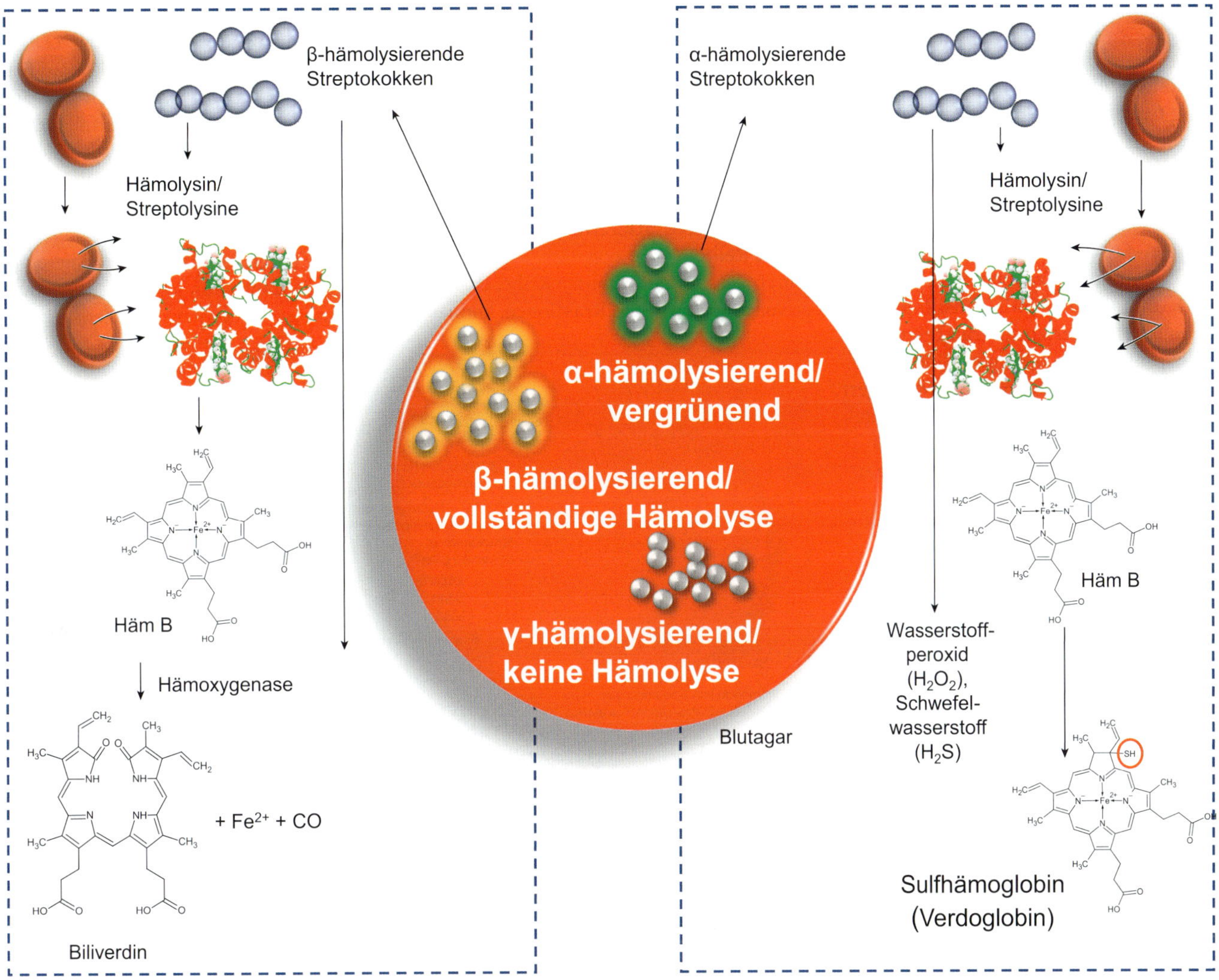

Abb. 12.5 Prinzip der Erregerdifferenzierung von grampositiven Kettenkokken bzw. Streptokokken durch Hämolyse auf Blutagarplatten [L141, M550]

Tab. 12.3 Medizinisch wichtige Erreger, deren Lancefield-Einteilung und wichtige Labornachweise

Spezies	Lancefield-Gruppierung	Typische Hämolyse	Wichtige Labornachweise
S. pyogenes	A	β-Hämolyse	• Bacitracin^{sen} • PYR^{+}
S. agalactiae	B	β-Hämolyse	• Bacitracin^{res} • Hippursäure metabolisiert • CAMP^{+}
Enterococcus faecalis	D	α- oder β-Hämolyse oder keine	• PYR^{+} • Wachstum in 6,5 % NaCl
S. bovis	D	α-Hämolyse oder keine	Kein Wachstum in 6,5 % NaCl
S. pneumoniae	Nicht gruppierbar	α-Hämolyse	• Gallelöslichkeitstest^{+} • Optochin^{sen}
Viridans- Gruppe	Nicht gruppierbar	α-Hämolyse	• Gallelöslichkeitstest^{-} • Optochin^{res}

Bacitracin^{res}: resistent gegen Bacitracin; PYR: Pyrrolidonyl-Arylamidase-Test; CAMP: CAMP-Test (→ Abb. 12.6), Optochin^{res}: resistent gegen Optochin

β-hämolysierende Streptokokken (v. a. *Streptococcus pyogenes,* seltener andere Streptokokken, aber auch *Staph. areus* oder *Klebsiella pneumoniae*) können Entzündungen der Haut und Hautanhangsgebilde wie **Erysipel, Phlegmone, Follikulitis** oder **Furunkel** hervorrufen.

Eine weitere laborchemische Differenzierung von klinisch relevanten **Streptokokken** beruht auf ihrer Sensibilität gegenüber Bacitracin und Optochin (→ Tab. 12.3).

Der **Gallelöslichkeitstest** (durchgeführt mit 2 % Natriumdesoxycholat) differenziert *S. pneumoniae* von allen anderen **α-hämolysierenden** Streptokokken, da deren Zellwand gegenüber Galle (Desoxycholat) resistent ist (als Schnelltest bzw. POCT gibt es Antigennachweistests, → Kap. 21). Des Weiteren kann nur *S. agalactiae* als einziges der **β-hämolysierenden Streptokokken** Hippursäure (ein renal erzeugter Metabolit der Benzoesäure, konjugiert mit Glycin bei veganer Ernährung) metabolisieren.

Für den spezifischen Nachweis von *S. agalactiae* wird *Staph. aureus* benötigt. *S. agalactiae* bildet den **CAMP-Faktor** (Christie-Atkins-Munch-Peterson), der *Staph. aureus* zur Hämolyse bringen kann (→ Abb. 12.6). Da *S. agalactiae* schwere Neugeboreneninfektionen verursachen kann, wird in Deutschland ein sog. B-Streptokokken-Screening am Ende der Schwangerschaft durchgeführt. Bei positivem CAMP-Test muss lediglich noch eine mittels

Latex-Agglutinationstest rasch mögliche Bestätigung der Lancefield-Gruppe B erfolgen.

Lancefield-Gruppen

Eine weitere Differenzierung der Streptokokken erfolgt auf Basis ihrer Antigene in die **Lancefield-Gruppen** (A bis N sind klinisch relevant) oder nach **Serotypen.**

S. pyogenes ist der bekannteste Vertreter der **Gruppe-A-Streptokokken (GAS)** nach Lancefield und verursacht v. a. bei Kindern **Impetigo contagiosa** sowie **Tonsillopharyngitis.** Falls die Bakterien aufgrund einer Bakteriophageninfektion bestimmte, integrierte Gene haben, entsteht ein paar Tage verzögert **toxinvermittelt Scharlach** mit der charakteristischen Himbeerzunge und dem klassischen, kleinfleckigen, papulösen Exanthem. Alle Fälle sind ansteckend und es besteht **Benachrichtigungspflicht** an das Gesundheitsamt **gemäß IfSG,** wenn es in Gemeinschaftseinrichtungen auftritt (→ Kap. 13).

Häufigster Vertreter der **Gruppe-B-Streptokokken** ist *S. agalactiae,* der schwere **Neugeboreneninfektionen** (u. a. Sepsis) hervorrufen kann. Deshalb wird bei Frauen meist in der 35.–37. Schwangerschaftswoche das **B-Streptokokken-Screening** an Vaginal- und Enddarmabstrich durchgeführt. Bei Positivität erfolgt intrapartal eine antibiotische Prophylaxe des Neugeborenen mit Penicillin.

Die Lancefield-Gruppen **C, H und O** kommen in der normalen Mundflora vor und können u. a. **Karies** und **Endokarditis** verursachen.

Lancefield D wird mittlerweile als **Enterokokken** bezeichnet, sie gehören zur normalen **Darmflora,** können aber auch Endokarditis oder urogenitale Infekte verursachen.

Zusätzlich gibt es noch die nichttypisierbaren **Viridans-Streptokokken,** die auch eine **Endokarditis** verursachen können, sowie *S. pneumoniae* als Erreger der **Lungenentzündung.**

Keimzahl- und Antibiotikaresistenzbestimmung

Eine **Keimzahlbestimmung** kann nach Ausstreichen einer geeigneten Verdünnung des Materials auf einer Agarplatte erfolgen (→ Abb. 12.7). Zur Bestimmung der **Antibiotikaresistenz** eines Keims muss ein dichter Rasen ausgestrichen werden. Klassisch werden dann die **Testantibiotika als getränkte Plättchen** aufgelegt (→ Abb. 12.7). Eine Vermessung des Hofes ermöglicht die Bestimmung der Empfindlichkeit: je größer der Hof, desto größer die Wirksamkeit des Antibiotikums. Hier geht es nicht immer nur um klinisch nutzbare Antibiotika, auch reine **„Laborantibiotika“** wie Bacitracin (wichtig zum Nachweis von Haemophilus bei gleichzeitiger Präsenz einer Mischflora), Irgasan (wichtig zum Nachweis von *Pseudomonas aeruginosa* bei gleichzeitiger Präsenz einer Mischflora) und Optochin (dient mittels Hemmung der Erkennung von Pneumokokken) können zur Erregerdifferenzierung eingesetzt werden (→ Tab. 12.3).

Gramnegative Stäbchen

Bunte Reihe

Durch die sogenannte bunte Reihe, eine Folge von biochemischen Reaktionen, können **gramnegative Stäbchen** (v. a. Enterobakterien) differenziert werden (→ Abb. 12.8). Sehr aussagekräftig ist eine Kultur auf **Kligler- oder TSI-Agar** (Triple Sugar Iron), die schräg in einem Reagenzglas erfolgt. Dabei dient **Phenolrot** als Indikator für Säurebildung (führt zu Gelbfärbung) und damit für **Wachstum.** Falls sich der **gesamte Agar** gelb färbt, weist dies auf die Verwendung von **Laktose** durch den Keim hin, da dieses in hoher Konzentration im Agar enthalten ist. Glukose ist dagegen um eine Zehnerpotenz

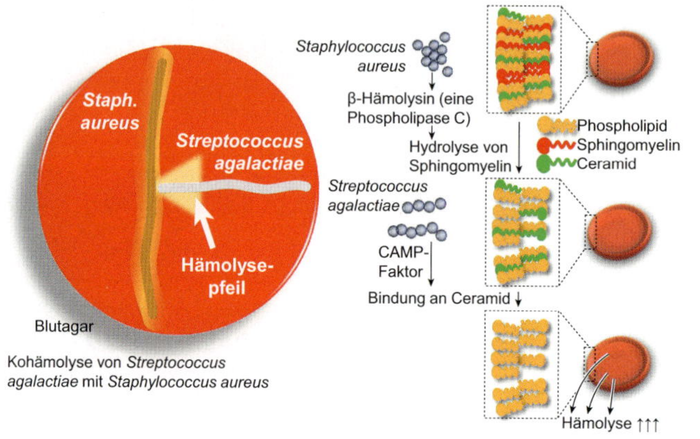

Abb. 12.6 Rascherer Nachweis von *S. agalactiae* durch den CAMP-Tests. Nur in Kombination mit Faktoren von *S. agalactiae* wird *Staph. aureus* auf Blutagarplatten γ-hämolysierend. Man sieht dann einen charakteristischen Hämolyse-„Pfeil“. [L141, M550]

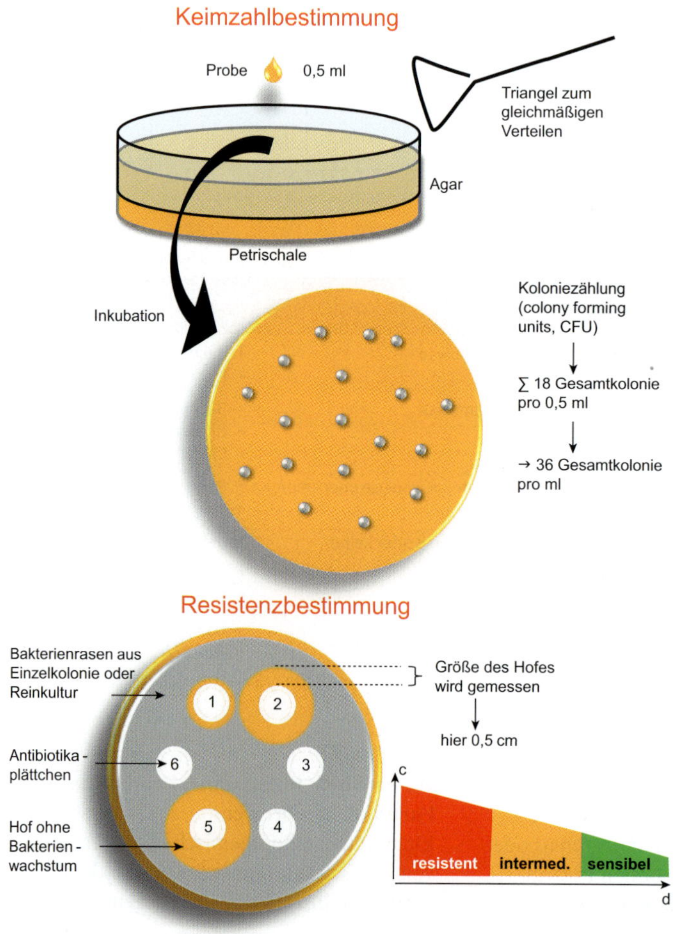

Abb. 12.7 Keimzahlbestimmung (oben): Die Kolonien können auf Agarplatten gezählt und dann in Bezug zu dem ausgestrichenen Volumen gesetzt werden. Resistenzbestimmung (unten): Eine ganze Platte wird dicht mit dem Keim beimpft und Antibiotika enthaltende Plättchen werden aufgelegt. Ist ein Keim sensibel, bildet sich ein wachstumsfreier Hof (z. B. bei Plättchen 2 und 5). Ist er resistent, fehlt dieser Hof (z. B. bei Plättchen 3, 4 und 6). Da das Antibiotikum im Agar diffundiert, gibt es einen Konzentrationsgradienten um den Hof und die Hemmkonzentration ist damit durch Ausmessen des Hofdurchmessers bestimmbar. [L141, M550]

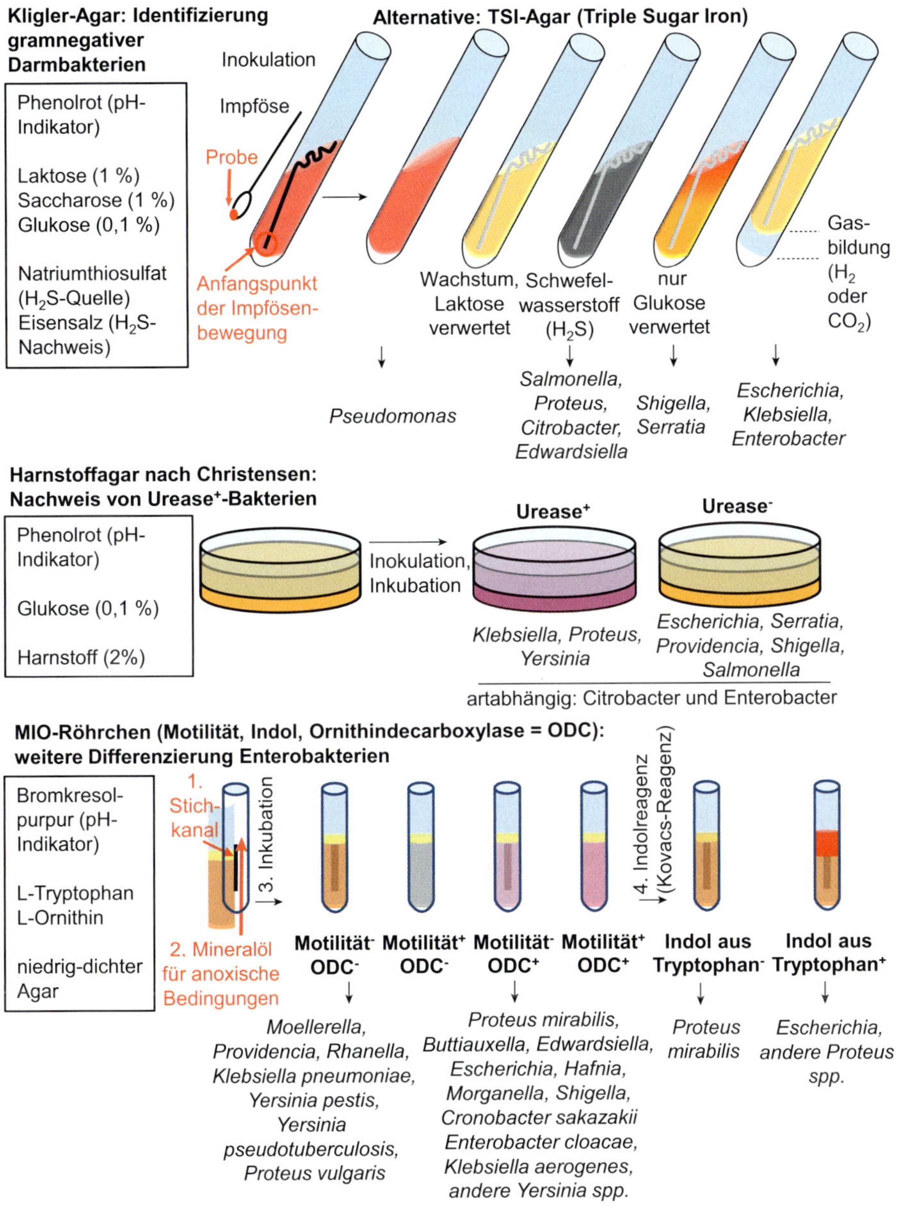

Abb. 12.8 Sog. kleine bunte Reihe zur Differenzierung von Erregern. Verschiedene biochemische Reaktionen testen auf das Vorhandensein bestimmter Enzyme oder Metabolismusprodukte, durch die Ergebnisse ist ein Rückschluss auf den Keimtyp möglich. Bei MIO-Agar wurde die bei Enterobakterien sehr oft vorhandene Motilität nicht dargestellt, da diese noch stärker von der Art abhängt als die Expression der Ornithindecarboxylase (ODC). [L141, M550]

weniger vorhanden, daher führt alleiniger **Glukosemetabolismus** des Keims zu einer Verfärbung im **unteren Teil des Agars,** der obere Teil wird durch den Luftsauerstoff realkalisiert. Durch dem Agar zugefügtes **Eisen** kann die Bildung von **Schwefelwasserstoff** (H_2S) durch Schwarzfärbung erkannt werden. Massivere **Gasbildung** (meist Wasserstoff oder Kohlendioxid) wird durch ein **Verschieben** des gasdichten Agars nach oben sichtbar.

In ähnlicher Weise kann auf dem **Christensen-Agar** die Expression von **Urease** im Erreger nachgewiesen werden. Der stark harnstoffhaltige Agar enthält wieder Phenolrot als Indikator, *Klebsiella, Proteus* und *Yersinia spp.* färben diesen durch Abbau des Harnstoffs gelb. Ein Schnelltest auf Urease ist der **Helicobacter-Urease-Test,** der durch Rotfärbung eines Indikators die **Ammoniakbildung** aus Harnstoff nachweist. Gastroduodenale Biopsien können so als Point-of-Care-Testing (POCT, → Kap. 21) innerhalb von Minuten (bis max. 24 h) ein Testergebnis für eine *Helicobacter-pylori*-Besiedlung liefern.

> Neben Gallensteinen können bei einer **Cholezystitis** (Gallenblasenentzündung) alle Darmkeime eine ätiologische Rolle spielen. Die häufigsten Erreger sind *E. coli,* Enterokokken, *Proteus mirabilis* und *Klebsiella spp.*

Ein dünnerer Agar wird im sog. **MIO-Röhrchen** (Motilität, Indol, Ornithindecarboxylase = ODC) benutzt, bei dem **Bromkresolpurpur** als Indikator dient. Durch Überschichten mit Öl erfolgt eine Kultur unter **anoxischen Bedingungen,** beimpft wird durch einen senkrechten Einstich. **Begeißelte** Keime (wie z. B. *Vibrio cholerae, Escherichia coli, Salmonella enterica*) können sich im dünnen Agar ausbreiten und führen zu einer **Trübung.** Besitzt das Bakterium das Enzym **Ornithindecarboxylase (ODC),** kann es L-Ornithin verwerten und der Agar färbt sich **purpurn.** So gelingt eine Unterscheidung von ODC⁺ (z. B. *Escherichia, Shigella spp.*) und ODC⁻ (z. B. *Klebsiella pneumoniae*). Aufgrund des vorhandenen Tryptophans kann **Indol** gebildet werden, was durch Zugabe von **Kovacs-Reagenz** und einer damit verbundenen Rotfärbung nachgewiesen werden kann. 33
Durch **Simmons-Zitratagar** kann die Nutzung von Zitrat als einzige Energiequelle mittels Blaufärbung des Agars nachgewiesen werden.

IMViC-Testreihe

Auch die **IMViC-Testreihe** (→ Abb. 12.9) dient zur Differenzierung von Enterobakterien. Neben dem bereits bekannten Test auf **Indolbildung** beruht sie auf der Unterscheidung einer **2,3-Butandiol- Gärung** vom Enterobacter-Typ (bei *Enterobacter, Klebsiella* und *Serratia spp.*) von einer **gemischten Säuregärung** vom Escherichia- coli-Typ (bei *Escherichia, Proteus, Citrobacter, Salmonella* und *Shigella spp.*), die zur Akkumulation von Laktat und Acetat führt. Die gemischte Säuregärung führt zu einem pH-Wert von unter 4,5 und färbt deshalb den Indikator **Methylrot** von gelb zu rot. Bei der 2,3-Butandiol-Gärung entsteht als Vorstufe **Acetoin,** das durch Rotfärbung des **Voges-Proskauer-Reagenz** nachgewiesen wird. Durch diese biochemischen bzw. chemischen Reaktionen lassen sich die meisten klinisch relevanten Erreger differenzieren (→ Abb. 12.10).

Bei **akutem Abdomen** (mit Darmparalyse, Schock und Peritonitis) unterscheidet man zwischen primärer und sekundärer Peritonitis.
Die **primäre Peritonitis** ist seltener (1–20 %) und beruht auf einer hämatogenen Aussaat von Bakterien (Streptokokken, Pneumokokken) oder auch *Mycobacterium tuberculosis*, die Bakterien durchdringen die Darmwand und führen so zur Perforation. In der Regel liegt eine **Monoinfektion** meist mit *E. coli*, *Klebsiella* oder *Bacteroides spp.* vor.
Bei der häufigeren **sekundären Peritonitis** (> 80 %) liegt oft eine **Hohlorganperforation** (z. B. Ulkus- oder Divertikelperforation), Appendizitis oder Cholezystitis vor. Es kann praktisch die gesamte **Darmflora** (Darmmikrobiom) freigesetzt werden. Sie bedarf immer der chirurgischen Sanierung mit einer **breiten, kalkulierten, antibiotischen Therapie** gegen alle möglichen pathologischen Darmkeime (Enterokokken, Streptokokken inkl. Pneumokokken, gramnegative Stäbchen wie *Escherichia coli*, auch Anaerobier wie Clostridien), also mindestens mit einem Cephalosporin der dritten Generation (z. B. Cefotaxim, Ceftriaxon) sowie mit Metronidazol gegen die Anaerobier.

Chronifizierung und Folgekrankheiten

Einige Infektionen führen im Verlauf von Monaten zu chronischen Erkrankungen, die über Jahre bis **lebenslang persistieren** können. Grund dafür ist in der modernen Medizin meist die Erzeugung von **kreuzreaktiven Antikörpern und T-Zellen.** Eine Therapie v. a. der Infektionen des Kindesalters mit Antibiotika kann dies verhindern. Laborchemisch lassen sich Antikörper gegen die initiale Infektion oft in hohen Titern nachweisen, was auf eine mögliche Chronifizierung hinweist.
Neben der Entstehung von kreuzreaktiven (potenziell autoreaktiven) Immunreaktionen sollte man bei Infektionserkrankungen auch immer an eine Persistenz bzw. an einen Rückfall denken. Klassisch als **Persistenz** ist eine nach einem Kindbettfieber auftreten **Pyämie.** Dabei kommt es nach einer nicht vollständig ausgeheilten Primärinfektion zu metastasierenden Absiedlungsherden des Erregers. Diese werden durch eine **Fremdkörperreaktion** des Immunsystems (Umwandlung von Monozyten/Makrophagen in Epitheloidzellen und Granulombildung) initial als **Granulom** isoliert und asymptomatisch. Die Herde können jedoch wieder aufbrechen und zu erneuten Bakteriämien führen. Unter einem **Rückfall** würde man z. B. die **Reinfektion** eines nicht vollständig sanierten Zahns verstehen. Außerdem kann es zu einer **Autoinokulation** durch Verschleppung eines fakultativ pathogenen Erregers (wie bei einer katheterassoziierten *Staphylococcus-epidermidis*-Infektion oder der Honeymoon-Zystitis) kommen.

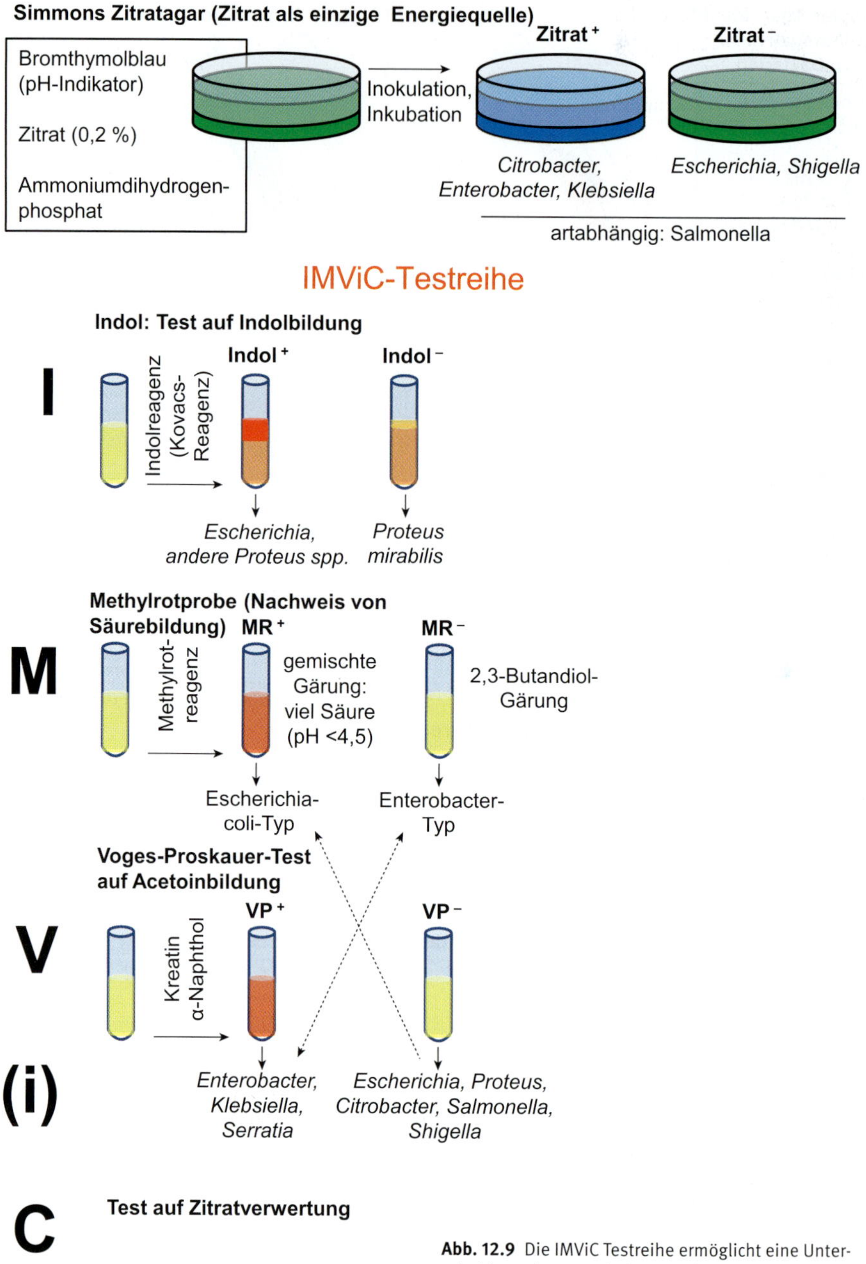

Abb. 12.9 Die IMViC Testreihe ermöglicht eine Unterscheidung der Enterobakterien. [L141, M550]

Lyme-Borreliose

Eine persistierende Infektion mit *Borrelia burgdorferi* oder anderen Borrelien kann zur **Lyme-Borreliose** führen. Diese durch Zecken übertragene Krankheit manifestiert sich im Stadium 1 als sog. **Wanderröte** (Erythema chronicum migrans), das für bis zu sechs Monate bestehen kann. Des Weiteren kann es aufgrund der in allen Stadien massiven Immunreaktion durch Lymphozyten zu einem kutanen Lymphozytom kommen (kutane, weiche, knötchenartige Ansammlungen, häufig an Ohrläppchen, Brustwarzen oder im Genitalbereich). Dieses

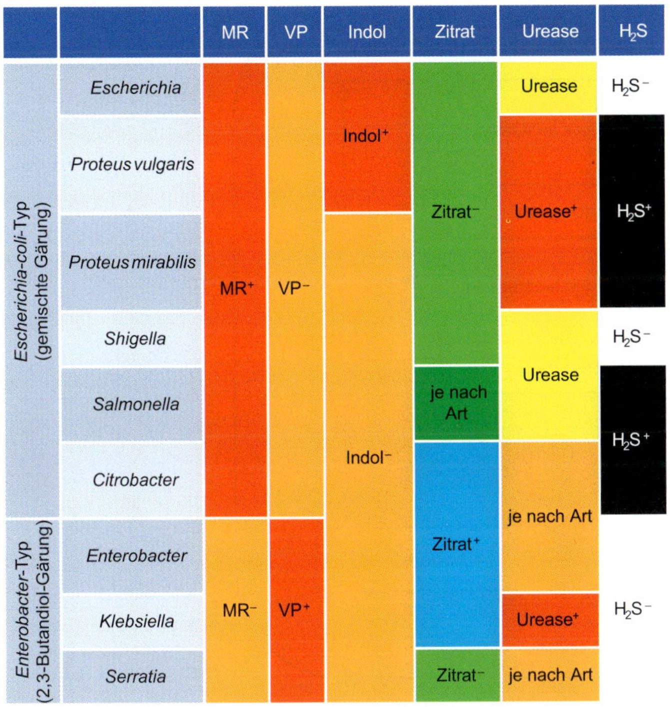

Abb. 12.10 Zusammenfassung der biochemischen Eigenschaften der wichtigsten Bakterien [L141, M550]

Stadium kann noch klinisch diagnostiziert werden, ab Stadium 2 treten dann allerdings bei schwerer grippaler Allgemeinsymptomatik erste **neurologische Ausfallerscheinungen** (wie Fazialisparese) auf, die dann in Stadium 3 in eine **Lyme-Arthritis** und die **Acrodermatitis atrophicans Herxheimer** münden können. Wegweisend ist hier die **Serologie,** die spezifische Antikörper gegen *Borrelia burgdorferi* in **Serum oder Liquor/ CSF** nachweist. Ein direkter Erregernachweis gelingt wegen des schlechten Wachstums meist nicht, allerdings kann im Frühstadium ggf. eine PCR hilfreich sein. Nach einem ersten **Suchtest,** oft durch ELISA, der allerdings auch nach Infekten mit **Treponemen** positiv sein kann, erfolgt der selektivere Antikörpernachweis dann per **Westernblot.**

Rheumatisches Fieber

Eine Infektion mit *S. pyogenes* kann 10–20 Tage nach Infektion **kreuzreaktive Antikörper (AK)** induzieren, die v. a. bei Kindern zu rheumatischem Fieber (RF), Glomerulonephritis oder Chorea minor führen können. Der Nachweis erfolgt im Labor durch erhöhte Titer gegen die **Virulenzfaktoren:** erhöhtes **Antistreptolysin, Anti-DNAse B** (auch Antistreptodornase) und **Antihyaluronidase.**

Bei **RF** binden die kreuzreaktiven AK an Endothelzellen der Herzklappen und können so eine **Karditis** auslösen, nach einer anderen Theorie richten sich die AK gegen Kollagen Typ IV. Dies würde erklären, warum es bei Erwachsenen eher zu einer **Arthritis** kommt. Es besteht eine schwere grippale Allgemeinsymptomatik.

Die **Glomerulonephritis** wird als eigenständige **Spätfolge einer Streptokokkeninfektion** angesehen, da sie nicht nur nach einer Tonsillopharyngitis, sondern auch nach einer Hautinfektion auftreten kann. Sie führt zu Ablagerung von **Immunkomplexen an der Basalmembran des Glomerulums** mit massiver Einwanderung von neutrophilen Granulozyten und Aktivierung des Komplementsystems. In der Folge kommt es zu einer **Protein- und Makrohämaturie mit braunem Urin.** Später können sich periorbitale Ödeme und eine Hypertonie entwickeln.

Bei **Chorea minor,** die auch als **Spätform** des RF gesehen wird, kommt es zu einer Reaktion der kreuzreaktiven AK im Gehirn. Klassische Folge ist eine Trias aus **Hyperkinesien, Muskelhypotonie** und **Hyporeflexie.** Die Hyperkinesien sind i. d. R. kurze, unkontrollierbare und unkoordinierte blitzartige Muskelzuckungen, meist der Arme und Hände. Sie muten wie ein Tanz (Choreografie) an und wurden zuerst vom englischen Arzt Thomas Sydenham klar beschrieben. Daher auch der Name **Sydenhams' Chorea,** in Abgrenzung zur Chorea Huntington.

Zusammenfassung

- Ein indirekter Hinweis auf das Vorliegen einer akuten Infektion ist laborchemisch neben dem Nachweis einer Leukozytose auf Basis eines Anstiegs von Akute-Phase-Proteinen, v. a. des C-reaktiven Proteins, rascher durch einen Anstieg von Procalcitonin oder von proinflammatorischen Zytokinen möglich.
- Bei V. a. eine akute bakterielle Infektion wird eine Isolation des Erregers in Reinkultur angestrebt. Dies ermöglicht eine Identifikation des Keims (durch bunte Reihe) sowie die Erstellung eines Antibiogramms. Raschere Ergebnisse lassen sich molekularbiologisch oder massenspektroskopisch erzielen.
- Koagulasenegative Staphylokokken werden häufig in Blutkulturen nachgewiesen. Die entscheidende Frage ist dann, ob es sich um eine klinisch relevante Infektion (z. B. Katheterkontamination, Endokarditis) handelt, oder ob eine Kontamination bei der Blutentnahme erfolgte. Für letzteres spricht ein Wachstum erst nach längerer Bebrütungszeit oder in nur einer von mehreren Blutkulturflaschen.
- Die Differential Time to Positivity hilft bei der diagnostischen Klärung einer katheterassoziierten Bakteriämie. Weitere hinweisende Kriterien dafür sind 5-fach höhere Keimzahl in der Katheterblutkultur sowie mind. 15 Kolonien des gleichen Keims bei Kultur aus der Katheterspitze.
- Chronische Infektionen führen meist zu einer Hypergammaglobulinämie, abgelaufene Infektionen jeden Typs lassen sich serologisch durch den Nachweis von spezifischen IgG durch sog. Suchtests nachweisen. Bei positivem Nachweis sollte jedoch eine Bestätigung durch einen selektiveren Westernblot oder andere Tests erfolgen.

Grundlagen

Die Verordnung (EU) 2017/746 über In-vitro-Diagnostika **(IVDR)** legt umfangreiche Standards in der Labormedizin mittels Anforderungen an das Erstellen, Betreiben und Anwenden von Medizinprodukten fest. Das Gesetz zur Durchführung unionsrechtlicher Vorschriften betreffend Medizinprodukte **(Medizinprodukterecht-Durchführungsgesetz, MPDG)** überführt nun diese IVDR in nationales Recht und ist somit für Hersteller, Betreiber und weitere Akteure bindend. Die **Medizinproduktebetreiberverordnung** ist die konkrete Umsetzung dieses Gesetzes.
Weiterhin gibt es die **DIN EN ISO 15189.** Diese soll die Zuverlässig- und Vergleichbarkeit von Laborergebnissen verbessern und legt dafür Qualitätsstandards und Managementprozesse fest.
Weitere Standards, z. B. zulässige Abweichungen von Qualitätskontrollen und für welchen Analyt welche Antikoagulanzien zulässig sind, legt die Richtlinie der Bundesärztekammer **(Rili-BÄK)** zur Qualitätssicherung labormedizinischer Untersuchungen fest.
Für tansfusionsmedizinische Produkte gibt es das **Transfusionsgesetz,** diese sind als Arzneimittel nach **Arzneimittelgesetz (AMG)** zu behandeln.

Meldepflicht

Der Katalog der **meldepflichtigen Erkrankungen** ist in §6 Infektionsschutzgesetz (IfSG), der der **meldepflichtigen Krankheitserreger** in §7 IfSG geregelt.
Die Meldepflicht nach §6 IfSG ist durch den behandelten Arzt zu erfüllen **(Arztmeldepflicht),** die nach §7 IfSG durch das nachweisende Labor **(Labormeldepflicht;** → Abb. 13.1).
Man unterscheidet die **namentliche** von einer **nichtnamentlichen** Meldung (z. B. bei HIV). Die Liste der zu meldenden Erkrankungen verändert sich ständig und es gibt länderspezifische Auflagen. Man muss sich daher online, am besten beim RKI, informieren (› Abb. 13.1). Dort gibt es auch eine **internetbasierte Schnittstelle** zur Abfrage der IfSG-Meldedaten: SurvStat@RKI (survstat.rki.de).
Arzt und Labor müssen **innerhalb von 24 h** an das **lokale Gesundheitsamt** Meldung erstatten, das **Labor** muss darüber hinaus **innerhalb von zwei Wochen** noch direkt das **RKI** benachrichtigen. Die Meldung muss über das Deutsche Elektronische Melde- und Informationssystem für den Infektionsschutz (DEMIS) erfolgen.

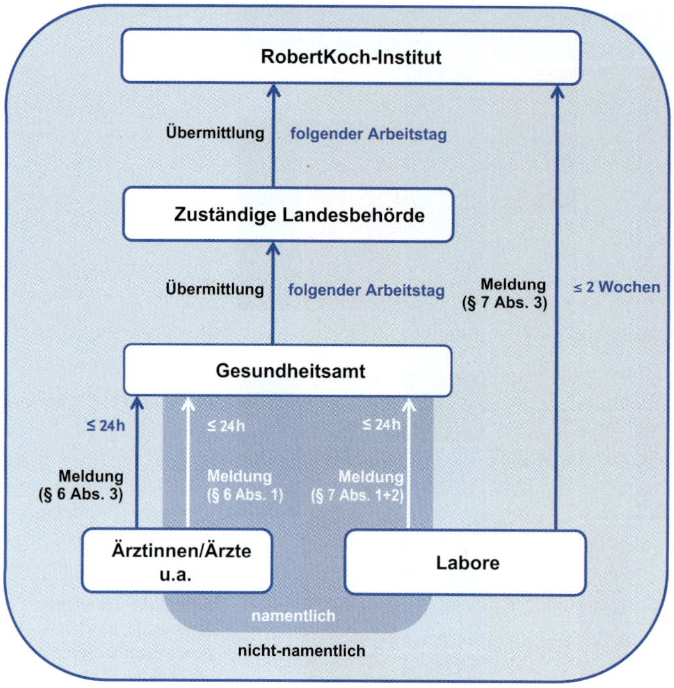

Abb. 13.1 Melde- und Übertragungsweg gem. IfSG

> Ein **positiver Nachweis PCR-Nachweis** von **COVID-19** unterliegt der **Meldepflicht.** Nach IfSG müssen also **sowohl der Arzt als auch das Labor** innerhalb **eines Tages** an das zuständige (meist Wohnort des Patienten) Gesundheitsamt Meldung erstatten.

Gendiagnostikgesetz

Etwas neuer als das IfSG ist das **Gendiagnostikgesetz,** das eine gesonderte Aufklärung der Patienten für bestimmte molekularbiologische Tests fordert. Hierbei handelt es sich meist um Test, die **DNA-Sequenzinformationen** von Patienten bestimmen können. Aufklärungen müssen immer schriftlich dokumentiert und als allgemeinverständliche Erklärung vorliegen.

> Da ein PCR-Test nur eine Zahl oder ein Ergebnis liefert, enthält er keine **DNA-Sequenzinformationen** und unterliegt damit nicht dem **Gendiagnostikgesetz.** Die Sequenzierung eines Tumors, um Mutationen zu bestimmen oder Forschung zu betreiben, dagegen schon.

Zusammenfassung

- Nach dem IfSG müssen sowohl der Arzt als auch das Labor bestimmte Erkrankungen **namentlich oder nichtnamentlich an das lokale Gesundheitsamt melden.**
- Falls DNA-Sequenzinformationen erzeugt werden, muss eine gesonderte Aufklärung nach dem **Gendiagnostikgesetz** erfolgen.

Die Untersuchungen von **niedrigmolekularen Verbindungen** (v. a. Aminosäuren, Kohlenhydrate und Mineralien) sowie molekulargenetische Studien finden im Rahmen der **Neugeborenendiagnostik** auf **Erbkrankheiten** am 3. Lebenstag statt. Die Untersuchungen richten sich u. a. nach der aktuellen Leitlinie „Neugeborenen-Screening auf angeborene Stoffwechselstörungen, Endokrinopathien, schwere kombinierte Immundefekte (SCID) und Mukoviszidose" und sind laut NKLM-Katalog prüfungsrelevant (→ Tab. 14.1). Das Screening umfasst ausschließlich die in §17 der Kinder-Richtlinie als Zielkrankheiten aufgeführten Stoffwechseldefekte, endokrinen Störungen und Defekte des Blut-, Immun- und neuromuskulären Systems. Normalerweise wird beim Neugeborenen **Blut aus der Ferse** entnommen und auf Karten getrocknet. Diese werden dann versandt; eine Aufklärung nach §9 **Gendiagnostikgesetz** (GenDG) ist erforderlich.

Aminosäurenstoffwechsel

Das Screening auf Krankheiten des Aminosäurenstoffwechsel erfolgt mit Tandemmassenspektrometrie. Die **Phenylketonurie** (PKU) wird meist durch einen genetisch bedingten Defekt der Phenylalaninhydroxylase (PAH) ausgelöst, was zu einer Hyperphenylalaninämie führt. Eine Konzentration von **> 600 µmol/l Phenylalanin** (Phe) im Blut wirkt **toxisch auf das Gehirn,** es gibt allerdings sehr unterschiedliche Schweregrade. Labormedizinisch werden die Phe-Konzentration und der Phenylalanin/Tyrosin(Tyr)-Quotient bestimmt. Sind beide Parameter erhöht, liegt in über 70 % d. F. eine PKU vor.

Bei der seltenen **Ahornsirupkrankheit** (Maple Syrup Urine Disease, MSUD) liegt ein genetisch bedingter Defekt des verzweigtkettigen 2-Oxosäuren-Dehydrogenase-Enzymkomplex vor, in dessen Folge die verzweigtkettigen 2-Oxosäuren sowie die Aminosäuren Leucin, Valin, Isoleucin und die nicht proteinogene Aminosäure Alloisoleucin akkumulieren. Labormedizinisch werden die Aminosäurenkonzentrationen gemessen, bei Verdacht liegt eine **Notfallsituation** mit Indikation zur stationären Aufnahme vor.

Weitere seltenere Erkrankungen des Aminosäurestoffwechsels sind die **Glutarazidurie** Typ I (GA I), die **Isovalerianazidämie** (IVA) und die **Tyrosinämie** Typ I.

Kohlenhydratstoffwechsel

Die **klassische Galaktosämie** wird durch einen genetisch bedingten **Defekt der Galaktose-1-Phosphat-Uridyltransferase** (GALT) verursacht und im Screening mittels eines konventionellem (photo- und fluorometrischen) Labortests nachgewiesen.

Bei **schweren Formen** (Restaktivität < 1 %) akkumulieren Galaktose und dessen Metabolite (Galaktose-1-Phosphat und Galaktitol) ab dem Stillen nach der Geburt. Es kommt etwa ab dem vierten Lebenstag zu einer **schweren Leberfunktionsstörung** mit **Hyperbilirubinämie** und **Gerinnungsstörung,** gefolgt von **Ikterus, Hepatomegalie, Ödemen,** vorgewölbter Fontanelle, **Nahrungsverweigerung, Erbrechen** und **Lethargie** gegen Ende der ersten Lebenswoche. Das Risiko für eine E.-coli-Sepsis ist erhöht, es liegt eine **Notfallsituation** mit Indikation zur stationären Aufnahme vor! Trotz Therapie durch sojabasierte, **galaktosefreie Ernährung** mit laktosefreier Milch kommt es leider oft zu Entwicklungsstörungen. Labormedizinisch sollten die **GALT-Aktivität** und der **Galaktose-1-Phosphat-Spiegel** in den Erythrozyten gemessen sowie das GALT-Gen sequenziert werden (Aufklärung nach Gendiagnostikgesetz erforderlich, → Kap. 13).

Milde Formen, sog. **Duarte-Gendefekt,** sind etwa zehnmal häufiger und haben eine Enzymaktivität von > 25 % mit asymptomatischem Verlauf.

Mutationen in den Enzymen des Glykogenstoffwechsels führen zu **Glykogenosen** (Prävalenz 5/100.000). Von diesen **Glykogenspeicherkrankheiten** sind elf verschiedene Formen mit großer Variationsbreite bei Symptomen, Lokalisation und Verlauf bekannt. Patienten **fallen im Säuglings- oder Kleinkindalter** durch **Unterzuckerungen im Nüchternzustand** (da keine Glukose aus Glykogen mobilisiert werden kann) sowie durch eine aufgrund des gespeicherten Glykogens vergrößerte Leber auf. Das Screening auf Glykogenosen ist aber nicht Bestandteil des Neugeborenenscreenings nach der aktuellen Leitlinie.

Tab. 14.1 Zielkrankheiten des Neugeborenen-Screenings sortiert nach Häufigkeit

Erkrankung	Häufigkeit	Laborparameter
Zystische Fibrose (Mukoviszidose, CF)	1:3.300 bis 1:4.800	Immunreaktives Trypsinogen
Kongenitale Hypothyreose (primäre Hypothyreose)	1:3.500	TSH
Sichelzellkrankheit	1:3.950	Hämoglobin S
Phenylketonurie (PKU), Hyperphenylalaninämie	1:4.500 bis 1:10.000	Phenylalanin, Phenylalanin/Tyrosin-Quotient
Spinale Muskelatrophie (SMA)	1:6.000 bis 1:11.000	SMN1-Genanalyse
Medium-Chain-Acyl-CoA-Dehydrogenase-Mangel (MCAD-Mangel)	1:9.000 bis 1:10.000	Octanoylcarnitin
Adrenogenitales Syndrom (AGS)	1:13.000	17-OH-Progesteron
Schwere kombinierte Immundefekte (SCID)	1:32.500	TREC (T-cell Receptor Excision Circles)
Galaktosämie	1:40.000 bis 1:55.000	Galaktose, GALT-Aktivität
Isovalerianazidämie (IVA)	1:60.000 bis 1:79.000	Isovalerycarnitin
Biotinidasemangel	1:60.000 bis 1:82.000	Biotinidase-Aktivität
Very-Long-Chain-Acyl-CoA-Dehydrogenase-Mangel (VLCAD-Mangel)	1:88.000	Tetradecanoyl- und Tetradecadienoyl-Carnitin
Glutarazidurie Typ I (GA I)	1:80.000 bis 1:98.000	Glutarylcarnitin
Tyrosinämie Typ I	1:100.000	Succinylaceton
Ahornsirupkrankheit (MSUD)	1:150.000 bis 1:189.000	Leucin, Isoleucin, Valin
Long-Chain-3-OHAcyl-CoA-Dehydrogenasemangel (LCHAD-Mangel)	Selten (1:80.000)	Hydroxyhexadecanoyl-Carnitin, Hydroxyoleyl-Carnitin
Carnitin-Palmitoyl-Transferase-1 (CPT-1)-Mangel Carnitin-Palmitoyl-Transferase-2 (CPT-2)-Mangel Carnitin-Acylcarnitin-Translokase-Mangel (CACT-Mangel)	selten (1: 900.000 bis 1:1.500.000)	Palmitoyl-Carnitin, freies Carnitin, langkettige Acylcarnitine

Mineralienstoffwechsel

Mukoviszidose oder auch zystische Fibrose (ZF) wird durch eine Mutation im **CFTR-Gen (Cystic Fibrosis Transmembrane [conductance] Regulator)** verursacht, die zu einer Störung in einem Chloridkanal führt. Beim **dreistufigen Screening** wird zuerst die Menge des **immunreaktiven Trypsins (IRT)** bestimmt, welches bei ZF deutlich erhöht ist. Liegt dieses über der 99,9ten Perzentile, ist das **Screening positiv.** Ist diese Bestimmung unauffällig (unter der 99ten Perzentile), wird das Screening als negativ für die Erkrankung gewertet. Bei Werten zwischen der 99ten und 99,9ten Perzentile folgt eine Messung des **pankreatitisassoziierten Proteins (PAP).** Nur wenn dies ebenfalls (über die 87,5te Perzentile) erhöht ist, wird in einer dritten, **molekulargenetischen Stufe** die Suche nach den 31 in Deutschland häufigsten pathogenen Mutationen durchgeführt.

Mukoviszidose ist die zweithäufigste erbliche Stoffwechselstörung nach Hämochromatose und die häufigste autosomal-rezessiv vererbte Krankheit. Eine weitere häufige Störung des Mineralienstoffwechsels ist der Morbus Wilson. Das Screening auf Hämochromatose und M. Wilson ist nicht Bestandteil des Neugeborenenscreenings.

Ist einer dieser Nachweise dieser dritten Stufe positiv, gilt das Screening auch als **positiv.** Es wird dann eine Bestätigungsanalytik über einen Schweißtest und eine Sequenzanalyse des CFTR-Gens empfohlen. Die Sensitivität dieses Mukoviszidose-Screening-Protokolls wird auf 96 % geschätzt.

Morbus Wilson (Prävalenz 1:30.000) ist eine Störung des **Kupferstoffwechsels,** die im Jugend- bzw. Erwachsenenalter auffällig wird, da sich das Kupfer erst langsam v. a. in der Leber, den Augen und dem Zentralnervensystem (ZNS) ansammelt. Bei Verdacht wird der Spiegel des Kupfertransportproteins Coeruloplasmin direkt bestimmt.

Die Untersuchung der Transferrinsättigung dient dem Screening auf hereditäre **Hämochromatosen** und sichert die Verdachtsdiagnose **Eisenmangel**. Sie errechnet sich aus folgendem Quotienten:

$$\text{Transferrinsättigung} = \text{Serumeisen}[\mu M] : \text{Transferrin}[g/l] \times 3{,}98$$

Bei Eisenmangel liegt die Transferrinsättigung unter 16 %, bei pathologisch vermehrter Eisenresorption (z. B. hereditärer **Hämochromatose**) über 45 %.

Weitere Krankheiten

Es wird bei dem Screening mittels **konventionellen Labortests** auch nach einer **Hypothyreose,** dem **adrenogenitalen Syndrom** (AGS) und einem **Biotinidasemangel** gesucht.

Mittels PCR wird nach einem **schweren kombinierten Immundefekt (SCID)** oder einer 5q-assoziierten **spinalen Muskelatrophie** (SMA), mittels MS/HPLC oder Elektrophorese nach dem Vorliegen der **Sichelzellkrankheit** gesucht.

Darüber hinaus gibt es **Störung des Fettsäureabbaus** (gestörte Acyl-CoA-Dehydrogenasen und Carnitinzyklusdefekte), welche mittels Tandemmassenspektrometrie nachgewiesen werden.

Zusammenfassung

- Das Neugeborenen-Screening auf genetische Stoffwechselstörungen durch auf **Papier getrocknetem Fersenblut** hat eine hohe Bedeutung, um häufige Stoffwechselstörungen frühzeitig erkennen und behandeln zu können.
- Die relativ häufige **Phenylketonurie** wird hierdurch erkannt und kann dann **diätetisch behandelt** werden, was schwere neurologischen Schäden verhindern kann.
- Die klassische **Galaktosämie** ist seltener, stellt aber eine Notfallindikation mit stationärer Aufnahme dar. Diätetisch können dann Entwicklungsstörungen zumindest reduziert werden.
- Die häufige **Mukoviszidose** wird durch eine Mutation in einem Chloridkanal verursacht. Durch neuere Therapien ist hier die Lebenserwartung deutlich gestiegen.
- Daten zu Krankheiten, die **nicht Zielkrankheiten des Screenings** sind, müssen **unverzüglich vernichtet** werden.

Labormedizinisch besonders relevant sind heute v. a. Viren, die eine hohe **Chronifizierungsrate** und/oder **hohe Mortalität** aufweisen. Dazu zählen die humanen Immundefizienz- (HIV) und Papillomaviren (HPV), Hepatitis- und Herpesviren, Durchfallerreger (Noro- und Enteroviren), Enzephalitis und Meningitiserreger sowie die Gruppe der „Atemwegsviren".

Ganz grob als Merkhilfe kann man sich Viren nach ihrer **genetischen Größe** sortiert vorstellen. Es gibt kleine Viren (z. B. Enteroviren) mit nur um die zehn Genen und gigantische Viren mit Hunderten Genen (z. B. Herpesviren). Da jedes Gen für mindestens ein Protein kodiert, haben kleine Viren einen einfacheren „Lebenszyklus". Sie infizieren nur wenige Zelltypen, vermehren sich rasch, haben keine komplizierten Immunstrategien und verschwinden dann wieder vollständig. Große Viren infizieren alle möglichen Organsysteme, haben latente (nicht lytische) Phasen, verursachen daher oft chronische Erkrankungen und müssen aufgrund der Anzahl der möglichen Antigene komplexe Immunevasionsstrategien besitzen.

Ein Virus kann direkt (z. B. mittels Elektronenmikroskopie) oder indirekt durch seine Effekte auf das Immunsystem nachgewiesen werden. **Direkte Nachweise** erfolgen heutzutage meist durch Nachweis von viralen Proteinen (mittels **Antigentests**) oder von viralen Nukleinsäuren (mittels **PCR**). Früher waren die Elektronenmikroskopie und die Virusanzucht mit definierten, zytopathologischen Effekten üblich. Ein **indirekter Nachweis** kann **serologisch** durch Messung von Antikörpern (Serumnarbe) erfolgen. Moderne Tests kombinieren direkte und indirekte Nachweise auf eine Infektion. Der HIV-Suchtest erreicht eine 100-prozentige Sensitivität, da er sowohl HIV-Antigen als auch HIV-Antikörper erfasst.

Da die PCR ein sehr selektives Verfahren ist und man den genauen Erreger oft nicht kennt, gibt es neben Einzelansätzen auch **PCR-Panels,** welche mehrere Erreger nachweisen können.

Hepatitisviren

Eine **akute virale Hepatitis** führt meist zu deutlich erhöhten Transaminasen (> 1.000 IU/dl) mit höherer ALT als AST (→ Kap. 27, → Abb. 27.3). Die Benennung der Hepatitisviren mit Buchstaben erfolgte grob nach dem Zeitpunkt ihrer klinischen Entdeckung, auch wenn es sich um **völlig unterschiedliche Virustypen** handelt. Die häufigsten Virushepatitiden werden durch die Hepatitisviren A (HAV), B (HBV) und C (HCV) verursacht.

Der Verlauf einer **Hepatitis A** gleicht vielen anderen Virusinfektionen. Nach der Infektion beginnt eine wochenlange **subklinische** Phase, danach treten zunächst unspezifische Symptome auf, der beginnende Ikterus wird oft übersehen. Ungefähr 2–4 Wochen nach der Infektion beginnt die **Antikörperproduktion.** Anti-HAV-IgM verschwindet im Verlauf der nächsten 6 Monate wieder, Anti-HAV-IgG persistiert jedoch jahre- oder lebenslang. Bei Verdacht auf Hepatitis A wird zunächst ein **kombinierter Test auf IgM und IgG** durchgeführt. Fällt dieser **negativ** aus, kann eine durchgemachte Infektion bereits ausgeschlossen werden. Eine frische Infektion ist jedoch möglich (serologisches Fenster), weshalb die Untersuchung nach 2–3 Wochen wiederholt wird. Ist der **Test auf IgM und IgG** jedoch **positiv,** wird ein **spezifischer Test auf IgM** nachgeschaltet: Ein Nachweis von Anti-HAV-IgM deutet auf eine frische Infektion hin, ein Fehlen von Anti-HAV-IgM zeigt eine durchgemachte Infektion an (→ Abb. 15.1).

Bei **HBV** hängt die Häufigkeit der Progression zur **chronischen Hepatitis** vom **Infektionszeitpunkt** ab. Perinatal Infizierte entwickeln in > 90 %, Infizierte im Kindesalter in 20–50 % und Erwachsene in < 5 % d. F. eine chronische Hepatitis. Laborchemisch kann man milde Transaminasenerhöhungen und ein **erhöhtes Alpha$_1$-Fetoprotein (AFP)** nachweisen. Zur Diagnostik der Hepatitis B stehen mehrere Antigen- und Antikörpertests zur Verfügung. An der Oberfläche des Virus liegt das sehr immunogene HBs-Antigen (s = Surface), im Kern das HBc-Antigen (c = Core oder Capsid) sowie das HBe-Antigen (e = exkretorisch). Gegen alle drei Antigene werden im Verlauf der Erkrankung Antikörper gebildet. Der **Basistest** weist **HBsAg, Anti-HBs sowie Anti-HBc** nach. Sind alle drei negativ, wurde keine HBV-Infektion durchgemacht. Sind Anti-HBs und Anti-HBc positiv, spricht das für eine abgelaufene Infektion. Ist nur Anti-HBs nachweisbar, so wurde der Patient **geimpft** oder es liegt beim Neugeborenen ein sog. **Leihtiter** von der Mutter vor. Ist hingegen HBsAg positiv, erfolgt eine weitergehende Diagnostik zur Unterscheidung von **akuter, chronisch-aktiver** und **chronisch- persistierender Infektion.** Zusätzlich sollte die Viruslast durch Nachweis der HBV-DNA mittels PCR bestimmt werden. Die serologischen Verlaufsparameter sind in → Abb. 15.1 dargestellt. Man unterscheidet bei der chronischen HBV-Infektion die **replikative** (HBeAg +, Anti-HBeAg-, HBV-Virämie) und die **nichtreplikative Phase** (HBeAg-, Anti-HBeAg +). In der früheren, replikativen Phase, die vor allem bei perinatalen Infektionen lange andauert, kommt es zu Immuntoleranzmechanismen. Die **nichtreplikative Phase folgt nach ca. 25 Jahren** und ist durch eine Immunaktivierung mit Virusentfernung und Exazerbation der Hepatitis gekennzeichnet.

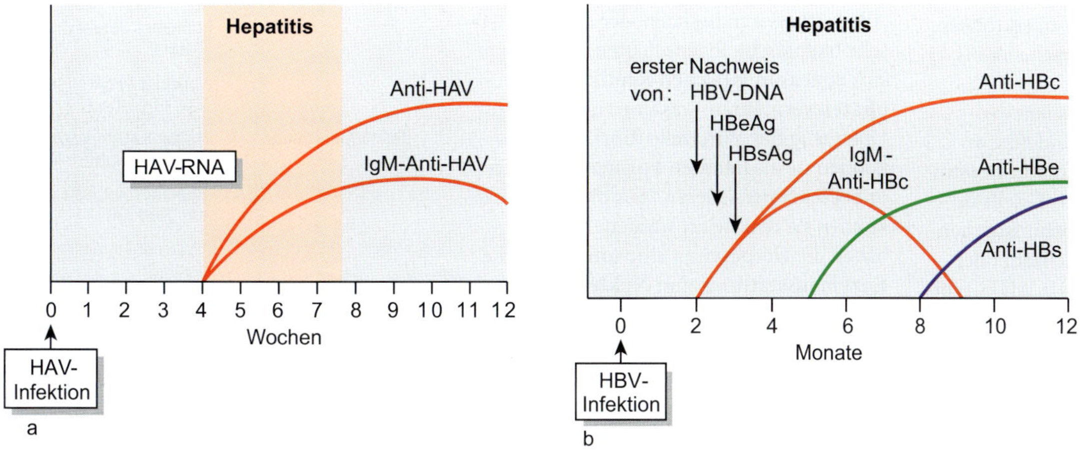

Abb. 15.1 Serologie von Hepatitis A (a) und B (b) [L231]

Hepatitis C verläuft selten akut; erstes und oft auch einziges Anzeichen ist der positive anti-HCV oder HCV-RNA-Nachweis im Serum. Nach Exposition kommt es innerhalb von Tagen bis zwei Monaten zur Virämie. Ein **leichter Transaminasenanstieg** lässt sich 6–12 Wochen nach Exposition nachweisen. Etwa 80 % der Infizierten entwickeln eine langsam progrediente, **chronische Hepatitis.** Die Transaminasen sind meist im oberen Normbereich oder leicht erhöht und im Serum lässt sich HCV-RNA nachweisen. Die **häufigste extrahepatische Komplikation** einer chronischen HCV-Infektion ist die **Kryoglobulinämie.** Die HCV-Infektion zeichnet sich durch **relativ späte Antikörperbildung** aus (mehrere Monate nach der Infektion), das serologische Fenster ist also sehr breit. Außerdem besitzt der serologische Test auf Anti-HCV eine **relativ geringe Spezifität,** weshalb hier die Viruslastbestimmung mit PCR geeigneter sein kann.
Hepatitis D ist von HBV abhängig und tritt als Über- oder Koinfektion auf. Das Virus führt zu schwereren Verläufen und zu einer höheren Rate fulminanter Leberversagen.
Hepatitis E verhält sich ähnlich wie HAV, kommt jedoch viel seltener vor und geht mit schwererer und längerer Cholestase einher.
Auch Coxsackieviren, die Herpesviren CMV, EBV und selten HSV sowie Adenoviren und HHV-6 können Hepatitiden auslösen.

HIV-Infektion

Die **akute HIV-Infektion** manifestiert sich ähnlich wie eine akute Mononukleose, jedoch mit wenigen **atypischen Lymphozyten.** Nach einer **Inkubationszeit von zwei bis vier Wochen** entwickelt sie sich **hochakut** innerhalb von etwa zwei Tagen zu einer akuten HIV-Infektion, klinisch ähnlicher der Mononukleose. Laborchemisch verdächtig ist eine noch **leichte Neutro- und Thrombopenie. HIV-RNA** sollte v. a nach Exposition direkt im **Plasma** getestet werden. Die Höhe der HI-Viruslast korreliert stark mit der Wahrscheinlichkeit, an **AIDS** zu erkranken. Eine Serokonversion erfolgt nach vier bis zehn Wochen.
AIDS (Acquired Immunodeficiency Syndrome, erworbenes Immundefizienzsyndrom) ist als schwerer zellulärer Immundefekt definiert mit einer CD4-T-Zellzahl < 200/µl und/oder einer opportunistischen Infektion. Solange die CD4-Zellzahl über 200/µl liegt, entwickeln nur 10 % AIDS-typische Symptome. Bei CD4-Zellzahl < 200/µl entwickeln sich ohne Therapie nach 12–18 Monaten AIDS-assoziierte Erkrankungen. Als fortgeschrittene HIV-Infektion wird eine CD4-Zellzahl < 50/µl betrachtet.

Virale Erreger infektiöser Gastroenteritiden

Nach Leitlinie sollte eine Erregerdiagnostik nur bei medizinischen, organisatorischen oder melderechtlichen Konsequenzen erfolgen. Dies betrifft v. a. die häufigsten Verursacher schwerer Magen-Darm-Erkrankungen: **Rotaviren** (als weltweit wichtigster Erreger des massiven Brechdurchfalls bei Kindern) und **Noroviren**. Bei beiden gilt eine **Labormeldepflicht** nach §7 IfSG aufgrund der hohen Umweltresistenz. Rota- und Noroviren sind mit die wichtigsten nosokomialen Infektionserreger. Weitere virale Gastroenteropathogene sind **Adenoviren** (zweithäufigster Verursacher der Diarrhö beim Kind) und, wesentlich seltener, die **Sapoviren.**
Das Genom der **Rotaviren** besteht aus 11 dsRNA-Segmenten; aufgrund der hohen Virusmenge im Stuhl kann man nach Nukleinsäureextraktion so direkt 11 Banden in der Gelelektrophorese erkennen. Ein **Antigenshift** wird oft direkt an einer Veränderung des Musters sichtbar. Die Strukturproteine VP7 und VP4 (sowie teilweise VP6) bestimmen die Serotypen. Man unterscheidet (ähnlich zu Influenza) 19 **G-** (nach dem **Glykoprotein** VP7) und 30 **P**-Serotypen (nach dem **Protein** VP4). Die Genotypisierung weicht für die P-Typen vom Serotyp ab und wird bei der Angabe des Stammes in Klammern meist zusätzlich angegeben, z. B. G2P7[5]. Wegen der guten Qualität des **Antigentests** (gegen Gruppe A) hat die **RT-PCR** bei Rotaviren noch nicht die Bedeutung wie bei den Noroviren erreicht. Bei importierten Rotavirus-Infektionen der Gruppen B und C kann der Antigentest allerdings versagen.
Weitere Erreger umfassen Coronaviren, Astroviren, andere Caliciviren/Echoviren, Coxsackieviren und selten das CMV (in Form einer Colitis).

Herpesviren

Alle Herpesviren besitzen vier charakteristische biologische Eigenschaften: Sie können sich erstens in **lytischen Replikationsphasen** vermehren, was unweigerlich zum Untergang der Wirtszelle führt. Zweitens können sie als **latenten Formen** praktisch unbegrenzt persistieren. Aus dieser Latenz können sie reaktiviert werden. Drittens haben die Herpesviren eine **umfangreiche Enzymausstattung** zum **Nukleinsäuremetabolismus** (virale Thymidinkinase, dUTPase, Ribonukleotidreduktasen etc.), eigene Enzyme zur DNA-Synthese (virale Polymerase, Helicase/Primase, Processivity factor, Origin-binding protein, ssDNA binding protein etc.) und Enzyme des Proteinstoffwechsels. Viertens werden die Virionen im Zellkern verpackt.
Die Herpesviren kann man in drei Unterfamilien einteilen (→ Tab. 15.1).
Dabei besitzen **Alphaherpesviren** das **breiteste Wirtszellspektrum** mit einer **schnellen Replikation.** Sie persistieren in Ganglienzellen. **Betaherpesviren** haben hingegen ein **begrenztes Wirtszellspektrum** und vermehren sich nur sehr langsam. Sie führen zur Bildung von Riesenzellen. **Gammaherpesviren** haben ein noch **engeres Wirtszellspektrum;** auch ihre Replikation verläuft langsam. Sie können zu einer **virusinduzierten Onkogenese** führen. Bei allen Herpesviren kommt es häufig zu **Autoimmunphänomenen;** Herpesviren treten als **opportunistische Infektion** bei Immunschwächen auf.
HSV-Nachweise erfolgen am besten aus einem **Blasengrundabstrich** einer vesikulären Effloreszenz; eine Virusanzüchtung in Zellkulturen ermöglicht eine phänotypische Testung auf Therapieresistenz. **PCR** ist das Mittel der Wahl im Liquor, da eine intrathekale Antikörperbildung erst nach 1–2 Wochen beginnt.
Bei **CMV** erfolgt die Diagnostik meist **serologisch.** Es gibt die Möglichkeit, neutralisierende Antikörper in der Zellkultur oder mittels ELISA mit Neutralisations-relevantem Envelope-Antigen nachzuweisen. Dies belegt nur eine Teilimmunität; das Fehlen der neutralisierenden Antikörper kann bei sonst positivem ELISA auf eine akute Primärinfektion hinweisen. IgM-Antikörper weisen auf eine primäre oder rezidivierende Infektion hin. Ein **EBV**-Nachweis kann über die EBNA-Antigene und auf **molekularbiologischem Weg** erfolgen.

Tab. 15.1 Unterfamilien der Herpesviren

Unterfamilie	Art
Alphaherpesvirinae	Humanes Herpesvirus 1 (HHV-1)
	Humanes Herpesvirus 2 (HHV-2)
	Varizella-Zoster-Virus, VZV, (HHV-3)
Betaherpesvirinae	Humanes Cytomegalie-virus, HCMV, (HHV-5)
	Humanes Herpesvirus 6A, (HHV-6A)
	Humanes Herpesvirus 6B (HHV-6B)
	Humanes Herpesvirus 7 (HHV-7)
Gammaherpesvirinae	Epstein-Barr-Virus, EBV, (HHV-4)
	Kaposi-Sarkom-Herpes-virus, KSHV, (HHV-8)

Enzephalitis- und Meningitiserreger

Wichtige virale Erreger einer **Enzephalitis** sind HSV, VZV, Parainfluenza, Influenza, sowie seltener HIV, EBV und CMV. Je nach **Impfstatus** und Region kommen auch Polioviren, Masernviren und das FSME-Virus in Frage.
Meningitiserreger sind das Mumpsvirus, Coxsackieviren, Echoviren (Enteric cytopathic human orphan virus) und seltener das LCMV (lymphozytäres Choriomeningitis-Virus). VZV, CMV, EBV, Coxsackieviren, Echoviren und seltener Adenoviren können auch eine Neuritis verursachen.
Einige Erreger, wie Adenoviren, werden mit niedrigen Viruslasten ($<10^3$/ml) selten auch bei Gesunden gefunden. Daher ist eine **quantitative Bestimmung** notwendig.

Virale Erreger von Augenerkrankungen

Adenoviren und Enteroviren sind Erreger der **Konjunktivitis;** eine **Keratitis** wird durch HSV, VZV und Adenoviren verursacht. CMV und HSV können zu einer **Retinitis** führen. Adenovirus Typ 8 ist Ursache der **epidemischen Keratokonjunktivitis** und damit ein wichtiger nosokomialer Erreger.

Virale Erreger des HNO-Gebiets

Parainfluenzavirus, Influenzavirus, RSV und das Masernvirus sind klassische virale Erreger der **Otitis.** Diese Erreger sowie Coxsackie- und Echoviren können auch einen **Hörsturz** verursachen.
Eine **Pharyngitis** und/oder **Tonsillitis** kann durch Adenoviren, Parainfluenzaviren, Influenzaviren, Coxsackieviren, Echoviren, Coronaviren, EBV oder HSV ausgelöst werden. Diese Erreger sowie die Rhinoviren sind auch ursächlich für die **Rhinitis.**

Atemwegsviren

Erreger von **Bronchitis, Tracheitis** und **Laryngitis** sind v. a. Adenoviren, Parainfluenzaviren, Influenzaviren, RSV, Coronaviren sowie seltener Coxsackie- und Echoviren. Bei einer Pneumonie kommen zusätzlich SARS-Coronavirus und selten VZV sowie das Masernvirus als Erreger vor, bei Immunsuppression können auch andere Herpesviren wie CMV, EBV, HSV oder HHV-6 eine Pneumonie verursachen.

Für die wichtigen Erreger Influenzaviren, RSV und Coronaviren gibt es Tripletests aus Nasen-Rachen-Abstrichen oder Rachenspülwasser. Diese können als immunchromatografische Antigentests oder als Mulitplex-PCR ausgeführt sein. Ein Grundprinzip ist, bei **geringer Vortestwahrscheinlichkeit** erst einen **Antigentest** und bei Positivität dann als **Bestätigungstest** eine PCR durchzuführen.
Ein **Antigentest** macht alleine aufgrund der geringen Sensitivität nur in der **Gruppendiagnostik** Sinn, **Einzeldiagnostik** erfordert meist eine **PCR** oder Virusanzucht. Bei der PCR gibt es bei Influenza nur eine sehr begrenzte Subtypisierung, die Subtypisierung kann aber bei angezüchteten Viren mit monoklonalen Antikörpern erfolgen.

Das Genom des **Influenzavirus'** besteht aus acht (bei Genus C sieben) ssRNA-Segmenten. Die immundominanten Proteine Hämagglutinin und Neuraminidase determinieren die Serotypen, 16-H- und 9-N-Varianten sind bekannt. H1N1 ist der Erreger der Spanischen Grippe, H2N2 war der auslösende Stamm der Asiatischen, H3N2 der der Hongkong-Grippepandemie. Es besteht eine hohe Mutationsfrequenz mit der Veränderung von Antigenen, der sog. **Antigendrift.** Wie bei den Rotaviren können die acht Genomsegmente als **Antigenshift** zwischen Stämmen ausgetauscht werden.

Haemophilus influenzae fördert die Infektiosität des Influenzavirus' durch Hämagglutinin-spaltende Proteasen. So kann es zu zur Lunge absteigenden bakteriellen Superinfektionen kommen.

Beim Influenzavirus zeigen IgG-Antikörper oft keine Immunität an. Lediglich **IgA-Antikörper** korrelieren bedingt mit einem relevanten Schutz. Ein virussubtyp- bzw. stammspezifischer Schutz kann in Neutralisationsansätzen in der Zellkultur bzw. mit dem **Hämagglutinations-Hemmtest** oder über die Antikörperaktivität gegen Neuraminidase in einem Enzym-Inhibitionstest gezeigt werden. Vierfache Titeranstiege gelten als infektionsbeweisend.
RSV führt nur zu einer kurzen (1–2 Jahre) und keiner virustypübergreifende Immunität mit häufigen Reinfektionen. Eine mögliche infektallergische Komponente besteht. Nach frühestens einer Wochen kann die Infektion auch durch einen Antikörpernachweis entdeckt werden.
cDNA-Sequenzierungen spielen bei Influenza, RSV und COVID zur Impfstoffentwicklung und für epidemiologische Untersuchungen eine Rolle.

Zusammenfassung

- Direkte Virusnachweise erfolgen meist durch PCR.
- Der indirekte Nachweis einer Infektion kann serologisch durch Nachweis von Antikörpern erfolgen.
- Bei V. a. eine **akute** virale Infektion sollte eine molekularbiologische Diagnostik veranlasst werden, da die serologischen Tests teilweise erst nach Monaten positiv sein können.
- Für die drei wichtigen Erreger Influenzaviren, RSV und Coronaviren gibt es Tripletests aus Nasen-Rachen-Abstrichen oder Rachenspülwasser.

Malaria

Plasmodien werden durch den Stich der **Anophelesmücke** auf den Menschen übertragen. Sie infizieren Hepatozyten und entwickeln sich zu Schizonten, die zum Bersten der Hepatozyten führen und große Mengen Merozoiten ins Blut freisetzen. Merozoiten infizieren Erythrozyten, in denen sie über das Trophozoitenstadium erneut zu Schizonten und zu neuen Merozoiten führen. Zirkulierende Merozoiten infizieren wieder Erythrozyten oder können sich zu Gametozyten differenzieren und von der Anopheles bei einem Stich wieder aufgenommen werden.

Klinisch wird nur das **Erythrozytenstadium** mit **Hämolyse, Splenomegalie, Anämie** und **hohem,** meist spätnachmittäglichem Fieber manifest. Die Splenomegalie kann zu **Hypersplenismus** mit Thrombozytopenie bis hin zur **Milzruptur** führen. Auch treten Myalgien, Diarrhö, Bauchkrämpfe, Erbrechen, Husten und Ikterus auf. Das Fieber ist zyklisch, meist mit Anstieg an jedem zweiten Tag (Malaria tertiana), bei *Plasmodium malariae* an jedem dritten Tag (Malaria quartana). Als Komplikation kann ein nephrotisches Syndrom auftreten. Typisch ist am Fiebertag eine Abfolge von Schüttelfrost, Hitzewallungen und Ausschwitzphase. Dieser **Paroxysmus** ist das selektivste klinische Kriterium zur Diagnose von Malaria. Bei unklarem Fieber sollte selbst Jahre nach der Rückkehr aus den Tropen eine entsprechende Diagnostik erwogen werden, da bei Malaria tertiana eine Spontanheilung bis zu drei Jahre dauern kann. Bei Malaria quartana kommt es zu **keiner definitiven Spontanheilung.** *P. vivax* und *P. ovale* können zudem in der Leber als Hypnozoiten (schlafende Formen) persistieren und noch nach Jahren zu Rezidiven führen.

P. falciparum kann auch junge Erythrozyten infizieren und führt zu morphologischen Veränderungen der Zellen, die dadurch mit **nichtinfizierten Erythrozyten am Endothel adhärieren (Zytoadhärenz).** Dies ist eine Escape-Strategie, da die infizierten Erythrozyten nicht von der Milz aus dem Blut gefiltert werden können, und führt zu hohen Parasitenzahlen. Die Folge sind **Mikroangiopathien mit Infarkten und zerebrale Malaria,** die mit **Koma** und **epileptiformen Anfällen** einhergeht.

Diagnostisch wird sowohl ein **normaler Blutausstrich** („dünner" Tropfen, → Abb. 16.1) als auch eine zehn- bis zwanzigfach **dicker aufgetragene Blutprobe** („dicker Tropfen") nach Giemsa-Färbung **mikroskopisch** analysiert. Im dünnen Tropfen ist die Speziesbestimmung meist einfacher durchzuführen, der dicke Tropfen soll möglichst viele Erythrozyten zur Untersuchung zur Verfügung stellen. Die **Sensitivität** dieser mikroskopischen Methoden ist dennoch eher **gering,** sodass ein negativer Nachweis eine Infektion erst nach drei Blutabnahmen im Fieber ausschließen kann. Sensitiver und auch selektiver sind molekularbiologische Methoden, die jedoch modernere Laborgeräte erfordern. Wichtig sind die Schnelltests (POCT, → Kap. 21), die parasitenspezifische Antigene immunchromatografisch nachweisen.

Trypanosomen

Trypanosoma brucei ist der über die **Tsetsefliege** übertragene Erreger der **afrikanischen Schlafkrankheit,** *T. cruzi* verursacht in Mittel- und Südamerika die durch Wanzen übertragene **Chagas-Krankheit.**

Man unterscheidet eine schleichende, in Ostafrika auftretende (Erreger: *T. brucei gambiense*) und eine rapid progrediente, in Zentral- und Westafrika epidemische Verlaufsform (Erreger: *T. brucei rhodesiense*). Die Protozoen des letzteren Subtyps werden durch einen nur schwach anthropophilen Überträger der **Tsetsefliege** übertragen, so dass der **Mensch** eher einen **Fehlwirt** darstellt. Sie verbreiten sich zunächst etwa zwei Wochen lokal und gelangen dann über die Lymphe ins Blut. Die Proliferation in den Lymphknoten führt zu deutlicher **Lymphadenitis.** Erst nach Wochen bis zu einigen Jahren durchbrechen die Parasiten die Gefäßwände und können so in den **Liquorraum** gelangen. Dort führen sie zu **diffuser Meningoenzephalitis und multifokaler Demyelinisierung** der weißen Substanz mit den schlafartigen Symptomen. Die Infektion führt **unbehandelt zum Tod.**

Die durch *T. cruzi* verursachte **Chagas-Krankheit** ist in Lateinamerika endemisch (Seroprävalenz über 20 % in einigen Ländern). Sie imponiert klinisch durch eine Trias von **Megakolon, Megaösophagus** und **Myokarditis,** die zu einer dilatativen Kardiomyopathie führt. Die akute Phase mit Parasitämie dauert 4–8 Wochen. Parasiten lassen sich in allen Geweben nachweisen und führen u. a. zu Kardiomegalie mit Perikarderguss, Hepatosplenomegalie und diffuser Lymphadenopathie. ZNS- und PNS-Beteiligung kommen vor. Bei etwa 50 % der Infizierten kommt es zur chronischen Infektion, die oft **asymptomatisch über Jahrzehnte** progredient verläuft. Megakolon und Megaösophagus führen zu Dysphagie und Obstipation. Es kommt zu Fistelbildung, Ulzeration und schließlich zu Mangelernährung. Die Chagas- Kardiomyopathie ist die **häufigste Kardiomyopathie in Lateinamerika (etwa 30 Millionen Erkrankte),** führt zu progredientem Herzversagen und plötzlichem Herztod.

Eine Immunantwort ist kaum effektiv, da die Parasiten als Escape-Mechanismus ihr Membranglykoprotein periodisch wechseln und recht komplementresistent sind. Die ineffektive humorale Antwort erzeugt eine **Hypergammaglobulinämie** mit hohen IgM-Konzentrationen. Allerdings führt eine angeborene Immunfunktion teilweise zum Absterben der Trypanosomen: Aufgenommenes, HDL-gebundenes Apolipoprotein L-1 bildet Poren in den Lysosomen der Parasiten und löst osmotischen Stress mit Zellruptur aus.

Die Diagnostik erfolgt wie bei der Malaria (→ Abb. 16.2).

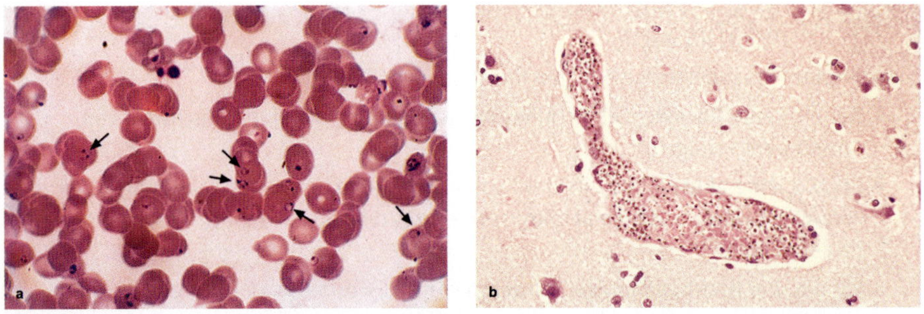

Abb. 16.1 a) Mit Malaria infizierte Erythrozyten im Blutausstrich; b) Zytoadhärante, mit *P. falciparum* infizierte Erythrozyten [E672]

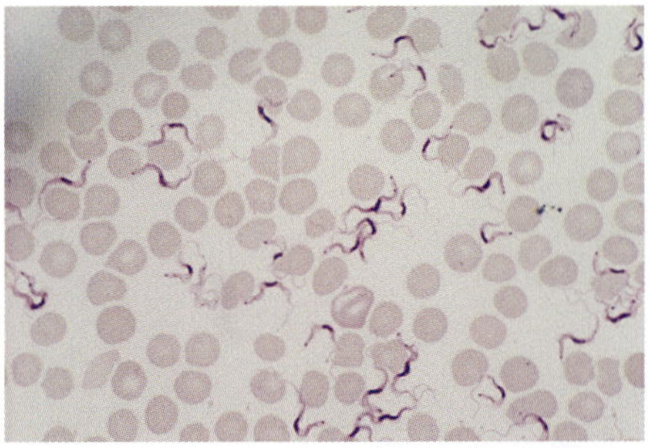

Abb. 16.2 Trypanosomeninfektion im Blutausstrich [E672]

Mykobakterien

Mykobakterien können am besten durch die **Ziehl-Neelsen-Färbung** als **säurefeste Stäbchen** identifiziert werden. Entscheidend ist, das richtige **Material** einzusenden. Geeignet sind v. a. **Magensekret** (hier lassen sich durch ständiges Verschlucken des Sputums manchmal klare Ergebnisse erzielen), bronchoalveoläre Lavage (BAL) oder Biopsien (z. B. Lymphknotenpunktion).

Alternativ bietet sich als direkte Erregerdiagnostik die PCR an. Da zunehmend **resistente Varianten** vorkommen, ist eine **Kultur** (in modernen Flüssigmedien innerhalb von zwei Wochen möglich) sinnvoll, um ein **Antibiogramm** zu erstellen. Resistenzen können aber auch per PCR erkannt werden. In Deutschland weisen bis zu 20 % von *M. tuberculosis* eine Resistenz auf.

Für Tuberkulose ist mittlerweile der Nachweis reaktiver **T-Zellen** durch den **γ-Interferon-Test** fast Goldstandard. Auf dem Nachweis reaktiver T-Zellen beruht auch der **Tuberkulin-Hauttest** (in Deutschland Mendel-Mantoux-Test), bei dem eine geringe Menge Antigen intrakutan appliziert und nach 72 h die Schwellung als **Typ-IV-Reaktion nach Gell/Coombs** abgelesen wird. Hinweisend auf eine chronische Form kann initial (natürlich sehr unspezifisch) eine erhöhte BSG sein.

Zusammenfassung

- **Parasitäre Infektionen** können oft anhand eines **Blutausstrichs mikroskopisch** diagnostiziert werden.
- Als Suchtest für eine **Tuberkulose** eignet sich der Tuberkulin-Hauttest. Direkter Erregernachweis ist oft aus Magensekret erfolgreich und eine Kultur ist für eine Resistenzbestimmung notwendig, da zunehmend resistente Varianten auftreten.
- Labormedizinisch ist der Nachweis reaktiver T-Zellen durch den **γ-Interferontest** fast Goldstandard.

Rhinokonjunktivitis

Allergien werden meist durch **allergenreaktives IgE** vermittelt. Die Plasmakonzentration des **Gesamt-IgE** liegt bei Gesunden maximal bei 0,6 mg/l. Im Vergleich liegt das Gesamt-IgG im Bereich von 10 g/l, also vier log-Stufen höher. Dementsprechend ist es insgesamt schwieriger und aufwändiger, **allergenspezifisches IgE** zu bestimmen. Man unterscheidet die **ganzjährige** von einer **saisonalen allergischen Rhinitis.** Vor allem die saisonale Form ist oft mit Konjunktivitis assoziiert. Allergene bei **saisonaler** Rhinitis sind vor allem Baum-, Gräser- und Getreidepollen. **Ganzjährige** Rhinitis wird durch Allergene wie Hausstaub, Milben, tierische Proteine und Schimmelpilze verursacht. Laborchemisch ist einerseits die Bestimmung des Gesamt-IgE als auch Einzelbestimmungen wie z. B. Anti-Birken-IgE möglich. Dieser Nachweis ist aber relativ teuer, sodass man Allergien häufig durch den **Prick-Test** nachweist. Dazu wird eine Testlösung auf die Haut getropft und die Stelle leicht angeritzt. Da es sich um eine Sofortreaktion (Typ 1) handelt, kann man bereits nach 20 Minuten das Ergebnis ablesen. Die Ergebnisse sind aber stark laborabhängig und oft nicht normiert, sie werden als Units/Volumen angegeben. Oft sind sie daher nur im **klinischen Verlauf** aussagekräftig. Als Orientierung gibt es noch eine Klassifizierung der IgE-Höhe nach RAST-Klasse (Radio-Allergo-Sorbent-Test), welche aber eher ein Überbleibsel früherer Methodik darstellt.

Asthma

Asthma ist im weitesten Sinne eine chronische Erkrankung mit **Verengungen der Atemwege.** Bei **kardial bedingtem Asthma** kann man im Sputum laborchemisch **hämoglobinhaltige Makrophagen** (sog. Herzfehlerzellen) nachweisen.

Asthma bronchiale dagegen ist eine klinische Diagnose, die **spirometrisch** – oft nach **Bronchoprovokation** – gestellt wird. Auslöser kann eine Infektion sein. Es wird eine heterogene Gruppe zusammengefasst, die man als chronisch-entzündliche Erkrankungen und damit verbundener **erhöhter Empfindlichkeit** des Bronchialsystems definieren kann. In den entzündeten Arealen fallen vor allem T-Zellen, Mastzellen und Eosinophile auf. Laborchemisch können **sich erhöhtes Gesamt-IgE** sowie eine **Eosinophilie** im Blutbild zeigen.

Medikamentenreaktionen

Man schätzt, dass ca. 5 % aller stationär behandelten Patienten immunvermittelte Medikamentenreaktionen aufweisen. Die bekannteste allergische Reaktion ist die **Penicillinallergie.** Der Betalactamring öffnet sich und Penizillin bindet kovalent an Proteine. **Antikörper** erkennen dann die **Penicillin-Protein-Struktur.** Die **typische Penicillinallergie** tritt als **morbilliformer Ausschlag** ein bis drei Wochen nach Exposition auf. Es handelt sich um eine zelluläre Typ-II-Reaktion. Typ-I-Reaktionen mit Atemnot bis zum **anaphylaktischen Schock** sowie **Typ-III-Reaktion an Erythrozyten** mit der Folge einer **hämolytischen Anämie** sind selten. Etwa 5 % der Patienten sind kreuzreaktiv zu Cephalosporinen, jedoch fast nie kreuzreaktiv zu Carbapenemen. **Sulfonamide** sind die zweithäufigsten Auslöser allergischer Medikamentenreaktionen. Die meisten Daten gibt es zu TMP-SMX, hier entwickeln ca. 4 % Diarrhö und 3 % ein **morbilliformes Exanthem.** HIV-positive Patienten reagieren jedoch in ca. 34 % der Fälle, auch oft mit Fieber und Hepatitis. Eine **heparininduzierte Thrombozytopenie (HIT)** tritt bei ca. 3 % der Patienten nach vier- bis zehntägiger Behandlung mit unfraktioniertem Heparin auf. Meist ist sie mild und **nicht immunvermittelt (HIT I).** Antikörper, die den **Heparin-Plättchenfaktor-4-Komplex (HP4)** erkennen, können jedoch **HIT II** auslösen. Bei > 80 % kommt es dann zu **venösen und arteriellen Thrombosen,** ca. 25 % der Patienten erleiden eine **Lungenembolie.** Laborchemisch lassen sich hier die **Antiheparin-PF4-Autoantikörper** bestimmen.

Anaphylaxie

IgE-Nachweise und das Bestimmen v. a. von bestimmten **Nahrungsmittel- und Medikamentenallergien** können trotz der oft geringen klinischen Relevanz dennoch **vital** sein. Ansonsten kann es zu einer **Anaphylaxie,** einer akuten, lebensbedrohenden, systemischen Reaktion durch systemische Freisetzung von **Mastzell- und Basophilenmediatoren** kommen.
Ursachen sind meist **Hypersensitivitätsreaktionen vom Typ I,** z. B. **Nahrungsmittelallergie** (v. a. Erdnussallergie), **Insektenstiche** oder **Medikamente** (z. B. Penicillin). **IgE-vermittelte Reaktionen** werden als **anaphylaktische, nicht-IgE-vermittelte** (z. B. Kontrastmittelreaktionen) Reaktionen hingegen als **anaphylaktoid** bezeichnet. Durch den Nachweis von IgE gegen Erdnüsse oder gegen bestimmte Medikamente kann eine **anaphylaktische Reaktion** und damit ein **Tod nach Exposition** vermieden werden.
Die **anaphylaktische Reaktion** wird durch eine Vielzahl von Mediatoren aus Mastzellen, Basophilen, Eosinophilen, Komplementreaktionen, Gerinnungskaskaden und dem Kallikrein-Kinin-System ausgelöst und kann in einem **lebensbedrohenden anaphylaktischen Schock** münden.

Zusammenfassung

- Die Diagnostik von Allergien kann laborchemisch durch Bestimmung des **Gesamt-IgE**-Levels sowie durch einzelne allergenreaktive IgE-Werte unterstützt werden.
- **Asthma bronchiale** ist eine klinische Diagnose, laborchemisch können erhöhtes Gesamt-IgE sowie eine **Eosinophilie** (DD: Parasiteninfektion) vorliegen.
- Bei einer **immunvermittelten heparininduzierten Thrombozytopenie (HIT) vom Typ II** können laborchemisch **Anti-Heparin-PF4-Autoantikörper** nachgewiesen werden.
- IgE-Bestimmungen können dabei helfen, die Auslöser einer **Anaphylaxie** zu vermeiden und so z. B. eine anaphylaktische Reaktion auf Nahrungsmittelallergene oder auf Medikamente mit dem Risiko eines lebensbedrohenden anaphylaktischen Schocks verhindern.

AB0-System und Coombs-Test

Das **AB0-System** (nach Karl Landsteiner) umfasst die Blutgruppenantigene A, B und 0 sowie die entsprechenden Antikörper **(Isoagglutinine)** Anti-A und Anti-B, die in den ersten Lebensjahren gebildet werden und vorwiegend vom **IgM-Typ** sind. Es stellt das wichtigste Antigensystem bei Transfusionen dar, da je nach Blutgruppe bereits präformierte, **natürliche („reguläre") Antikörper** vorliegen können, z. B. Anti-A und Anti-B bei Blutgruppe 0 (Landsteiner-Regel).
Um Verwechslungen zu reduzieren, wird die Blutgruppe nach dem AB0-System einerseits durch **direkte Typisierung der Erythrozyten,** andererseits durch eine **Serumgegenprobe** (Untersuchung der Antikörper vom IgM-Typ im Serum) bestimmt.
Die Blutgruppe nach dem AB0-System lässt sich durch den klassischen Coombs-Test bestimmen, der die IgG-Antikörperbeladung der Patientenerythrozyten nachweist (→ Abb. 18.1).
Gereinigte Spendererythrozyten werden mit einem humanen IgG-Antikörper, der gegen die zu testende Blutgruppe gerichtet ist, und dem **Coombs-Serum** (polyklonaler Antikörper gegen humane IgG-Antikörper und Komplementbestandteile) bei 37 °C inkubiert. Danach wird entweder die Verklumpung (Agglutination) in einem Gefäß (Bedside-Test, → Kap. 21, → Abb. 21.1) oder mit der Mikrosäulenagglutination getestet. Bei der Mikrosäulenagglutination wird die Mischung oben auf kleine Röhrchen aufgetragen und anschließend zentrifugiert. Nur einzelne Erythrozyten können die Matrix passieren und den Boden erreichen. Bei einer **positiven** Reaktion bleiben **agglutinierte Erythrozyten oben auf dem Röhrchen hängen.** Gibt man nun zu Beginn Anti-A-IgG zu den Erythrozyten und bleiben diese hängen, dann sind die Erythrozyten positiv für die Blutgruppe A, analog mit Anti-B-IgG. Ist weder A noch B vorhanden, spricht man von der Blutgruppe 0.

> **Merke**
> Um Fehler zu vermeiden, gilt in der Blutbank das **Vieraugenprinzip.**

Die IgM-Antikörper in der **Serumgegenprobe** werden entweder durch eine ELISA oder durch Agglutination von Erythrozyten mit bekannter Blutgruppe bestimmt. Hier wird kein Coombs-Serum benötigt, da IgM aufgrund seiner pentavalenten Struktur bereits zu einer Agglutination fähig ist (daher auch die Bezeichnung **Iso**agglutinine durch Landsteiner). Außerdem muss eine **Kreuzprobe** (meist EDTA-Blut) vorab in die Blutbank geschickt werden, um noch nicht klassifizierte Antikörper gegen die zu transfundierenden Spendererythrozyten ausschließen zu können. Mittlerweile wird der klassische Coombs-Test auch indirekter Coombs-Test genannt. Bei einem **direkten Coombs-Test** erfolgt keine Zugabe von Blutgruppenantikörpern, sondern nur von Coombs-Serum. Der direkte Coombs-Test ist also **positiv,** wenn die getesteten Erythrozyten bereits mit humanem IgG oder Komplement beladen sind, wie es z. B. bei einer autoimmunhämolytischen Anämie (AIHA) der Fall sein kann. Eine **Major-Inkompatibilität** bei einer Transfusion liegt vor, wenn nicht passende Erythrozyten infundiert werden. Bei einer **Minor-Inkompatibilität** wird nicht passendes Blutplasma oder Serum infundiert. V.a. bei der Major-Inkompatibilität kann es zu schweren Transfusionszwischenfällen kommen.

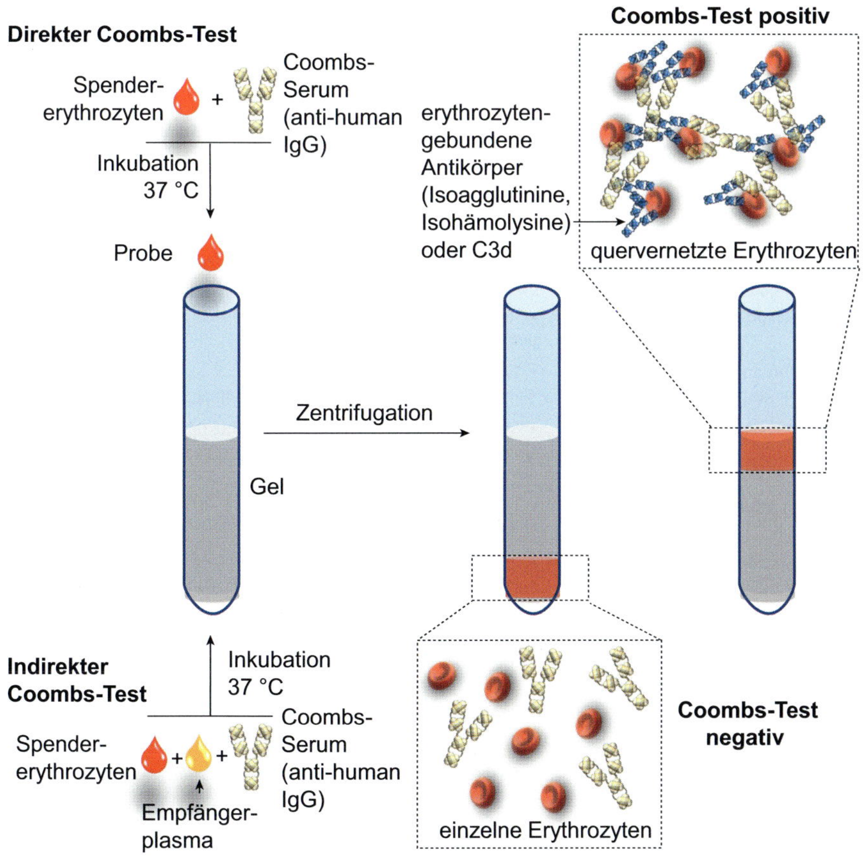

Abb. 18.1 Coombs-Test durch Mikrosäulenagglutination [L141, M550]

Rhesus-System

Im Gegensatz zum AB0-System, bei dem die gegensätzlichen Antikörper bereits vorhanden sind, muss beim Rhesus-System (Rh-System) erst eine **Immunisierung** (eine Alloimmunisierung) stattfinden. Zu den **Rh-Antigenen** zählen das D-Antigen als stärkstes Blutgruppenimmunogen sowie die Antigene C/c und E/e (→ Abb. 18.2). Antikörper gegen das Rh-System sind vom **IgG-Typ,** sodass sie **plazentagängig** sind. Die Kompatibilität zwischen Spender und Empfänger ist in → Tab. 18.1 zusammengefasst. Bei Mangel an Rh(D)-negativen Konserven ist bei vitaler Indikation eine Transfusion mit Rh(D)-positivem Blut möglich, sollte aber bei vorbestehender Immunisierung und bei Frauen vor bzw. im gebärfähigen Alter wegen des **Risikos eines Morbus haemolyticus neonatorum** vermieden werden!

Weitere Blutgruppensysteme

Ebenfalls muss bei Transfusionen das **Kell-System** (K = Kell, k = Cellano) aufgrund seiner Immunogenität beachtet werden, wobei nur 9 % der Kaukasier das K-Antigen tragen. Weitere Blutgruppenantigene mit geringer Immunogenität sind z. B. das Kidd- und das Duffy-System.

Bluttransfusion

Es gibt leider eine Vielzahl an möglichen Transfusionsreaktionen, bedeutsam sind v. a. Volumenüberlastung bei Herzinsuffizienz und (meist transiente) Lungenfunktionsstörungen (→ Tab. 18.2, → Tab. 18.3).

Tab. 18.1 ABO- und Rh-Kompatibilität

Patient (Empfänger)	Erythrozytenkonzentrat (Spender)
A	A, 0
B	B, 0
AB	A, B, AB, 0
0	0
Rh(D)-positiv	Rh(D)-negativ oder -positiv
Rh(D)-negativ	Rh(D)-negativ

Hämolytischer Transfusionszwischenfall
Ein Patient der Blutgruppe 0 hat Isoagglutinine (reguläre Antikörper vom IgM-Typ) gegen die Blutgruppen A und B. Bekommt dieser Patient nun ein Erythrozytenkonzentrat eines Patienten der Blutgruppe A oder B, werden die transfundierten Erythrozyten sofort nach Transfusion agglutiniert und dann hämolysiert. Es kommt zur Entstehung eines **Volumenmangelschocks** aufgrund massiver Freisetzung von **Histamin.** Durch die Aggregate kommt es zum **Verschluss kleiner Gefäße** zuerst in der Lunge, später in den Nieren. Die großen Mengen an freigesetztem Hämoglobin führen zu einem prärenalen Nierenversagen. In schwersten Fällen kommt es zu einer **disseminierten Aktivierung der intravasalen Gerinnung (DIC)** und über eine **Verbrauchskoagulopathie** zu massiven Blutungen.

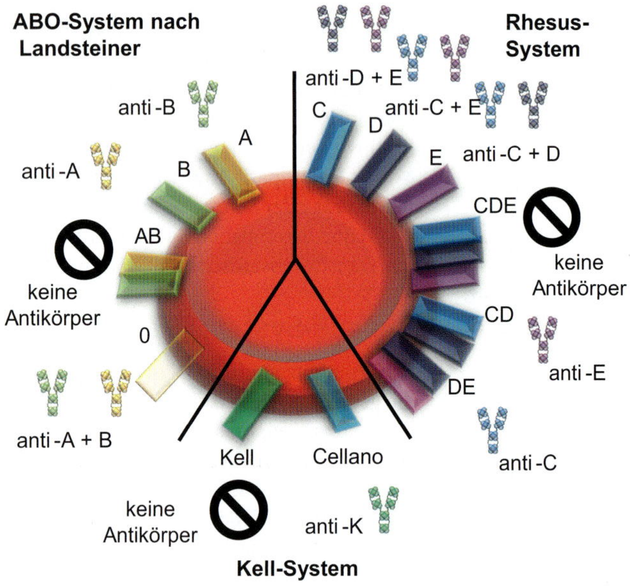

Abb. 18.2 Die wichtigsten Blutgruppenantigene [L141, M550]

Die Indikation zur Transfusion muss aufgrund der möglichen Nebenwirkungen sehr streng gestellt werden (→ Tab. 18.4, → Tab. 18.5). Beispiel: Ein Patient hat eine schwere Anämie aufgrund eines Tumorleidens und damit verbunden ein stark erhöhtes Risiko, einen Myokardinfarkt zu erleiden. Damit ist die Indikation zur Transfusion klar gegeben, dieser Patient wird allerdings auch am ehesten ein hohes Risiko für eine Volumenüberladung haben. Man sollte also transfundieren, aber langsam, und auf die Nebenwirkungen bzw. Kontraindikationen, welche die Indikationsstellung einschränken kann, achten.

Merke
Transfusionen sollten, zumindest am Beginn, immer unter sorgfältiger Überwachung des Patienten erfolgen.

Tab. 18.2 Transfusionsreaktionen

Transfusionsreaktion	Ursache/Klinik	Therapie/Prophylaxe
Hämolytische Transfusionsreaktion (Soforttyp)	AB0-inkompatible Transfusion: sofortige Hämolyse	• Intensivmedizinische Therapie: Gerinnung, Ausscheidung, Schock • Prophylaxe: Identität prüfen, Bedside-Test
Hämolytische Transfusionsreaktion (verzögerter Typ)	Antikörper gegen unbekannte Blutgruppenantigene: Hämolyse 5–14 d nach Transfusion	• Symptomorientierte Überwachung • Prophylaxe: Irreguläre Blutgruppenantikörper immer in Blutgruppenausweis eintragen und beachten!
Febrile nichthämolytische Transfusionsreaktion (FNHTR)	Freisetzung von Zytokinen während Herstellung und Lagerung durch antileukozytäre Antikörper des Empfängers	• Antipyretika • Prophylaxe: Blutbank fragen, ggf. Spendersuche
Allergische Transfusionsreaktion	IgE-, IgA-Antikörper gegen Plasmaproteine	• Stadienbezogene Behandlung, ggf. intensivmedizinische Therapie • Prophylaxe: Antihistaminika, gewaschene EK und TK bei Patienten mit IgA-Mangel
Posttransfusionelle Purpura	Thrombozytenspezifische Allo-AK: Thrombozytopenie nach ca. 1 Wo.	• Hochdosiert i. v. Immunglobuline • Prophylaxe: HPA-kompatible EK und TK
Graft-versus-Host-Disease (GvHD)	T-Lymphozyten im Präparat gerichtet gegen immuninkompetenten Empfänger, v. a. Haut, Leber, Darm; 4–30 d nach Transfusion	• In der Regel tödlicher Ausgang • Prophylaxe: Bestrahlung gemäß Indikation
Transfusion Related Acute Lung Injury (TRALI)	Leukozytäre Antikörper im Spender- oder Empfängerplasma: Bild eines ARDS (Acute Respiratory Distress Syndrome) während oder bis 6 h nach Transfusion mit Blutdruckabfall	• Sicherstellung Vitalfunktionen • Prophylaxe: Suche nach AK bei Spender und Empfänger
Transfusion Associated Cardiac Overload (TACO)	Hydrostase/Osmose: Bild eines akuten Lungenödems während oder bis 12 h nach Transfusion mit Blutdruckanstieg	• Sicherstellung Vitalfunktionen • Prophylaxe: langsame Transfusion
Sepsis	Bakterielle Kontamination	• Ausschluss einer hämolytischen Transfusionsreaktion; Blutkulturen; Schockbehandlung, Antibiose • Prophylaxe: steriles Handling und rascher Beginn der Transfusion nach Anstechen/Auftauen

HPA = humanes Plättchenantigen, TK = Thrombozytenkonzentrat, EK = Erythrozytenkonzentrat

Tab. 18.3 Einteilung akuter Transfusionsreaktionen nach dem Schweregrad

Grad	Klinik	Wahrscheinlichste Ursache	Diagnostisches Vorgehen
I	Urtikaria, Pruritus	Allergische Reaktion	• Keine weitere Abklärung notwendig • Transfusion nach Besserung fortsetzen
II	+ Fieber, Tachykardie, Angst, leichte Dyspnoe, Kopfschmerzen	• FNHTR • Bakterielle Kontamination	• Hämolyse ausschließen • Bedside-Test wiederholen • Blutkulturen • Transfusion fortsetzen falls dringende Indikation
III	+ Hypotonie bzw. hypertensive Krise, Sättigungsabfall, Angina pectoris, Schock, Urinverfärbung	• Ohne pulmonale Symptomatik: Hämolyse, Anaphylaxie, septischer Schock • Mit pulmonaler Symptomatik: TRALI, TACO	• Hämolyse ausschließen • Bedside-Test wiederholen • Blutkulturen • Immunhämatologie (Empfänger und Spender!) • Transfusion abbrechen

Tab. 18.4 Richtlinien zur Transfusionsindikation

Hb-Wert (g/dl)	Indikation (EK)
< 10,0	KHK, zerebrale Perfusionsstörungen
< 8,0	Hämatoonkologische Patienten
6,0–8,0	Chronische Anämie je nach Klinik
Variabel	Akute Blutungen, perioperativ
Thrombozyten/µl	**Indikation (TK)**
< 10.000	Substitution (außer idiopathische thrombozytopenische Purpura ohne Blutung)
< 20.000	Fieber, Sepsis, > 60 Lj., Blutungskomplikationen
< 40.000	Lumbalpunktion, Biopsien, ZVK-Anlage
< 100.000	Neurochirurgische und ophthalmologische OPs

Tab. 18.5 Plasmapräparate. FFP = Fresh Frozen Plasma; PPSB = Gerinnungsfaktoren des Prothrombinkomplexes (II, VII, IX, X) + Protein C/S/AT III (z. T.); SCID = Severe Combined Immunodeficiency; DIC = disseminierte intravasale Gerinnung

	FFP	PPSB	Humanalbumin	Immunglobuline
Methodik	• Einzelspender • Lagerung bei −30 °C	Ionenaustauschchromatografie aus Plasma	Humanes Poolplasma als 5- oder 20-prozentige Lösung	Pool von mindestens 100 Spendern mit ca. 90-prozentigem Ig-Anteil
Indikationen	• Bei Verlust- oder Verdünnungskoagulopathien (TTP, DIC, Faktor-V- und -XI- Mangel) • **Nicht** als Volumen- oder Eiweißersatz!	Mangel an Gerinnungsfaktoren, z. B. bei Leberversagen, Vitamin-K-Mangel	Hypalbuminämie, Hypovolämie	• Primäre Immundefekte (z. B. SCID) • Autoimmunkrankheiten (z. B. ITP) • Antikörpermangel bei malignen Lymphomen; HIV bei Kleinkindern
Kontraindikationen	• Volumenüberladung • IgA-Mangel-Syndrom	• DIC • Heparininduzierte Thrombopenie (HIT)	Hypervolämie	IgA-Mangel-Syndrom
Sonstiges	• Bedside-Test • Rasches Auftauen	**Cave: Thrombogenität!**		Als komplette AK, ohne Fc-Teil oder spezifisches Hyper-Ig verfügbar

Antikörpersuchtest

Beim Antikörpersuchtest wird mittels **indirektem Coombs-Test** Patientenplasma auf sog. **Suchzellen** für irreguläre Antikörper untersucht. Diese irregulären Antikörper (meist vom IgG-Typ) können z. B. durch vorherige **Immunisierung** gegen ein Antigen des Rhesus-Systems gerichtet sein. Eine Transfusion mit Erythrozyten, welche dieses Merkmal tragen, würde zu einer IgG-vermittelten extravasalen Hämolyse mit massiven Organschädigungen führen. Die **Suchzellen** sind Erythrozyten mit bekannter Blutgruppenantigenexpression. Durch das Muster der positiven Suchzellen lässt sich die Spezifität des Antikörpers ableiten. Sind z. B. alle Suchzellen, die Rhesus D tragen, positiv, zeigt dies die Präsenz eines anti-D-Antikörpers an. Es darf dann nur Rhesus-D-negatives Blut transfundiert werden!

Die Rhesusprophylaxe der Mutter kann manchmal im Antikörpersuchtest nachgewiesen werden. Es handelt sich dann nicht um eine aktive Immunisierung!

Da die blutgruppenspezifischen Antikörper einige Zeit nach der Immunisierung **unter die Nachweisgrenze** des Antikörpersuchtests fallen können, sollten Patienten nach Transfusion einen Transfusionsausweis erhalten.

Zusammenfassung

- Das **wichtigste Blutgruppensystem** ist das **AB0-System nach Karl Landsteiner,** bei diesem entwickeln sich die natürlichen, gegensätzlichen Antikörper vom **IgM-Typ** im ersten Lebensjahr.
- Die Transfusion **nicht-AB0-kongruenter Erythrozyten** kann zu schweren Transfusionszwischenfällen führen **(Major-Inkompatibilität).** Um dieses Risiko zu minimieren, werden sowohl die Erythrozyten als auch das Plasma **(Serumgegenprobe)** einer Blutspende typisiert und es gilt das Vieraugenprinzip.
- Als **minor-inkompatibel** gilt die Transfusion von **nicht passendem Plasma.**
- Der **klassische Coombs-Test,** auch indirekter Coombs-Test, erfolgt durch Zugabe von **Blutgruppenantikörpern und Coombs-Serum (Anti-human-IgG),** bei Positivität kommt es zur Agglutination der Erythrozyten.
- Beim **direkten Coombs-Test** wird **nur Coombs-Serum** zugegeben. Er fällt positiv aus, wenn die getesteten Erythrozyten bereits mit humanem IgG beladen sind, wie es z. B. bei einer **autoimmunhämolytischen Anämie (AIHA)** der Fall sein kann.

Wenn die **Toleranz des Immunsystems** gegen die körpereigenen Zellen gestört ist, entsteht eine Autoimmunerkrankung. Für fast jede Autoimmunerkrankung kennt man mittlerweile assoziierte Autoantikörper. Grundsätzlich gibt es eine **massiv zunehmende Zahl an Tests** für Autoantikörper, die mit Erkrankungen oder ihren Verlaufsformen assoziiert sind (→ Tab. 19.1). Sie **schwanken jedoch stark in ihrer Spezifität und Sensitivität,** und ihre Bestimmung ist zwar oft als **Verlaufsparameter,** diagnostisch jedoch nur in Verbindung mit Anamnese und klinischem Bild sinnvoll.

Der Grund hierfür ist, dass sich **Autoantikörper** in unterschiedlicher Menge in **allen Menschen** finden lassen. **Autoimmunerkrankungen** treten aber nur bei **bis zu 5 %** der Menschen auf. Entscheidend ist, ob die **Autoantikörper mit Krankheiten assoziiert sind** und ob diese dann **rein diagnostisch** oder auch als **Ätiologie** infrage kommen. Einigen Autoantikörpern konnte tatsächlich eine pathogene Rolle nachgewiesen werden, die Mehrzahl ist aber klinisch ohne Konsequenz. Daher sollten diese nur bei verdächtigem klinischem Bild veranlasst werden.

Tab. 19.1 Klinisch wichtige Autoantikörper

Antikörper	Krankheitsbild
Anti-Streptolysin	Rheumatisches Fieber
Anti-dsDNA Anti-Nukleosomen Anti-Sm (Smith)	Lupus erythematodes
Anti-Histone	Medikamenteninduzierter Lupus
p-ANCA (ANCA = antineutrophile zytoplasmatische Antikörper)	Mikroskopische Polyangiitis
c-ANCA	Granulomatose mit Polyangiitis
Anti-GBM/Antibasalmembran-Antikörper	Goodpasture-Syndrom
Anti-U1-RNP	Mischkollagenose (Sharp-Syndrom)
Anti-SS-A/-SS-B	Sjögren-Syndrom, neonataler Lupus (durch diaplazentare Übertragung des IgG)
Anti-centromere Proteine (CENP A and B) Anti-Scl-70	Systemische Sklerose
Anti-Jo-1	Polymyositis
AMA (Antimitochondriale Antikörper)	PBC (Primär biliäre Cholangitis)
Anti-CCP	Rheumatoide Arthritis
TSH-Rezeptor-Antikörper (TRAK)	Morbus Basedow
Acetylcholinrezeptor-Antikörper (AChR-Ak)	Myasthenia gravis

Hämatologische Autoimmunerkrankungen

Autoimmunhämolytische Anämie (AIHA)

Bei einer autoimmunhämolytischen Anämie (AIHA) bestehen **Autoantikörper gegen Erythrozyten,** die meist durch **Infektionen** (z. B. Hepatitis C), **Medikamente** (z. B. Penicillin) oder bei **Lymphomen** (z. B. CLL) induziert werden. Man unterscheidet hierbei Wärme- und Kälteantikörper (Wärme- bzw. Kälteagglutinine).

Der **direkte Coombs-Test,** bei dem nur das Coombs-Serum (anti-human-IgG; → Kap. 18) und keine weiteren Antikörper zugegeben werden, fällt **positiv** aus. Die getesteten **Erythrozyten** des Patienten sind bereits mit **humanem IgG beladen** und dies führt zu einer positiven Reaktion.

Autoimmunthrombozytopenie

Idiopathische thrombozytopenische Purpura (ITP)

Die **ITP** (Morbus Werlhof; Inzidenz: > 2,2/100.000, Prävalenz: ca. 10/100.000, 70 % Frauen, ca. 50 % sind Frauen < 40 Jahre) wird durch Autoantikörper (meist IgG) gegen Blutplättchen und/oder Megakaryozyten verursacht. Oft erkennen die Antikörper **thrombozytäre Glykoproteine wie GPIIb/IIIa.** Die ITP tritt häufig kurz nach **Atemwegs- und Darminfekten** auf. Auch Assoziationen mit *H. pylori,* HIV und HCV wurden beschrieben. Vor allem eine **medikamenteninduzierte Thrombopenie** sollte ausgeschlossen werden.

Thrombotisch-thrombozytopenische Purpura (TTP) und hämolytisch-urämisches Syndrom (HUS)

Als Ursache wird eine **fehlende proteolytische Spaltung** des von Endothelzellen sezernierten **Von-Willebrand-Faktors (VWF)** angesehen. Zu große VWF-Komplexe **aktivieren die Gerinnung,** daher gibt es bei Gesunden Proteasen, die solche Komplexe immer wieder spalten. Das Enzym **ADAMTS13** spaltet VWF und wird bei TTP bzw. HUS durch **Autoantikörper** blockiert. Die großen VWF-Moleküle führen zu **Thrombozytenaggregaten** und Scherkräften in den Kapillaren. Die Erythrozyten werden mechanisch zerstört und es kommt zu Thrombosen. Im Ausstrich kann man die Erythrozyten als fragmentierte Zellen, „Eierschalen" bzw. **Schistozyten** sehen (→ Abb. 30.2, → Abb. 30.3).

Die Diagnose wird meist gestellt, wenn Thrombozytopenie und mikroangiopathische hämolytische Anämie ohne andere Ursachen auftreten.

Antistreptolysin-O (ASL-O)

ASL-O sind Antikörper, die gegen **Toxine** der **Streptokokkengruppen** A, C und G gebildet werden und potenziell autoreaktiv sind. Sie steigen ein bis drei Wochen nach der Infektion an. Diagnostisch wichtig sind sie bei **rheumatischem Fieber** (→ Kap. 12), **Endokarditis** und **Chorea minor.** Die Sensitivität beträgt allerdings nur 50–80 %.

Rheumatoide Arthritis

Rheumafaktoren sind **IgM-Antikörper,** die gegen den **Fc-Teil von IgG-Molekülen** gerichtet sind. Man findet bei vielen Krankheiten des rheumatischen Formenkreises eine deutliche Erhöhung, aber auch bei zahlreichen nichtrheumatischen Erkrankungen einen leichten Anstieg. Besonders stark korreliert sind sie mit **rheumatoider Arthritis** und **Sjögren-Syndrom** (Sensitivität jeweils 70–90 %).

Immunthyreopathien

Bei Immunthyreopathien kann ein funktionaler **TSH-Rezeptor-Antikörper (TRAK)** nachweisbar sein, der sowohl die Schilddrüse stimulieren kann, aber auch oft eine **endokrine Orbitopathie** (durch Bindung an Fibroblasten des Retroorbitalraums) hervorruft.

Antinukleäre Autoantikörper (ANA)

ANA ist ein Überbegriff für **Autoantikörper gegen Zellkernantigene** und ein wichtiger Befund bei allen Erkrankungen des rheumatischen Formenkreises. Besonders häufig sind sie bei **systemischem Lupus erythematodes (SLE), arzneimittelinduziertem Lupus erythematodes** und **Mischkollagenosen** (Sensitivität jeweils fast 100 %) sowie beim **Sjögren**- und **Felty-Syndrom** (jeweils 60–95 %). Das **Fluoreszenzmuster** (homogen, gesprenkelt, nukleär, zentromer, → Abb. 19.1) der ANA und ihre Differenzierung in eine Reihe verschiedener Zellkernantigene erlauben eine genauere diagnostische Zuordnung: Beispielsweise sind Anti-SS-A und Anti-SS-B typisch für das Sjögren-Syndrom, während Anti-dsDNA mit SLE assoziiert sind.

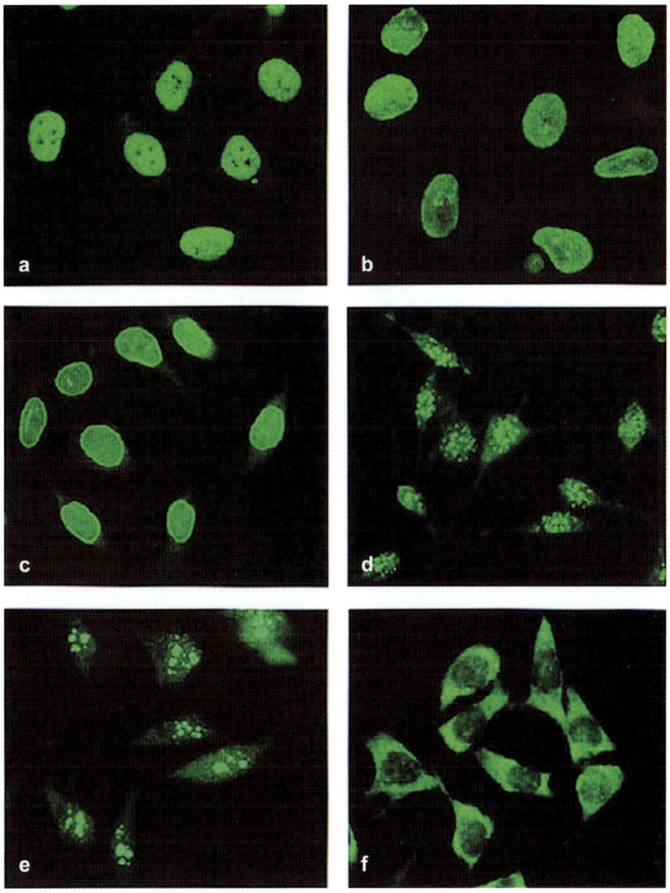

Abb. 19.1 Serum von Patienten kann auf antinukleäre Antikörper (ANA) getestet werden. Dies ist eine wichtige Diagnostik bei Kollagenosen. Je nach Typ der ANA führen diese zu unterschiedlichen Fluoreszenzmustern: a) fein gesprenkelt mit Nukleolusaussparung (Anti-RNP); b) homogen diffus (Anti-dsDNA bei SLE); c) peripheres (Rim) kernmembranbezogenes Muster (Anti-Laminin B); d) Zentromerfärbung (Anti-CENP-B bei CREST-Syndrom); e) nukleoläres Muster (Anti-Fibrillarin, Anti-U3-RNP bei Sklerodermie); f) zytoplasmatisches Muster (antiribosomale Antikörper). [E675]

Zusammenfassung

- Infekte können ein Trigger zur Entwicklung von Autoimmunkranheiten sein. So induzieren z. B. Streptokokken potenziell autoreaktives **Antistreptolysin,** das dann **rheumatisches Fieber** auslösen kann.
- Patienten mit **Lupus erythematodes** haben oft **Anti-dsDNA** (praktisch pathognomonisch für Lupus) sowie antinukleäre Autoantikörper.
- Funktionale Autoantikörper wie **TSH-Rezeptor-Antikörper** bei **Morbus Basedow** und **Acetylcholinrezeptor-Antikörper** bei **Myasthenia gravis** stimulieren bzw. blockieren die Zielzellen durch ihre Bindung.

Technisch lässt sich eine Tumorerkrankung v. a. durch solide Tumore nicht direkt im Blut nachweisen, die Diagnostik erfolgt klassisch durch **Biopsie und Pathologie.**
Es gibt allerdings einerseits indirekte Hinweise auf maligne Erkrankungen wie erhöhte **LDH-Enzymwerte** (v. a. bei malignen Lymphomen vom Hodgkin- oder Non-Hodgkin-Typ) und **sekundäre hämatologische Veränderungen,** die im kleinen Blutbild sichtbar werden (wie mikrozytäre Anämien durch sog. „Iron Trapping"). Andererseits kann jeder Tumor auch selektiv Faktoren ins Blut, sog. **Tumormarker,** abgeben. Meist sind diese **nur im Verlauf** hilfreich. Bestimmte Cancer-Testis-Antigene (Tumor-Hoden-Antigene) sind dagegen recht selektiv und weisen stark auf einen Tumor hin. Ein Tumor führt oft zu **Entzündungszuständen,** die dann laborchemisch nachweisbar sein können.
Hier ist allerdings grundsätzlich Vorsicht angebracht: **Keine Tumorart** setzt einen **bestimmten Marker** frei und das Fehlen eines Markers **beweist keine Tumorfreiheit** (→ Tab. 20.1).

Indirekte labormedizinische Hinweise auf einen Tumor entstehen durch das sog. Iron Trapping. Hierbei fällt ein niedriger Hb-Wert bzw. eine **Anämie** mit **niedriger Transferrinsättigung** jedoch mit **hohen Ferritinwerten** (als Akute-Phase-Proteine der chronischen, tumorinduzierten Entzündung) auf. Aufgrund der **Entzündung** kann eine **Thrombozytose** vorliegen.

Tab. 20.1 Klinisch relevante Tumormarker und ihre Organzuordnung. CA = Cancer-Antigen, CEA = karzinoembryonales Antigen, SCC = Squamous-Cell-Carcinoma-Antigen, AFP = Alpha-1-Fetoprotein, hCG = humanes Choriongonadotropin, TG = Thyreoglobulin, HCT = Kalzitonin, NSE = neuronenspezifische Enolase, PSA = prostataspezifisches Antigen, PAP = prostataspezifische saure Phosphatase, CYFRA 21–1 = Cytokeratinfragment 19, MCA = Mucin-like Carcinoma Associated Antigen

Tumor	CEA	CA 15-3	CA 19-9	CA 125	SCC	AFP	HCG	Andere
HNO (Plattenepithelkarzinome, auch Ösophagus!)					++			
Schilddrüse: anaplastisch	+							
Schilddrüse: diffus								TG***
Schilddrüse: C-Zell/MEN	+							HCT*
Lunge: Adeno-Ca	++							
Lunge: kleinzellig	+							NSE**
Lunge: Plattenepithel	+							CYFRA 21-1
Mamma	+	++						MCA
Pankreas	+		++					
Leber: hepatozelluläres Ca						++		
Lebermetastasen anderer Tumoren	+							
Gallenwege	+		++					
Magen	+		+					CA 72-4
Kolorektales Ca	++							
Uterus: Plattenepithel-Ca (Zervix/Vulva)					++			
Uterus: Adeno-Ca (Endometrium-Ca)	+			+				
Uterus: Chorion-Ca				+				
Trophoblasttumoren				++			++	
Ovar: epitheliale Tumoren		+	+					CA 72-4
Ovar: Keimzelltumor						++	++	
Hoden: Nonseminom						++	++	
Hoden: Seminom							++	
Prostata							+	PAP, PSA
Blase	+							

++ Marker erster Wahl
+ Markereinsatz möglich
* Kalzitonin
** neuronenspezifische Enolase
*** Thyreoglobulin

Die Isoenzyme der **LDH** weisen als Tetramere, die sich aus den zwei Untereinheiten H (Herz) und M (Muskel) zusammensetzen, eine typische Organverteilung auf. Während **LDH 1 und 2** im **Herzen** und in den **Erythrozyten** lokalisiert sind, findet man **LDH 4 und 5 in Leber** und **Skelettmuskel.** Die LDH-Bestimmung ist jedoch in erster Linie zur Verlaufskontrolle von Erkrankungen geeignet und weniger zur Lokalisation des Krankheitsgeschehens. Bei **megaloblastären Anämien** (→ Kap. 8, → Kap. 30) und bei **intravasalen hämolytischen Anämien** findet man die höchsten LDH-Werte. Bei der **akuten myeloischen und lymphatischen Leukämie** (AML, ALL) eignet sich die LDH-Bestimmung zur Verlaufskontrolle der zytostatischen Therapie und der Remissionsphase. LDH ist als Glykolyseenzym in allen Organen vorhanden und daher nicht als selektiver Tumormarker geeignet.

Zusammenfassung

- Hohe **LDH-Enzymwerte** und sekundäre hämatologische Veränderungen können auf eine **Tumorerkrankung** hinweisen.
- Die häufigste Ursache für eine Anämie mit **niedrigem MCV bei Männern** ist ein **Kolonkarzinom.** Dies sollte bis zum Beweis des Gegenteils (Koloskopie mit Stufenbiopsien) die Arbeitsdiagnose sein.
- **Tumormarker** können v. a. im **Verlauf einer Erkrankung** hilfreich sein. Einzelne sind jedoch sehr sensitiv und selektiv.

POCTs sind **selbständig durchzuführen** und zu beurteilen. Bestes Beispiel ist ein **Bedside-Test vor Transfusion von Blutprodukten** (→ Abb. 21.1). Nach Blutgruppenbestimmung durch die Blutbank und dem Einsenden einer (frischen) Kreuzblutprobe ist dieser Test plus eine erneute Prüfung der Identität des Patienten vorgeschrieben. Eine kleine Menge Blut des Patienten wird mit den Testantikörpern vermischt und die Blutgruppe ist durch Agglutination der Erythrozyten bei Positivität sofort ablesbar (→ Abb. 21.1).

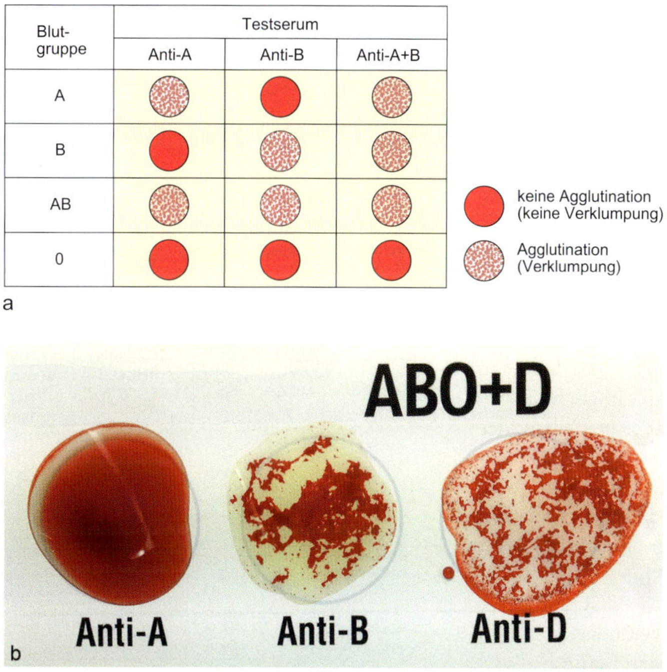

Abb. 21.1 a) Prinzip des Bedside-Tests: Die Agglutination zeigt die Blutgruppe an. Hinweis: Die meisten Bedside-Testkärtchen sind nur mit Anti-A- und Anti-B-Antikörpern beschichtet. [L190]
b) Fotografie eines durchgeführten Tests, hier zusammen mit einem Test auf Rhesus- D-Antigen. Anti-A führt zu keinerlei Verklumpen der Erythrozyten, wohingegen anti-B und anti-D zu einer deutlichen Aggregationsbildung führen. Die Blutgruppe wäre hier also B, Rhesus-D-positiv. [M840]

Urin-Stix

→ Kap. 22

Blutgasanalyse

Bei der **Blutgasanalyse (BGA)** werden pH-Wert, grundlegende Elektrolyte und pCO_2 gemessen. Die Bikarbonatkonzentration wird mithilfe der Henderson-Hasselbalch-Gleichung berechnet. Gewöhnlich werden zusätzlich pO_2 und Basenüberschuss (BE, Base Excess) mitbestimmt.

Hyperkaliämie (Serumkalium > 5,5 mmol/l) ist die gefährlichste Elektrolytstörung. An der quergestreiften Muskulatur kommt es zu Lähmungserscheinungen und Parästhesien, bei Konzentrationen über 7 mmol/l kann **Herzstillstand** auftreten. Die EKG-Veränderungen bei Hyperkaliämie können aber auch andere Erkrankungen, z. B. Herzinfarkt, imitieren. Daher ist die Bestimmung der Kaliumkonzentration bei Herzstillstand dringend erforderlich. Ursachen einer Hyperkaliämie können sein (→ Abb. 21.2):

- Verminderte Ausscheidung: Bei **Niereninsuffizienz** wird durch die erniedrigte GFR (glomeruläre Filtrationsrate) weniger Kalium ausgeschieden. Ein **Mangel an Mineralokortikoiden** (Aldosteronantagonisten, ACE-Hemmer, Morbus Addison) verringert die distal-tubuläre Kaliumausscheidung.
- Umverteilung: Bei **Azidose** kommt es zur Kaliumverlagerung vom IZR in den EZR. Aufgrund des hohen intrazellulären Kaliumgehalts kann die Serumkonzentration bei **Zelluntergang** stark ansteigen (Rhabdomyolyse, Hämolyse, Zytostatikatherapie).
- Vermehrte Zufuhr (v. a. durch Infusionen).

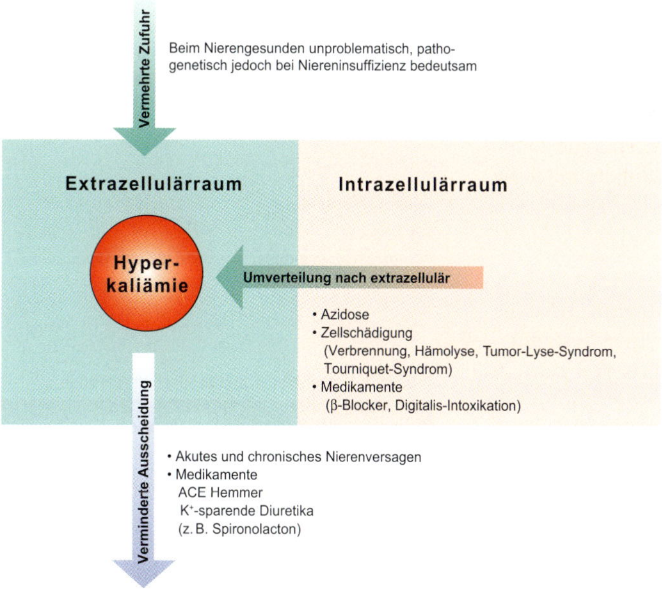

Abb. 21.2 Zusammenhang zwischen Hyperkaliämie und Azidose [L157]

Für die BGA bestimmtes Blut muss **arteriell** abgenommen werden. Da Arterienpunktionen (A. radialis, A. femoralis) technisch schwieriger sind, wird meist arterialisiertes Kapillarblut aus dem Ohrläppchen oder der Fingerbeere entnommen. Hierfür sollte die Entnahmestelle vorher mit feuchter Wärme oder Finalgon®-Salbe **hyperämisiert** werden, um zuverlässige Befunde zu erhalten. Bei zentralisiertem Kreislauf ist Kapillarblut nicht geeignet. Folgende Punkte sollten bei der Entnahme beachtet werden:

- Das Blut muss **luftblasenfrei** abgenommen werden.
- Massieren oder Quetschen der Entnahmestelle kann das Messergebnis verfälschen (Hämolyse, Verdünnung mit Interstitialflüssigkeit).
- Als Antikoagulans sollte **Heparin** verwendet werden.
- Die Proben müssen **schnell,** d. h. innerhalb weniger Minuten, untersucht werden,

da der Erythrozytenstoffwechsel (anaerobe Glykolyse) zu einem pH- und pO_2-Abfall führt. Proben, die auf Eiswasser gelagert werden, können noch 30 min nach Entnahme ausgewertet werden (dies kann auch bei abnormen Kaliumwerten hilfreich sein).
Bei der Interpretation der BGA empfiehlt es sich, systematisch vorzugehen (→ Abb. 21.3, → Abb. 21.4). Folgende Fragen sollten zur vollständigen Beurteilung des Säure-Basen-Status beantwortet werden:

- Azidose oder Alkalose? → Betrachtung des pH-Werts.
- Metabolische oder respiratorische Störung? → Betrachtung des pCO_2 bzw. der Bikarbonatkonzentration.
- Kompensation? → pCO_2 und HCO_3^- sind gleichsinnig verändert. Auf eine vollständige Kompensation weisen verändertes pCO_2 und HCO_3^- bei normalem pH hin.
- Kombinierte Störung? → pCO_2 und HCO_3^- sind gegensinnig verändert.

Die sich daraus ergebenden Befundkonstellationen (→ Tab. 21.1, → Tab. 21.2, → Tab. 21.3, → Tab. 21.4) werden in → Tab. 21.5 anhand einiger klinischer Beispiele veranschaulicht. Mithilfe des **Säure-Basen-Nomogramms** (→ Abb. 21.5) lassen sich diese Ergebnisse besser einordnen. Die markierten Bezirke repräsentieren die sog. einfachen Störungen. Eine kombinierte Störung ist anzunehmen, wenn die Werte außerhalb liegen.

Hämoccult

Der Ausschluss von **gastorintestinalen Blutungen** kann durch einen Tests auf okkultes Blut, auch Guajak-Test genannt, erfolgen. Hierzu wird eine Stuhlprobe auf die Testfläche einer Karte aufgebracht. Idealerweise macht man dies gleich anschließend an eine rektale Untersuchung von der Handschuhspitze, um Blutbeimengung von Hämorrhoiden auszuschließen. Danach wird ein Flüssigreagenz (Entwicklerlösung) auf die andere Seite der Karte getropft. Ein blauer Farbumschlag nach einer Minute zeigt dann die Präsenz von Hämoglobin an. Bei positivem Ergebnis sollte dann ein **Kolonkarzinom** ausgeschlossen werden.

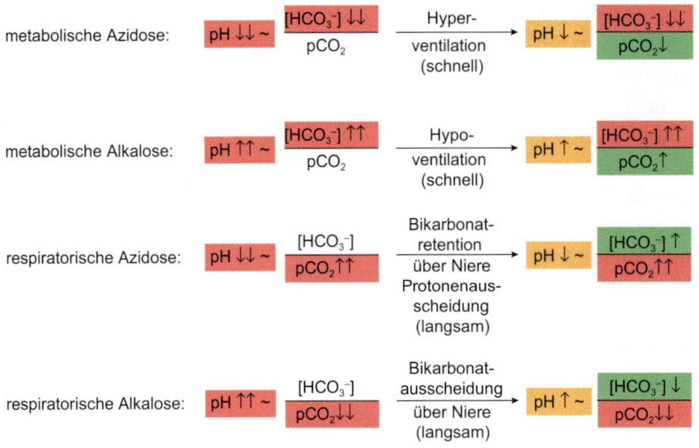

Abb. 21.3 Kompensationsmechanismen bei metabolischen und respiratorischen Störungen. Rot = Störung; grün = Kompensationsmechanismus; orange = Teilkompensation. [M588]

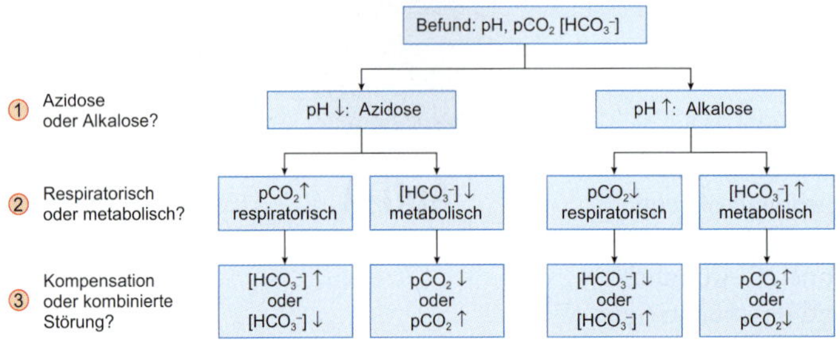

Abb. 21.4 Algorithmus zur Beurteilung des Säure-Basen-Status [M588]

Tab. 21.1 Ursachen der metabolischen Azidose

Azidoseform	Physiologie	Ursache
Additionsazidose	Produktion ↑ von H^+	• Laktat-, Ketoazidose • Salizylatintoxikation • Anionenlücke ↑
Retentionsazidose	Ausscheidung ↓ von H^+	• Schwere Niereninsuffizienz • Anionenlücke ↑
Subtraktionsazidose	Verlust ↑ von HCO_3^-	• Diarrhö • Renal-tubuläre Azidose • Anionenlücke normal

Tab. 21.2 Ursachen der metabolischen Alkalose

Alkaloseform	Physiologie	Ursache
Verlustalkalose	Ausscheidung ↑ von H^+	• Verlust von Magensaft (Erbrechen, Sonde) • Diuretikatherapie mit Hypokaliämie • Hyperaldosteronismus
Additionsalkalose	Zufuhr ↑ von HCO_3^-	Überkorrektur einer Azidose mit HCO_3^--Infusionen

Tab. 21.3 Ursachen der respiratorischen Azidose

Mechanismus	Beispiel
Lungenerkrankungen	COPD, Pneumonie, Lungenödem
Störung der Atemmechanik	Rippenfrakturen, Pneumothorax
Neuromuskuläre Störung	Myopathien, Elektrolytstörungen
Depression des Atemzentrums	Medikamente (Opioide), organische Läsionen

Tab. 21.4 Veränderungen primärer Säure-Basen-Parameter. Kompensatorische Veränderungen in Klammern

pH	HCO_3^-	pCO_2	Störung	Kompensation
↓	↓	(↓)	Metabolische Azidose	Alveoläre Hyperventilation
↑	↑	(↑)	Metabolische Alkalose	Alveoläre Hypoventilation
↓	(↑)	↑	Respiratorische Azidose	Renale Bikarbonatausscheidung ↓
↑	(↓)	↓	Respiratorische Alkalose	Renale Bikarbonatausscheidung ↑

Immunchromatografische Tests

Bei Tests auf **Proteine** (z. B. βHCG bei Schwangerschaftstests), **Antikörper** oder **Virus-/Parasitenantigene** wird eine kleine Menge **Probenmaterial** mit einer **Testlösung,** die spezifische Antikörper (oder Antigene bei Antikörpertests, gekoppelt z. B. an Gold als Kolloid) enthält, gemischt und auf ein **Testplättchen** aufgetragen. Auf diesem befindet sich eine **Chromatografiefläche,** auf der an unterschiedlichen Stellen weitere Antikörper gegen die Testsubstanz bzw. gegen die Positivkontrolle angebracht sind. Trennt sich nun die Testmischung auf, dann bleiben die goldmarkierten Antikörperkomplexe an den entsprechend beschichteten, **streifenförmigen Stellen** hängen und werden als Strich sichtbar.

Tab. 21.5 Klinische Beispiele für die Beurteilung des Säure-Basen-Status

Anamnese	pH	HCO_3^-	pCO_2	Störung
Chronische Bronchitis	7,36	39 mM	70 mmHg	Kompensierte respiratorische Azidose
Akuter Asthmaanfall	7,62	20 mM	20 mmHg	Unkompensierte respiratorische Alkalose
Erbrechen seit 24 h	7,57	48 mM	54 mmHg	Teilkompensierte metabolische Alkalose
Gastroenteritis seit 2 Wo.	7,20	8 mM	21 mmHg	Teilkompensierte metabolische Azidose

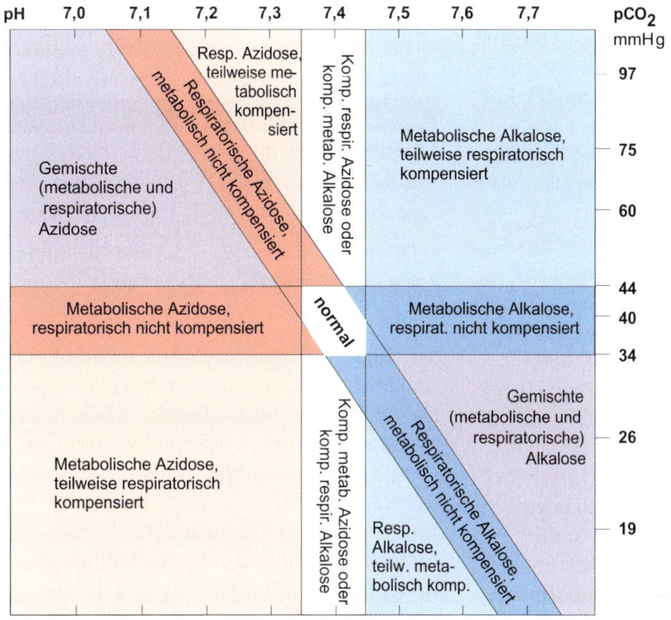

Abb. 21.5 Säure-Basen-Nomogramm: Die Änderung des pCO_2 ist entweder primär (bei respiratorischen Störungen) oder sekundär (bei metabolischen Störungen). [L157]

Zusammenfassung

- POCT-Untersuchungen sind rasch selbständig durchführ- und beurteilbar.
- Vor **Transfusion von Blutprodukten** muss eine **erneute Prüfung der Identität** und Bestimmung der Blutgruppe mittels eines **Bedside-Tests** erfolgen.
- Die **Blutgasanalyse** wird mit arteriellem und **luftblasenfreiem Blut** durchgeführt. Die Messung sollte rasch erfolgen. Das Blutgasanalysegerät misst u. a. K^+, pH und pCO_2. Die Bikarbonatkonzentration wird berechnet.
- Die Einteilung einer Säure-Basen-Störung erfolgt systematisch nach pH-Wert (Azidose/Alkalose), Mechanismus (metabolisch/respiratorisch) und Kompensation (unkompensiert/teilkompensiert/vollständig kompensiert).
- Ein Hämoccult-Test kann als POCT auf gastorintestinale Blutungen eingesetzt werden (Sensitivität für Kolonkarzinome: 20–40 %).
- Immunchromatografische Tests können zum Nachweis von körpereigenen Proteinen, Infektionserregerantigenen oder Antikörpern als POCT rasch selbst durchgeführt werden.

Akutes und chronisches Nierenversagen

Bei **akutem Nierenversagen (ANV)** kommt es **innerhalb von Stunden** zu einem abrupten Abfall der glomerulären Filtrationsrate (GFR) mit Oligo- bzw. Anurie, Anstieg der Retentionsparameter (Kreatinin und Harnstoff) und/oder metabolischen Störungen. Man unterscheidet hier das klassische, zum größten Teil renal bedingte Nierenversagen **(ARF, Acute Renal Failure)** vom extrarenal bedingten **AKI (Acute Kidney Injury).** Ein ARF entsteht also z. B. durch eine Glomerulonephritis, wohingegen ein AKI z. B. nach Polytrauma, Exsikkose und als nosokomiales Nierenversagen auftritt.

Das **AKI** ist **reversibel** und entsteht meist bei einer zuvor gesunden Niere oder auf Grundlage einer bereits bestehenden Nierenschädigung. Ein ARF ist hingegen **irreversibel** mit dauerhaftem Funktionsverlust.

Dauert eine Nierenfunktionsstörung **länger als 3 Monate** an, so spricht man von einem **chronischen Nierenversagen (CKD, Chronic Kidney Disease).** Die chronische Niereninsuffizienz entwickelt sich über **Wochen, Monate bis Jahre** und ist die Folge einer irreversiblen Verminderung der glomerulären, tubulären und endokrinen Funktionen beider Nieren.

Kreatinin steigt im Serum erst an, wenn bereits **mindestens 50 % der Nierenfunktion verloren** gegangen ist. Damit ist die GFR schon unter 60 ml/min gesunken. Ein **kreatininblinder Bereich** existiert somit bei einer GFR von 50–90 ml/min. **Cystatin C** steigt hingegen bereits bei einer GFR unter 80 ml/min an und kann früher Schäden anzeigen (Kap. 25). Im niedrigen Bereich mit einer **GFR unter 20 ml/min** beschreibt ein **Mittelwert aus Kreatinin- und Harnstoff-Clearance** die GFR labormedizinisch am besten.

Bei **klinischem Verdacht auf eine Nierenerkrankung, Systemerkrankung mit Nierenbeteiligung, GFR-Abfall** oder **Proteinurie** sollte eine **Urinanalytik** durchgeführt werden. Diese besteht aus optischer Beurteilung, Urinstix und Zytometrie/Urinsediment.

Akutes Nierenversagen

Das ANV durchläuft klassischerweise **vier Phasen** (→ Tab. 22.1), wobei ca. 15 % der Fälle normo- oder polyurisch verlaufen und das **Leitsymptom Oligurie** fehlt. Da zu Beginn des ANV keine oder nur unspezifische Symptome (Übelkeit, rasche Ermüdbarkeit) bestehen, ist die **Überwachung der Retentionsparameter** bei Erkrankungen, die zum ANV prädisponieren, von enormer Wichtigkeit. Diagnostisch sind zunächst prä- und postrenale Ursachen auszuschließen, da sie sich häufig schnell korrigieren lassen, z. B. Volumensubstitution oder Steinentfernung (Sonografie durchführen!).

Beim ANV ist laborchemisch **Harnstoff** im Verhältnis zu **Kreatinin** stärker (und oft früher) erhöht, da seine Rückdiffusion in das Blut perfusionsabhängig ist. In der oligurischen Phase finden sich außerdem eine **Hyperkaliämie** und eine **metabolische Azidose,** die sowohl auf einer gestörten Protonenausscheidung als auch auf einer verminderten Bikarbonatretention beruhen. Differenzialdiagnostisch kann mithilfe des Urinbefundes zwischen **funktioneller Oligurie,** z. B. nach langem Dursten, und ANV unterschieden werden (→ Tab. 22.2).

Tab. 22.1 Phasen des akuten Nierenversagens (ANV)

Phase	Stadium	Dauer	Diurese	Symptomatik	Komplikationen
I	Schädigung	Stunden bis Tage	> 500 ml	Extrarenale Grunderkrankung	–
II	Oligo-/Anurie	9–11 d	< 500 ml/d	Protein-, Hämaturie, Isosthenurie	K^+ ↑, pH ↓, Anämie, Überwässerung
III	Polyurie	2–3 Wo.	> 2.000 ml/d	Isosthenurie	Exsikkose, K^+ ↓, Infektionen
IV	Restitution	Wochen bis Monate	Normal	Evtl. Defektheilung	–

Tab. 22.2 Differenzialdiagnose der Oligurie anhand des Urinstatus

Urinbefunde	Funktionelle Oligurie	ANV
Spezifisches Gewicht	> 1.025 g/l	< 1.015 g/l
Osmolalität	> 1.000 mosmol/kg	< 600 mosmol/kg
Harnstoff	> 1.000 mg/dl	< 1.000 mg/dl
Natrium	< 30 mmol/l	> 35 mmol/l
Urin-/Serumharnstoff	> 10	< 5

Chronisches Nierenversagen

Bei **chronischem Nierenversagen** ist der Verlauf des Retentionsparameters **Kreatinin** im Serum entscheidender Bestandteil für die Stadieneinteilung der chronischen Niereninsuffizienz. Die **Kreatinin-Clearance** nimmt dabei konstant ab. Der Verlauf der **Serumelektrolyte** ist wesentlich von der Klinik abhängig (u. a. Diarrhö, Erbrechen). Bei **sekundärem Hyperparathyreoidismus** infolge **verminderter Kalzitriolsynthese** (= Vitamin D) sind typischerweise Parathormon (PTH), Serumphosphat und alkalische Phosphatase (AP) erhöht. Im Blutbild ist eine normochrome **Anämie** Ausdruck der verminderten Erythropoetinsekretion.

Makroskopische Beurteilung des Urins

Ursachen für Verfärbungen und Trübungen des Urins sind in → Tab. 22.3 und → Tab. 22.4 zusammengefasst. Technisch werden auffällige Urinproben (z. B. mit auffälligem Urinstix) meist in einer Stufendiagnostik mittels durchflusszytometrischer Methoden weiter untersucht und dann ggf. eine teilautomatische Mikroskopie durchgeführt. Beim Nachweis von erhöhtem Protein erfolgt zusätzlich je nach Alter eine Proteinuriediagnostik.

Bei einer Hämolyse (z. B. Fehltransfusion) kommt es rasch zu einer Braun-/Rotfärbung des Urins. Falls ein Blasenkatheter liegt, kann man den Beginn erkennen. Eine Transfusion sollte dann sofort gestoppt werden!

Urinstix (U-Stix)

Eine **Teststreifenuntersuchung** sollte mit frischem Urin innerhalb von 2 h (max. 4 h) nach Entnahme durchgeführt werden. Dabei ist darauf zu achten, dass der Teststreifen nur

Tab. 22.3 Ursachen von Urintrübungen

Optischer Eindruck	Ursache
Hell	Massenhaft Leukozyten, Bakterien, Hefen
Rotbraun	Erythrozyten
Hell (nach Stehenlassen)	Phosphate/Karbonate (alkalisch), Urate/Harnsäure (sauer)
Wolkig (nach Stehenlassen)	Bakterien, Nubekula (Muzine, Epithelien)

Tab. 22.4 Ursachen von Urinfärbungen

Farbe	Ursache
Wasserklar	Polyurie (Diabetes insipidus, Polydipsie)
Weiß	Chylurie (z. b. bei Filariose), Propofol, Phosphate, Lipidurie
Gelborange	Bilirubin/Urobilin bei stark konzentriertem Urin, Fieber
Gelbgrün	Biliverdin, *Pseudomonas*-Infektion, Methylenblau, Amitriptylin
Rot	Erythrozyten, Hämoglobin, Myoglobin, Porphyrine, rote Bete, Rifampicin
Pink	Harnsäurekristalle (sog. „Ziegelmehl") und Propofolgabe
Lila	Methylenblau und B12-Gabe
Braunschwarz	Methämoglobin (Coca Cola-Farbe), L-Dopa
Schwarz	Hämoglobin, Myoglobin, Melanurie (Melanom), Homogentisinsäure (Alkaptonurie)

Tab. 22.5 Teststreifenuntersuchungen. GN = Glomerulonephritis, PN = Pyelonephritis, Hb = Hämoglobin, Tbc = Tuberkulose, SLE = systemischer Lupus erythematodes, HWI = Harnwegsinfekt, n. n. = nicht nachweisbar

Parameter	Indikation	Bemerkung
pH	Harnwegsinfekte/ Azidose/Alkalose	• Norm: 5,0–7,0 • pH ↑: vegetarische Ernährung, harnstoffspaltende Bakterien • pH ↓: fleischreiche Ernährung
Glukose	Diabetes mellitus	• Norm < 15 mg/dl • Nierenschwelle bei 180 mg/dl Plasmaglukose • Glukosurie auch in der Schwangerschaft, postprandial, renale Glukosurie (tubuläre Glukosetransporter ↓)
Proteine	Nierenerkrankungen	• Norm < 150 mg/d • Falsch negativ bei Bence-Jones-Proteinurie • Falsch positiv bei stark alkalischem Urin
Erythrozyten	Hämaturie	• Norm < 5/µl • Mikrohämaturie: nur mikroskopisch oder chemisch nachweisbar • Makrohämaturie: bei > 1 ml Blut/l Urin sichtbar • Ursachen: Durchblutungs-, Gerinnungsstörungen; GN, PN, Tumoren, Tbc, SLE, Steinleiden, Entzündungen
Hämoglobin	Hämoglobinurie	• Norm: n. n., renale Rückresorptionskapazität 1 g/l • Ursachen: intravasale Hämolyse und Erschöpfung der Rückresorption • Hämolyse im Urin bei hypotonem Urin und längerem Stehenlassen der Probe
Leukozyten	Entzündungen der Niere und ableitenden Harnwege	• Norm < 10/µl • Leitsymptom der akuten und chronischen Pyelonephritis • Auch bei GN, HWI, Tbc (sterile Leukozyturie)
Ketone	Diabetes mellitus	• Norm: n. n. • Frühsymptom des diabetischen Komas • Auch nachweisbar bei Nulldiät und Schwangerschaft
Bilirubin	Hepatopathie, obstruktive Gallenwegserkrankungen	• Norm: praktisch n. n. • Serumbestimmung vorrangig; Erhöhung bei Parenchym- und Verschlussikterus
Urobilinogen	DD des Ikterus	• Norm < 1 mg/dl • ↑ bei prä- (Hämolyse) und intrahepatischem (Hepatitis etc.) Ikterus • ↓ bei posthepatischem (Verschluss-)Ikterus
Nitrit	Harnwegsinfektionen	• Norm: n. n. • Positiv, falls Erreger Nitrat reduzieren können (ca. 80 %) und ausreichend Nitrat und Zeit (4 h) für Reduktion vorhanden sind!
Spezifisches Gewicht	Konzentrierleistung	Messung über Na+- und K+-Konzentration
Aminosäuren	V. a. Aminoazidurie	Phenylketonurie, (Homo-)Zystinurie

kurz (max. 1 s) in den Urin eingetaucht wird, da sonst die Testreagenzien ausgeschwemmt werden können. Nach vorgeschriebener Zeit können dann die Reaktionszonen mit den Farbskalen auf dem Testbehälter verglichen werden. Die daraus resultierenden Befunde sind zuverlässig, wenn das Untersuchungsmaterial korrekt gewonnen wurde. Die Teststreifenanalytik ist ein einfaches und probates Mittel zur **Primärdiagnostik, Verlaufs- sowie Therapiekontrolle vieler Erkrankungen.** Die mit Teststreifen erfassbaren Parameter, deren Indikation sowie Störeinflüsse sind in → Tab. 22.5 zusammengefasst.

Das **spezifische Gewicht** steigt um 0,001 für jeden Anstieg der **Urinosmolalität** von 35–40 mosmol/kg. 1,010 entspricht 285 mosmol/kg und ist isoosmolar zu Plasma, auch isosthenurisch oder Harnstarre genannt.

Ein solcher Urin kommt beim Verlust der Fähigkeit zur Harnkonzentration der Niere vor. Die **Osmolalität** wird allein durch die **Konzentration der gelösten Teilchen,** das **spezifische Gewicht,** aber auch **durch deren Größe** bestimmt. Die Urinosmolalität kann zwischen 50–100 mmol/kg (reichlich Flüssigkeit mit max. ADH-Hemmung) bis zu 1.400 mmol/kg (Flüssigkeitsrestriktion mit max. ADH-Freisetzung) variieren.

Die **Proteindetektion** beruht auf dem **Proteinfehler von pH-Indikatoren** und detektiert v. a. Albumin. **Nicht-Albumin-Proteinurien (z. b. prärenale) werden nicht erkannt.** Falsch positiv wird das Testfeld nach iodhaltiger Kontrastmittelgabe, bei pH > 8, Makrohämaturie und durch bestimmte Antiseptika (Chlorhexidin). Moderate Albuminurie (Mikroalbuminurie) kann oft nur in konzentriertem Urin detektiert werden.

Der **Urin-pH** liegt physiologisch bei 5–6, der Messbereich geht oft von 4,5–8. Er sollte in frischem Urin gemessen werden, da Urin bei RT spontan alkalisch wird. Ein hoher Urin-pH begünstigt luminale Kalziumphosphatpräzipitation, ein niedriger pH die Präzipitation von Harnsäure. Ein pH > 7,5–8 sollte an einen Harnwegsinfekt mit Urease-produzierenden Bakterien denken lassen. Bei einer **metabolischen Azidose** sollte der **pH < 5** sein, sonst kann eine Störung der Säureelimination, eine **renal-tubuläre Azidose,** vorliegen.

Das Testfeld für **Hämoglobin** nutzt das **Oxidationspotenzial** des Häms zum Nachweis einer **Hämaturie.** Es kann durch Erythrozyten, Hämoglobin und Myoglobin positiv werden und besitzt eine **exzellente Sensitivität** (1–2 Erythrozyten pro Gesichtsfeld). Da auch Spermien und andere Pseudoperoxidasen zu falsch positiven Ergebnissen führen können, muss eine Hämaturie immer mikroskopisch (mind. 3 Erythrozyten pro Gesichtsfeld) gesichert werden. Falsch negative Ergebnisse gibt es praktisch nur bei hoher Vitamin-C-Einnahme.

Leukozytenesterase wird von lysierten Leukozyten freigesetzt und zeigt Leukozyturie an. In konzentriertem Urin kann die Lyse aber verhindert und der Test falsch negativ sein.

Positive Hämaturie oder Leukozyturie-Ergebnisse im U-Stix erfordern eine weitere Abklärung!

Aufgrund der Expression von Nitratreduktase in vielen Enterobacteriaceae kann bei Harnwegsinfekten **Nitrit** im Urin nachgewiesen werden. Enterokokken exprimieren

aber wenig Nitratreduktase, der Urin kann hier Nitrit-negativ sein.
Auf dem **Proteinfeld** wird Albumin bei einer Makroalbuminurie (außer im sehr verdünnten Urin) meist gut sichtbar. Andere Proteine, v. a. Leichtketten, sowie eine Mikroalbuminurie werden aufgrund der Insensitivität oft nicht erfasst.
Eine **Glykosurie** ist bei Plasmaspiegeln ab 180 mg/dl nachweisbar und weist bei niedrigeren Plasmaspiegeln auf eine fehlerhafte Reabsorption in den proximalen Tubuli hin (genetisch, SGLT-2-Hemmer, Fanconi-Syndrom bzw. generalisierte Resorptionsstörung des proximalen Tubulus).

> Hohe Glukosespiegel können auch artifiziell bei **psychiatrischen/forensischen Proben** vorkommen, falls Fruchtsaft statt Urin eingeschickt wurde. Kreatininbestimmung hilft hier.

Ketone, v. a. **Acetoacetat** und begrenzt Aceton, werden mit **Nitroprussid** nachgewiesen. β-Hydroxybutyrat wird nicht detektiert. Ketonkörper sind bei **alkoholischer oder diabetischer Ketoazidose** erhöht, sowie bei **Hungerzuständen** und chronischem Erbrechen.
Bilirubin kann als **direktes (konjugiertes) Bilirubin** auf einigen Teststreifen nachgewiesen werden und ist bei **Leberzellschaden** sowie bei **Hämolyse** erhöht. **Urobilinogen** ist eine **reduzierte Abbauform des Bilirubins** und kommt nach **enterohepatischer Reabsorption** im Urin auch physiologisch vor. Mit Urobilinogen ist daher die Abgrenzung zu einem **hepatischem Verschlussikterus** möglich, da hier Urobilinogen nicht im Urin nachweisbar ist.

Zytometrie

Ähnlich wie in einem Hämatologieanalyzer (Kap. 8, Kap. 9) werden hier die Partikel im Urin auf Basis ihrer **Lichtbrechungseigenschaften** zugeordnet. So können **Leukozyten** von **Erythrozyten** unterschieden und gezählt werden. Auch eine Angabe der **Bakterienzahl** und eine erste Einschätzung zur Keimart sind so möglich.
Weiterhin können die Erythrozyten nach ihrer Morphologie eingeordnet werden und so **eumorphe von dysmorphen Erythrozyten** unterschieden werden. Über 70 % dysmorphe Erythrozyten weisen auf einen **glomerulären Ursprung** hin.

Urinsediment

Sowohl beim akuten als auch beim chronischen Nierenversagen kann ein **Urinsediment** wichtige Hinweise auf die zugrunde liegende Pathologie liefern (→ Abb. 22.1, → Abb. 22.2, → Abb. 22.3). Technisch werden auffällige Urinproben (z. b. mit auffälligem Urinstix) meist mittels **durchflusszytometrischen Methoden** weiter untersucht. Mittels **Färbungen** (z. b. Sternheimer-Malbin) kann eine bessere Beurteilung erreicht werden. Zylinder als Ausgüsse von Tubuluslumina beweisen einen renalen Ursprung.

> Zylinder und zelluläre Bestandteile lassen sich oft im **zweiten Morgenurin** besser differenzieren als im sauren, konzentrierten ersten Morgenurin, wo diese häufig degradiert vorliegen. Eine Sedimentuntersuchung sollte eigentlich **innerhalb von 30 Minuten** nach Uringewinnung durchgeführt werden, es gibt jedoch Konservierungstabletten, welche die Zylinder stabiler machen können. In manchen Kliniken wird deshalb die Sedimentuntersuchung auf Station durchgeführt.

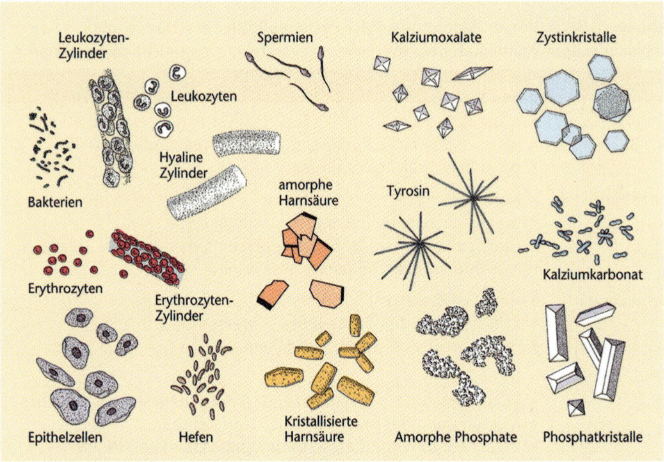

Abb. 22.1 Urinbestandteile. „Organisierte“ Urinbestandteile (links): Zylinder, Epithelzellen, Leukozyten, Erythrozyten, Bakterien, Hefen, Spermien. „Nicht-organisierte“ Urinbestandteile (rechts): alle Kristalle (Harnsäure, Oxalat, Tyrosin etc.). [L190]

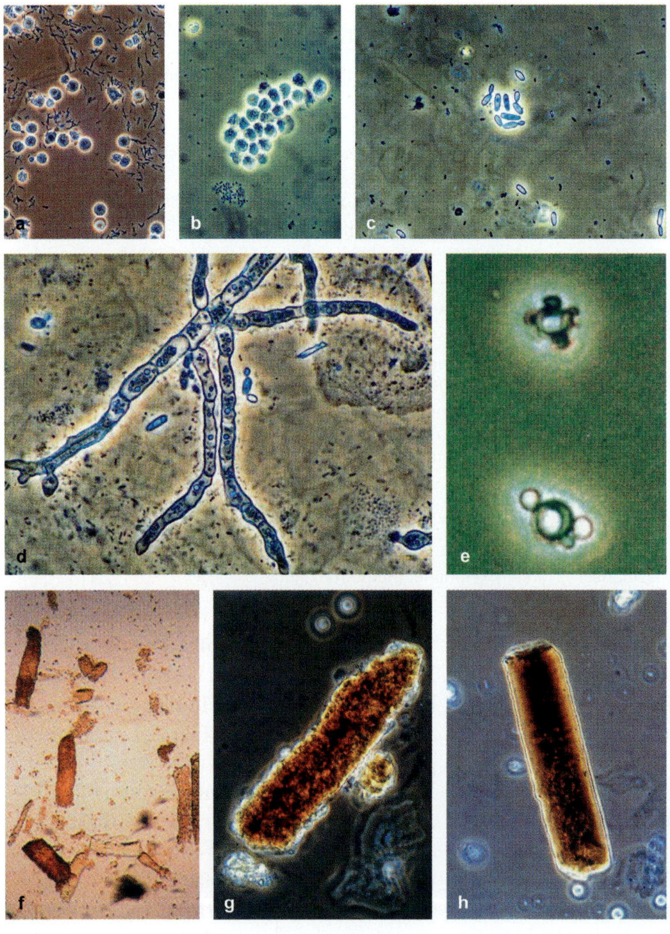

Abb. 22.2 Urinsedimente: a) Harnwegsinfekt mit Leukozyten und Bakterien, b) Leukozytenzylinder, c) Parasiteneier (Enterobius vermicularis), d) Pilzhyphen (am häufigsten Aspergillus terreus), e) Akanthozyten, f) große Erythrozytenzylinder, g) Myoglobinzylinder, h) Wachszylinder [T442]

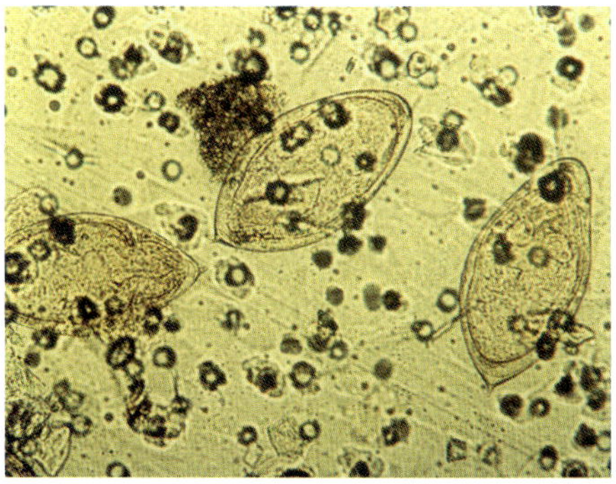

Abb. 22.3 *Schistosoma-haematobium*-Eier im Urinsediment bei Blasenbilharziose. Die Eier haben den charakteristischen Endstachel (Ausziehung an einem Eipol). [E499]

Hämaturie wird ab 1 ml pro Liter Urin makroskopisch sichtbar; eine mikroskopische Hämaturie ist definiert als **2 oder mehr Erythrozyten pro Gesichtsfeld** im Urinsediment (nach Zentrifugation!). Wie durchflusszytometrisch ist auch hier bei über 70 % dysmorphen Erythrozyten ein glomerulärer Ursprung der Hämaturie sehr wahrscheinlich. **Akanthozyten** als Untergruppe der **dysmorphen Erythrozyten** haben eine Spezifität von 98 % für eine Glomerulonephritis und sollten hier über 5 % Anteil haben. Die Sensitivität ist gering, die Wahrscheinlichkeit für das Vorliegen einer Glomerulonephritis wird durch Albuminurie und **Erythrozytenzylinder** deutlich erhöht. Erythrozytenzylinder kommen aber auch oft bei interstitieller Nephritis vor.
Leukozyturie weist auf einen **Harnwegsinfekt** hin, Leukozytenzylinder kommen niedrig sensitiv bei interstitieller Nephritis und ggf. Pyelonephritis vor. Eosinophile Granulozyten kommen gehäuft bei medikamentös bedingter interstitieller Nephritis vor.
Lipidurie weist auf ein **nephrotisches Syndrom** hin, da die Leber mittels Lipoproteinen versucht, den durch Hypoalbuminämie verursachten Verfall des onkotischen Drucks zu stabilisieren. Es können vereinzelte Fetttröpfchen, Fetttröpfchen eingeschlossen in Tubuloepithelzellen (sog. „Oval fat bodies") oder **Lipidzylinder** vorkommen. Im polarisierten Licht zeigen die Fetttröpfchen ein klassisches **Malteserkreuz,** durch Anfärben mit Sudan III kann man Lipidzylinder besser sichtbar machen. Lipidurie weist auf eine **glomeruläre Schädigung** hin und kommt selten auch isoliert bei der autosomal-dominanten polyzystischen Nierenkrankheit vor.
Granuläre Zylinder können fein- oder grobgranulär imponieren und entstehen aus gealterten zellulären Zylindern oder durch Proteinpräzipitation. Grobgranuläre, pigmentierte Zylinder gelten als charakteristisch für eine **akute Tubulusnekrose.** Allerdings können feingranuläre und azelluläre **hyaline Zylinder** in geringen Mengen auch bei Gesunden auftreten.
Nierenepithelien sind runde Zellen, etwa 1,5–3mal so groß wie Leukozyten, mit zentralem Kern. Diese können auch auf eine **akute Tubulusnekrose** hinweisen. Solche Tubulusepithelzellen können fettig degenerieren **(Fettkörnerzellen beim nephrotischen Syndrom).** Größere birnenförmige Epithelzellen können Übergangsepithel (Urothel) darstellen. Sehr große, irregulär geformte Zellen mit pyknotischem Kern sind Plattenepithelien und stellen am ehesten Kontaminationen dar.
Kristalle können Hinweise auf die Zusammensetzung von **Nierensteinen** (v. a. Oxalatsteine) geben und ursächlich bei einer **tubulointerstitiellen Nephritis** sein. Wichtig sind **Harnsäurekristalle** (können bei **Tumorlysesyndrom,** Gicht und Uratnephropathie auftreten) und **Cystinkristalle** (Cystinurie als angeborene Stoffwechselerkrankung). Sargdeckelförmige Ammoniummagnesiumphosphatkristalle **(Triplephosphatkristalle)** können auf eine Infektion mit Urease-produzierenden Bakterien (*Proteus* oder *Klebsiella*) hinweisen, welche so Ammonium freisetzen und den Urin alkalisieren, oder entstehen aufgrund einer Kontamination des Urins. Bei Auftreten von **Oxalatkristallen** mit Nierenversagen sollte an eine **Ethylenglykol-Vergiftung** gedacht werden.

Proteinurieanalytik

Der **Goldstandard** ist noch die Messung der Konzentrationen im **24 h-Sammelurin. Albumin** macht physiologisch nur einen geringen Anteil aus; dieser steigt mit zunehmender glomerulärer Schädigung. Bis 1 g/l Gesamtprotein sollte Albumin etwa die Hälfte des Gesamtproteins ausmachen, nur dann ist ein Befund plausibel.
Neben einem Anstieg bei primärer Schädigung des Glomerulums (z. B. bei Nephronsklerose) gibt es eine **sekundäre glomeruläre Albuminurie** auf Basis einer primären tubulointerstitiellen Schädigung. Umgekehrt gibt es eine **sekundäre tubulointerstitielle Schädigung** nach einer stärkeren primären glomerulären Schädigung, sowie eine Überlastung der tubulären Proteinrückabsorption der kleinen, frei filtrierten Proteine.
Um Probleme des Sammelurins zu umgehen, werden die **Proteinmengen als Quotient zum Kreatinin** berechnet, um die Tagesmengen zu schätzen. So gibt es einen **Albumin-pro-Kreatinin-Ratio (ACR)** und einen **Totalprotein-zu-Kreatinin-Ratio (TCR).** Bei der Bestimmung der TCR gibt es aber wie beim U-Stix methodische Unterschiede: Bei Bestimmung mittels der Methode nach Biuret werden grob alle Proteine erfasst, wohingegen bei einer turbidimetrischen Präzipitation bevorzugt hydrophobere Proteine gemessen werden. Stark glykosylierte Proteine, wie α1-Mikroglobulin und Tamm-Horsfall-Protein sind bei der turbidimetrischen Messung so schlechter erfasst. Daher ist der TCR-Referenzbereich **methodenabhängig** und bei der Methode nach Biuret 220 mg/g Kreatinin, nach turbidimetrischen Präzipitation hingegen 110 mg/g Kreatinin. Zusätzlich gibt es noch einen methodenunabhängigen Referenzbereich der TCR von 200 mg/g Kreatinin.

Es gibt auch große methodenabhängige Schwankungen in der gemessenen Albuminkonzentration zwischen Nephelometrie, Turbidimetrie und Radioimmunassays. Ein Teil des Albumins ist auch immunologisch nicht detektierbar. Dies führt zu einer hohen Falschnegativrate bei der Albuminuriediagnostik. Diese kommen bei HPLC- oder proteinbasierten Methoden wesentlich seltener vor.

Da die Kreatininausscheidung stark individuell um 1 g/d schwankt, unterschätzen die Quotienten bei Personen mit hoher Muskelmasse die Proteinausscheidung, bei Kachexie überschätzen die Quotienten diese. Diese systematischen Fehler werden mit moderneren Verfahren wie der **geschätzten Albuminausscheidungsrate** minimiert. Weiterhin werden Schwankungen der Proteinausscheidung im **Tagesverlauf** nicht abgebildet; deshalb machen unterschiedliche Grenzwerte für den ersten Morgenurin (niedriger aufgrund des fehlenden orthostatischen Anteils) und den zweiten (random) Urin (höhere Grenzwerte) Sinn.

Die Proteinausscheidung ist im Tagesverlauf etwa 50 % höher als nachts. Wird z. B. bei einer Lupus-Patientin mit 2 g/d Proteinausscheidung eine morgendliche Probe analysiert, so entspricht die TCR und die geschätzte Albuminausscheidungsrate einer Proteinausscheidung von 1,6 g/d. Einen Monat später wird eine Probe nachmittags gewonnen und entspricht einer Proteinausscheidung von 2,4 g/d. Hier kann nun fälschlicherweise auf einen Progress der Nephritis geschlossen werden, obwohl es nur am Abnahmezeitpunkt liegt.

Als **benigne** (also reversible) Gründe einer Proteinurie kommen Fieber, akute Entzündungserkrankungen, Sport und intensive körperliche Belastung, orthostatische

Veränderungen, Dehydrierung, emotionaler Stress und Kopfverletzungen in Frage. Diese **benignen Proteinurien** erhöhen nicht weiter die Mortalität oder Morbidität. Die Proteinausscheidung ist meist 1–2 g/d, sollte nach einigen Lehrbüchern unter 0,5 g/d liegen.

Typen von Proteinurien

- **Transiente Proteinurien** kommen bei Harnwegsinfekten, Fieber, körperlicher Belastung, Schwangerschaft und vermehrter vaginaler Schleimsekretion vor. Weiterhin gibt es nach längerem Stehen eine **physiologische, orthostatische Proteinurie,** welche morgens nicht nachweisbar ist und die besonders häufig während Wachstumsphasen von Jugendlichen vorkommt. Diese Verringerung der Proteinausscheidung im **Nachturin** gibt es aber auch bei pathologischen Zuständen. Bei jungen Erwachsenen machen die transienten Proteinurien 4 %, bis zum 18. LJ 10 % der Fälle aus. Iodhaltige Kontrastmittel können eine transiente Proteinurie auslösen.
- **Persistente Proteinurien** kommen bei primären Nierenerkrankungen (Glomerulonephritiden, tubuläre Erkrankungen) und als sek. Nierenerkrankungen (DM, Kollagenosen, Vaskulitiden, Amyloidosen, Myelom, Bluthochdruck und bei Herzinsuffizienz) vor.
- **Isolierte Proteinurie:** Die meisten Patienten mit einer fortgeschrittenen Nierenerkrankung präsentieren sich mit einer Proteinurie, welche entweder im nephrotischen Bereich (> 3,5 g/d) liegt oder haben eine Lipidurie, Ödeme, Hypoalbuminämie, Diabetes, Hypertension und/oder ein aktives Urinsediment (dysmorphe Erythrozyten und/oder Erythrozytenzylinder). Besteht hingegen nur eine Proteinurie bei normalem Urinsediment, normaler GFR und ohne Diabetes und Bluthochdruck, so bezeichnet man diese als **isolierte Proteinurie.** Hier sollte die GFR bestimmt und ein Myelom ausgeschlossen werden. Auch sollte eine Sonografie zum Ausschluss struktureller Veränderungen erfolgen.

Lokalisation der Pathologie

Veränderungen im Urin können Hinweise auf die Lokalisation der Pathologie geben. Zur Eingrenzung der möglichen **Schädigungslokalisation** kann das **Proteinausscheidungsmuster** herangezogen werden. Anstelle der klassischen Proteinelektrophorese des Urins werden meist einzelne **Leitproteine** bestimmt. Albumin wird bei einer beginnenden Schädigung des Glomerulums vermehrt ausgeschieden.
Als **prärenale Ursachen** kommen **Perfusionsmangel** oder eine sog. **Überlaufproteinurie** in Betracht. Bei einigen Patienten finden sich erhöhte Leichtketten (aufgrund eines Myeloms oder MGUS). Diese werden nicht im U-Stix erfasst, wohl aber von anderen Gesamtproteinbestimmungsmethoden (Biuret oder Fällung mit Sulfosalizylsäure, Trichloressigsäure, Benzethoniumchlorid)! Selten ist erhöhtes Myoglobin (Rhabdomyolyse oder Crush-Nephropathie nach Erdbeben/Drogenmissbrauch), Amylaseurie (bei Pankreatitis), Hämoglobin (Hämolyse) oder erhöhtes Lysozym (bei AML) ursächlich.
Bei prärenalen Ursachen kann das Albumin zusätzlich im nephrotischen Bereich liegen. Die **fraktionelle Natriumausscheidung** kann bei der Identifikation des prärenalen ANV hilfreich sein.
Bei **renal bedingter Nierenschädigung** kann die glomeruläre Proteinurie meist durch den hohen Albuminanteil mit einem U-Stix erkannt werden. Beim Fortschreiten der Erkrankung kommt die Ausscheidung hochmolekularer Proteine (IgG und Transferrin) hinzu. Beim nephrotischen Syndrom kann hieraus ein Selektivitätsindex erstellt werden, welcher das Ansprechen auf Steroide vorhersagt. Ist das **Verhältnis der ACR zu TCR** < 0,4, so liegt eher eine tubuläre oder prärenale Proteinurie vor, bei einem Verhältnis von > 0,4, handelt es sich oft um eine glomeruläre Proteinurie.
Tubuläre Schädigungen führen zu einer verminderten Reabsorption der kleinen, frei filtrierten Proteine. Man misst das **α-1-Makroglobulin** als frühen Indikator der tubulären Schädigung, ein Leitprotein zum Nachweis einer **fortgeschrittenen tubulären Schädigung** ist das **β-2-Mikroglobulin** (dies ist aber in saurem Urin instabil!).

> Bei renalen Ursachen sollte auch eine rasche Analyse von ANCAs, ANAs sowie von anti-GBM-Antikörpern erfolgen! ANCAs und anti-GBM-Antikörper stellen daher eigentlich **Notfallparameter** dar.

Um die **extrarenale Blutbeimengung** zu messen, bestimmt man **α-2-Makroglobulin.** Ein hoher Anteil hiervon weist z. B. auf eine Blutung bei Harnwegsinfekt hin.
Oft gibt es auch Mischformen mit einer ursächlichen primären und einer durch Folgeschäden entstandenen sekundären Proteinurie.

Spektrum der Ausscheidungsmengen

Junge, gesunde Erwachsene scheiden unter 150 mg Gesamtprotein/d und zwischen 4 und 7 mg/d intaktes Albumin aus. Eine Albuminausscheidung von **30–300 mg/d** nennt man **Mikroalbuminurie** (oder moderat erhöhte Albuminausscheidung). **Ab 300 mg/d** wird der U-Stix positiv und man nennt es **Makroalbuminurie.** Auch im Normbereich korreliert die Höhe der Albuminausscheidung mit dem **kardiovaskulären Risiko.**
Bei Patienten mit **benignen isolierten Proteinurien** ist die Proteinausscheidung meist **1–2 g/d. Transiente Formen der Proteinurie** liegen oft bei **< 1 g/d;** nur bei extremer, **dauerhafter körperlicher Belastung** kann diese 2 g/d erreichen. Extremste Belastung kann auch zu Mikrohämaturie und Erythrozytenzylindern führen und eine glomeruläre Erkrankung vortäuschen! **Orthostatische Proteinurien** liegen meist auch bei **< 1 g/d,** in Einzelfällen können diese aber bis 3,5 g/d betragen.
Ab 3,5 g/d spricht man vom **nephrotischen Bereich,** oft bei massiver Nierenschädigung und in dieser Ausscheidungsmenge klaren klinischen Symptomen. Hier kommt meist nur eine glomeruläre Schädigung oder eine Überlaufproteinurie in Frage. **Ab 10 g/d** kommt es zu **schweren Symptomen** wie massiven Ödemen, Pleuraergüssen und Aszites (Anasarka) bei **ausgeprägter Hypalbuminämie** < 20–30 g/l.

> Patienten mit einer Proteinurie von > 500 mg/d (oder > 300 mg/d Albuminurie) sollten an einen Nephrologen verwiesen werden. Bei einer Ausscheidung im **nephrotischen Bereich** oder bei **Proteinurie mit aktivem Urinsediment** sollte eine **Nierenbiopsie** erfolgen.

Labormedizinische Befundkonstellationen

Eine **Hämaturie** mit dysmorphen Erythrozyten (ggf. mit Erythrozytenzylinder) und **Proteinurie** weist auf eine **akute Glomerulonephritis** hin. Bei Verschlechterungen der Nierenfunktion ist dies ein **nephrologischer Notfall!**
Ausgeprägte Proteinurie, meist im **nephrotischen Bereich,** ohne oder mit nur minimaler Hämaturie zeugt von einer **Glomerulosklerose,** z. B. bei **schwerer diabetischer Nephropathie.** Bei fortgeschrittenen Formen findet sich eine **Lipidurie.** Diese Befundkonstellation kommt auch bei membranöser Nephropathie, fokal-segmentaler Glomerulosklerose, Minimal-Change-Nephropathie oder Amyloidose vor.
Granuläre Zylinder und **Nierenepithelien** weisen auf eine **akute Tubulusnekrose** hin. Auch wenn die Anzahl der Zylinder und der Epithelzellen **prognostisch hochrelevant**

ist, gibt es auch akute Tubulusnekrosen ohne Zylinder und ohne Epithelzellen im Sediment.

Aufgrund der starken metabolischen Aktivität sind die proximalen Tubuluszellen besonders empfindlich für Nephrotoxine. In der stärksten Ausprägungsform bezeichnet man dies als Fanconi-Syndrom.

Pyurie bzw. **Leukozyturie** kommt bei **Infektionen** vor; bei negativer Urinkultur kommen ein kürzlich behandelter Harnwegsinfekt, nicht-bakterielle Infektionen, atypische Keime (Tuberkulose, Chlamydien), Prostatitis, interstitielle Nephritis (Leukozytenzylinder, ggf. Eosinophilurie), Analgetikanephropathie und Nephrolithiasis in Frage. Manche Autoren unterscheiden noch eine **Mikrohämaturie** mit geringgradiger Proteinurie aber viel Hämoglobin, mit eumorphen Erythrozyten und ohne Leukozyturie (nicht entzündungs- oder infektionsbedingte Hämaturie).

Nierenversagen mit **unauffälligem Urinbefund** kommt bei **prärenalem** oder **postrenalem** (obstruktiven) **Nierenversagen,** glomerulärer Ischämie (Hypertension, Scleroderma, TTP-HUS, Cholesterolemboli), Hyperkalzämie, akuter Phosphatnephropathie und Vaskulitiden vor.

Zusammenfassung

- Das **akute Nierenversagen** (ANV) entwickelt sich über **Stunden bis Tage** und geht mit einer Erhöhung von Kreatinin und Harnstoff im Serum einher. Das klassische Leitsymptom Oligo- bzw. Anurie kann fehlen!
- Prä-, intra- und postrenale Faktoren können zum ANV führen. Dabei kann die zügige Identifizierung und Behebung **prä- bzw. postrenaler Ursachen** die Entwicklung einer akuten Tubulusnekrose verhindern.
- Häufigste Ursachen einer **chronischen Niereninsuffizienz** sind die diabetische und hypertoniebedingte Nephropathie.
- Sowohl beim akuten als auch beim chronischen Nierenversagen sind Kontrollen der **Serumelektrolyte (Hyperkaliämie!)**, des **Wasser- (Überwässerung!)** und des **Säuren-Basen-Haushalts (Azidose!)** unerlässlich.
- **Persistierende isolierte Proteinurien** sollten mit einer zweiten (morgendlichen) Probe von einer transienten bzw. orthostatischen Proteinurie abgegrenzt werden.
- Bei Patienten mit **persistierender Proteinurie** muss das **Urinsediment auf Akanthozyten,** Erythrozytenzylinder, Leukozyten/Leukozytenzylinder und Fettzylinder (hinweisend auf nephrotisches Syndrom) geprüft werden.

Liquoranalytik

Die Untersuchung des **Liquor cerebrospinalis** (Cerebrospinal Fluid, CSF) ist die wichtigste laborchemische Methode in der Neurologie. CSF wird meist durch eine Lumbalpunktion gewonnen. Vorher sollte auf Zeichen des erhöhten Hirndrucks (= Kontraindikation!) sowie die simultane Abnahme einer **Serumprobe** (zur Berechnung der **CSF-Serum-Quotienten und Antikörperindices**) geachtet werden.

Es gibt einen **limitierten Einzugsbereich** des Liquors im Hirnparenchym. Die frontalen, temporalen oder parietalen Bereiche werden meist schlechter im CSF erfasst, Schrankenstörungen sowie Tumore führen hier oft zu geringen Auswirkungen auf die CSF-Zusammensetzung.

Es gibt Punktionen zur Diagnostik, als Verlaufskontrolle und als Entlastungspunktion. Diagnostisch sollte man **akute und chronischen Entzündungsprozesse (inklusive Autoimmunprozesse), Infektionen, Blutungen** (Subarachnoidalblutung oft nach Ruptur eines Hirnarterienaneurysmas), **Tumore, organische Ursachen bei psychiatrischen Erkrankungen und demenzielle Prozesse** unterscheiden.
Hierzu bedient man sich zytomorphologischer, chemischer, immunologischer, bakteriologischer und molekularbiologischer Analysen des Liquors. **Stufendiagnostisch** wird meist zuerst ein Basis-/Notfallprogramm, gefolgt von erweiterter Diagnostik und ggf. einer Maximaldiagnostik empfohlen.

Merke
Man bestimmt im CSF die sog. **Zellzahl,** welche die kernhaltigen Zellen, vor allem Monozyten, Lymphozyten und Granulozyten erfasst. Zusätzlich wird die **Erythrozytenzahl** gemessen. Weitere wichtige Parameter sind Gesamtprotein, Laktat und der Glukoseindex (Verhältnis CSF-Glukose zu Blut-Glukose).
Bei **neutropenen Patienten** kann man natürlich auch **keine klassisch erhöhte Zellzahl** erwarten!

Zytologische Analyse des Liquors

Normal ist das Vorkommen von bis zu 5 Zellen/µl. Eine geringe Zahl **nichtaktivierter Lymphozyten und Monozyten** (im Verhältnis 2:1 bis 3:1; → Abb. 23.1) ist **physiologisch** und im Differenzialzellbild des Zytopräparates zu finden. Transformationsstufen wie

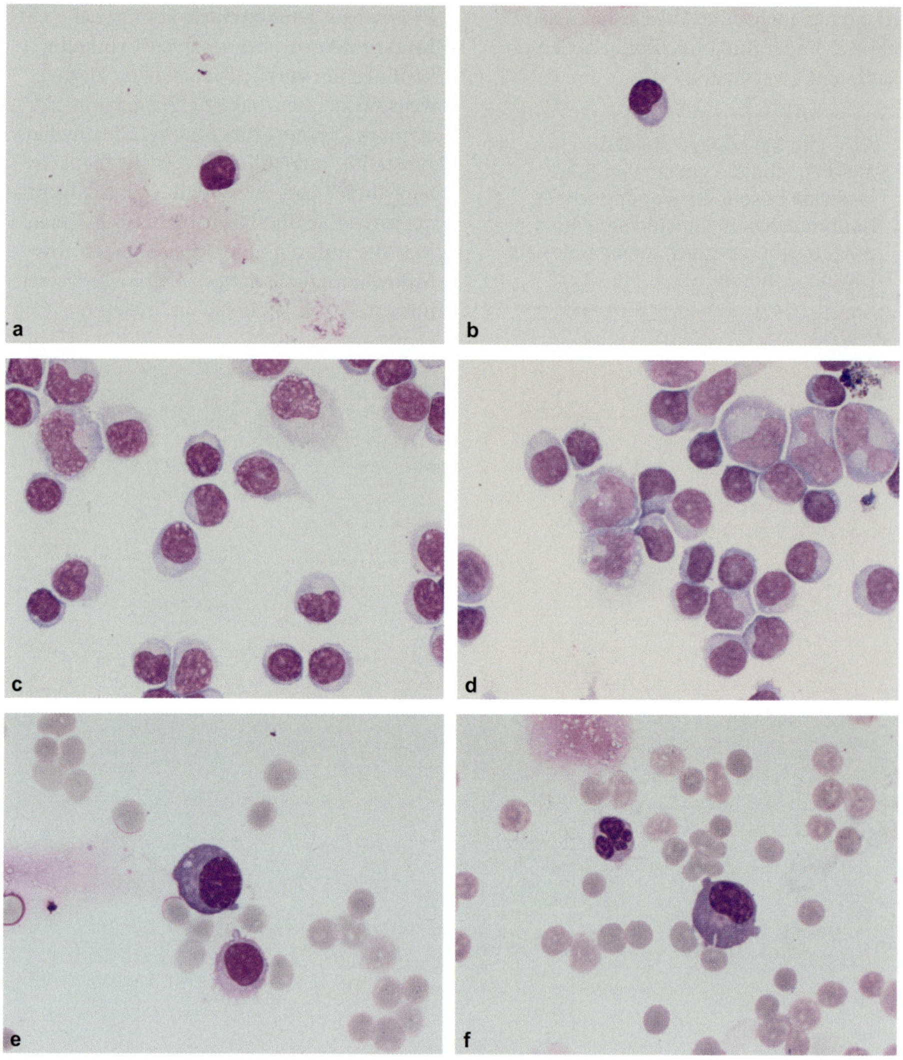

Abb. 23.1 Lymphozyten und Monozyten: a) nicht aktivierter Lymphozyt; b) leicht aktivierter Lymphozyt (größer, mit basophilem Zytoplasma und sichtbarem Golgi); c) deutlich aktivierte Lymphozyten; d) deutlich aktivierte Lymphozyten und aktivierte Monozyten (unscharfer Zellrand und Vakuolisierung); e und f) Plasmazellen [V1077]

Vergrößerung des Kerns, des Zytoplasmas oder Basophilie sind Aktivierungszeichen und kommen im normalen Liquor nicht vor. **Höhere Zellzahlen** (= Pleozytose) sowie der Nachweis von Granulozyten, Plasma- oder Tumorzellen erfordern eine weitere Abklärung. **Über 800 Zellen/µl** verleihen dem CSF ein **trübes Aussehen.** Bei **bakterieller Meningitis** werden **bis zu 20.000 Zellen/µl** und mehr gezählt, der Liquor imponiert eitrig. Auch eine **virale Meningitis** kann mit **über 1.000 Zellen/µl** einhergehen. Eine geringe oder mäßige Pleozytose findet sich bei vielen anderen ZNS-Erkrankungen.
Mononukleäre Zellen sprechen eher für ein **virales oder autoimmunologisches Geschehen.** Aktivierte Lymphozyten haben ein basophiles Zytoplasma, später mit prominentem Golgi-Apparat (→ Abb. 23.1). **Plasmazellen** sind im Liquor **immer pathologisch** und können im Verlauf vieler chronischer Entzündungszustände auftreten.
Makrophagen nehmen über Mikro- und Makrozytose Erreger, Zellen und Fremdkörper auf. Es werden Bakteriophagen, Leukophagen, Erythrophagen, Lipophagen und Pigmentophagen (bzw. Siderophagen) unterschieden.
Polymorphkernige Zellen (oft hypersegmentiert mit dünnen Brücken zwischen den Kernsegmenten; → Abb. 23.2) sprechen für eine **bakterielle Meningitis.** Allerdings können bei viralen Meningitiden in den ersten Stunden initial zunächst nur polymorphkernige Granulozyten vorkommen. Ein hoher Anteil an **eosinophilen Granulozyten** kann bei **abgelaufenen Blutungen als eosinophile Meningitis** imponieren. Eine eosinophile Pleozytose findet sich auch bei Parasitosen, Fremdkörpermeningitis (Drainagematerial;→ Abb. 23.3), eosinophiler Vaskulitis oder Tuberkulose.
Akute Infektionen führen zuerst zu einer neutrophilen Initialphase, gefolgt von einer

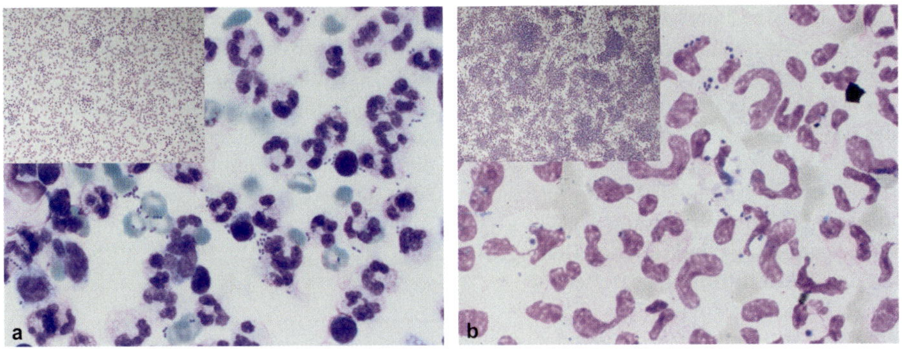

Abb. 23.2 Granulozytäre Pleozytose: a) polymorphkernige Granulozyten bei Infektion mit Streptokokken (hier kleine blaue Stäbchenkokken, Pappenheimfärbung) mit hoher Zellzahl (8.000/µl; Insert); b) polymorphkernige Granulozyten in eitrigem Liquor bei Infektion mit *Neisseria meningitidis* (hier größere blaue, brötchenförmige Diplokokken, Pappenheimfärbung) mit sehr hoher Zellzahl (über 30.000/µl ; Insert) [V1077]

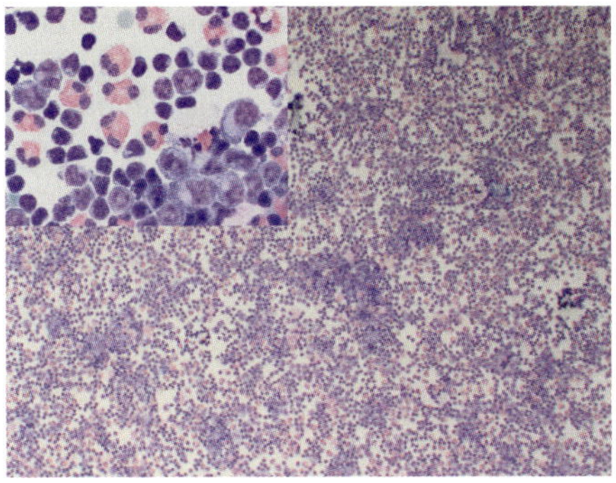

Abb. 23.3 Eosinophile Meningitis: granulozytäre Pleozytose mit vielen eosinophilen Granulozyten bei Fremdkörpermeningitis [V1077]

mononukleären Phase und dann von einer humoralen Tertiärphase.

Merke
Die **Halbwertszeit** vor allem der polymorphkernigen Granulozyten beträgt *in vitro* bei bakterieller Meningitis oft **weniger als eine Stunde.** Deshalb müssen die Bestimmung der Zellzahl und die Anfertigung des Zytopräparates sofort (innerhalb von 2 h) erfolgen. Zellzerfall in zu altem Liquor kann zu erhöhten Laktatwerten führen. Auch die mikrobiologischen Ausstriche müssen unverzüglich angefertigt werden, da die Bakterien im Liquormilieu unerwartet schnell absterben.

Zur Unterscheidung einer **echten Blutung** von einer durch die Punktionstechnik verursachten Blutbeimengung im CSF sind zwei Tests nützlich:

1. Bei der **3-Gläser-Probe** wird der CSF portioniert in drei Gefäßen aufgefangen. Die artifizielle Blutung erkennt man daran, dass die zweite und dritte Portion weniger blutig sind als die erste.
2. Durch **Zentrifugation** setzen sich die Erythrozyten am Boden ab und der Überstand ist **xanthochrom** (gelblich) bei **älterer** Blutung, **rosa** bei **frischer Blutung,** jedoch stets klar bei artifizieller Blutung.

Bei **makroskopisch sichtbarer Blutbeimengung** im CSF sind **weitere Analysen (Zellzahl, Proteine)** oft schwierig, da Blut um viele Zehnerpotenzen mehr Zellen und über hundertmal höhere Proteinkonzentrationen enthält als CSF. Allerdings kann man nach Ausschluss einer intrakraniellen Blutung über die Erythrozytenzahl eine **korrigierte Zellzahl** errechnen. Dabei wird entweder pauschal ein Leukozyt pro 1.000 Erythrozyten von der Zellzahl abgezogen oder diese wird anhand des aktuellen Blutbildes korrigiert.

Beweisend für eine echte intrazerebrale Blutung sind der Nachweis von mehr als einem Erythro- und/oder Hämosiderophagen im Zytopräparat (→ Abb. 23.4).**Erythrophagen** sind Makrophagen, die mehr als einen **Erythrozyten phagozytiert** haben. **Hämosiderophagen** imponieren durch braun-schwarze **Hämosiderin-Granula.** Erythrophagen treten **innerhalb von zwei Stunden** nach einer Blutung auf, Siderophagen sind beweisend für eine ältere Blutung (> 3 Tage), diese können über mehrere Monate persistieren. Mischbilder aus Sidero- und Erythrophagen sind bis zu 8 Tage nach dem Ereignis nachweisbar. Davon zu entscheiden sind

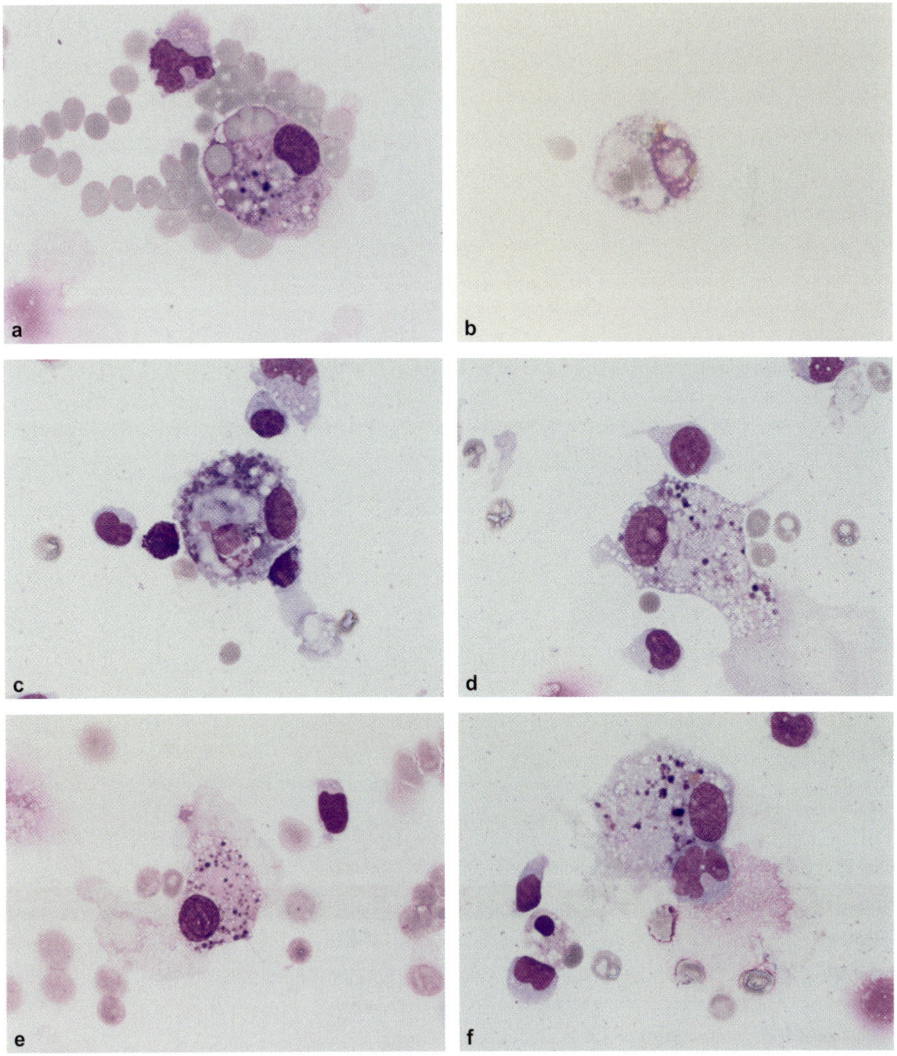

Abb. 23.4 Erythro- und Hämosiderophagen: a-c) Erythrophagen; d-f) Siderophagen [V1077]

Speicherzellen (Lipophagen, Siegelring-Zellen), die bei verschiedenen chronischen Entzündungszuständen auftreten können (→ Abb. 23.5).
Bei Liquorabflussstörung können die Erythrozyten durch Passagehindernisse mechanisch zu „kleinen Kugeln“ oder Mikrosphärozyten umgeformt vorliegen (→ Abb. 23.6)

Chemische Analyse des Liquors

Basisprogramm

Normal für den CSF ist ein **Glukosewert von > 50 % des Serumglukosewertes.** Glukoseverbrauch im CSF geht oft mit einer Erhöhung des Laktats einher. Entsprechend ist bei **akuter bakterieller Meningitis Glukose erniedrigt und Laktat stark erhöht,** wohingegen bei akuter viraler Meningitis beides unauffällig bleibt. Neben praktisch allen Fällen der bakteriellen Meningitis ist Laktat auch bei der Neurotuberkulose klassisch erhöht. Eine Laktaterhöhung tritt außerdem bei ischämischem Insult und nach epileptischem Anfall auf.
Normalerweise beträgt der **Proteingehalt des CSF 15–45 mg/dl,** also **hundertmal weniger** oder 0,5 % der Serumkonzentration (bzw. 0,2 % für IgG und 0,03 % für IgM).
Er ist erhöht bei einer Störung der Blut-Hirn-Schranke. Bei **bakterieller Meningitis werden bis zu 100 mg/dl** gemessen, bei Tbc kann es wegen der massiven Proteinerhöhung zu Spinnwebsgerinnseln kommen (→ Tab. 23.1).
Bei einer **Schrankenstörung** tritt **zuallererst Albumin** als sehr kleines Serumprotein verstärkt in den CSF über. Größere Moleküle wie **Immunglobuline** (Ig) steigen nur in geringerem Maße an, es sei denn, sie werden **intrathekal** (im Liquorraum) produziert, wie dies bei entzündlichen ZNS-Erkrankungen der Fall ist. Durch quantitative Auswertung der Konzentrationen von Albumin und IgG im CSF und im Serum kann eine **Schrankenstörung** von einer **entzündlichen ZNS-Erkrankung** unterschieden werden.
Aus den Immunglobulin- und Albuminkonzentrationen in Liquor und Serum wird der IgG- und Albumin-**Liquor/Serum-Quotient** (Q) berechnet. Der Grenzwert für den Albuminquotienten kann (Alter > 5 J.) nach $Q_{Alb} = (4 + \text{Alter(Jahre)}/15) \times 10^{-3}$ berechnet werden.

Bei unplausiblen Q- oder Al-Werten sollte an einen **Probenvertausch** (Serum von einem anderen Patienten) gedacht werden! Da die Normwerte bei Kindern sehr unterschiedlich sind, fällt hier ein Probenvertausch besonders auf (z. B. bei isoliert vorliegender intrathekalen Synthese bei einem Säugling stellt sich heraus, dass der Liquor von einem Schulkind stammte).

Anhand des Verhältnisses von **Ig in Liquor zum Ig in Serum sowie zu Albumin** kann man mit dem sog. Reiber-Schema eine autochthone IgG-Bildung feststellen (→ Abb. 23.7). Liegt der **Liquor/Serum-Quotient** unterhalb der Linie, handelt es sich eher um Diffusion, liegt er oberhalb der Linie, handelt es sich um eine intrathekale Produktion (intrathekale Fraktion: IF; z. B. bei MS, HSV- oder HIV-Enzephalitis). Die Muster der **intrathekalen Produktion (humorale Immunreaktionsmuster)** können Hinweise auf die Erkrankung geben (→ Tab. 23.2) . Diese sind recht konstant, da ein Isotypen-Wechsel im Liquor nicht stattfindet. Deshalb weist **IgM im Liquor nicht auf eine akute Infektion** hin!

Merke
Bei IgA-Mangel (genetisch bedingt und bei Säuglingen bzw. Kleinkindern) kann natürlich auch intrathekal kein IgA gebildet werden!

Die Normalwerte der Albuminquotienten sind < 5 (bis 15 Jahre), < 6,5 (15–40 Jahre) und < 8 (40–60 Jahre).
Man klassifiziert die Schrankenstörung in drei Gruppen:
- $Q_{Alb} < 8 \times 10^3$: keine Schrankenstörung; klassisch bei HIV-Enzephalitis in den frühen

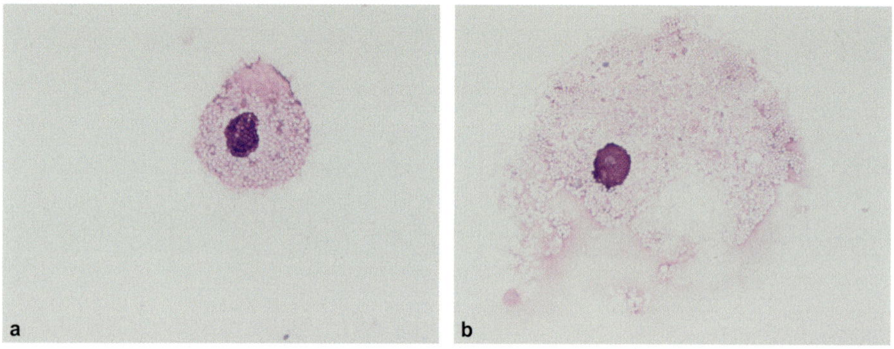

Abb. 23.5 Speicherzellen: a) mittelgroße Speicherzellen; b) gigantische Speicherzelle (ähnlich wie Gaucherzellen, aber mit Vakuolen und nicht fasrigen Einschlüssen) bei Neurolues [V1077]

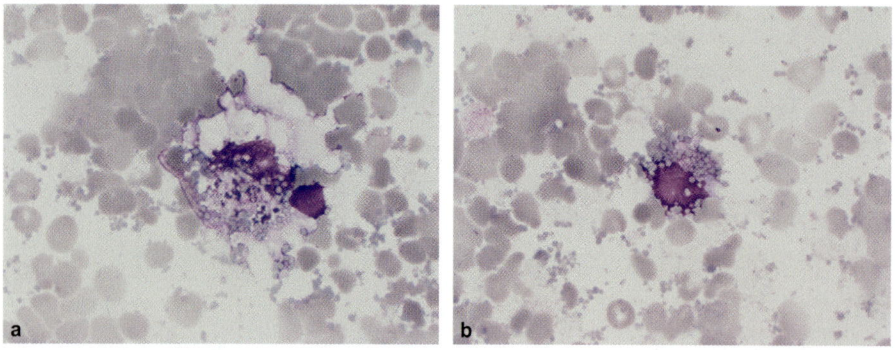

Abb. 23.6 a, b) Mikrosphärozyten bei Liquorabflussstörung nach Blutung mit Erythrophagen, welche die Mikrosphärozyten endozytieren [V1077]

Tab. 23.1 Typische CSF-Befunde bei Meningitis

	Akut eitrig	Nicht eitrig	Tuberkulös	Normal
Zellzahl	> 1.000/µl	30–1.000/µl	3–1.000/µl	< 5/µl
Zellart	Granulozyten	Initial gemischt, dann lymphoplasmazellulär	Gemischt, vorwiegend lymphozytär	Lymphozyten, Monozyten
Eiweiß	> 100 mg/dl	< 100 mg/dl	> 100 mg/dl	15–45 mg/dl
Glukose (CSF-Serum-Quotient)	< 0,5	> 0,5	< 0,5	> 0,5
Laktat	> 3,5 mmol/l	< 3,5 mmol/l	> 3,5 mmol/l	1,5–2 mmol/l

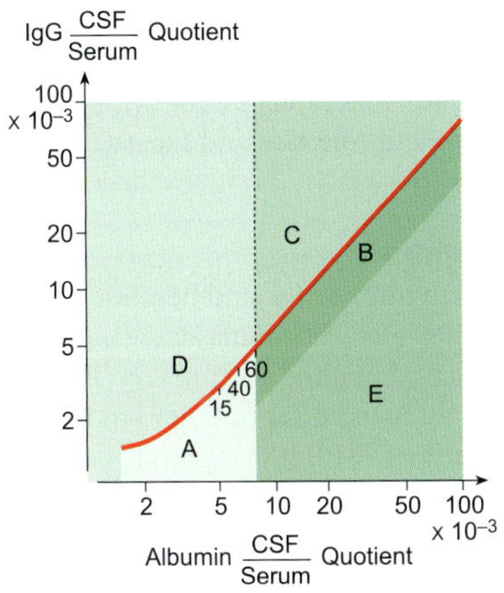

Abb. 23.7 Reiber-Schema. Liegt der Liquor/Serum-Quotient unterhalb der Linie, handelt es sich eher um Diffusion, liegt er oberhalb der Linie, handelt es sich um eine intrathekale Produktion. Die Zahlen 15, 40 und 60 stellen Alterswerte dar, da mit zunehmendem Alter die Diffusion und damit der Albuminquotient zunimmt. A: keine Schrankenstörung und keine intrathekale Synthese; B: Schrankenstörung ohne intrathekaler Synthese; C: Schrankenstörung mit intrathekaler Synthese; D: keine Schrankenstörung mit intrathekaler Synthese; E: unplausibel (technischer Fehler) [L141]

Stadien I+II, neurodeg. Erkrankungen, VZV-Ganglionitis, MS, Prionen-Erkrankungen und 70 % der Neurosyphilis-Fälle

- Q_{Alb} 8–20 × 10^3: leichte Schrankenstörung; klassisch bei Guillain-Barré-Polyradikulitis und HSV- und VZV-Enzephalitis
- Q_{Alb} > 20 × 10^3: mittelschwere (bei Q_{Alb} > 50 × 10^3: schwere) Schrankenstörung; klassisch bei bakt. Meningitis und Neurotuberkulose und in etwa 40 % der Neuroborreliose-Fälle.

Durch isoelektrische Fokussierung können im CSF **oligoklonale Banden** (OKB) nachgewiesen werden. Dies sind IgG-Moleküle, die infolge der Antwort des humoralen Immunsystems auf pathogene Keime oder Autoantigene innerhalb des CSF produziert werden. In 75 % der MS-Fälle wird eine intrathekale IgG-Fraktion (im Reiberschema) gefunden, aber in 98 % der Fälle ist oligoklonales IgG nachweisbar. Ihr Nachweis ist zwar **wenig spezifisch,** jedoch in fast **100 % bei multipler Sklerose,** in ca. **30 % der ZNS-Infektionen** und bei den meisten **chronisch-entzündlichen ZNS-Erkrankungen** anzutreffen. Der größte diagnostische Beitrag der OKB ist daher ihr **negativer prädiktiver Wert** bei der Multiplen Sklerose. Zum Nachweis einer **Blutung** kann **Ferritin** bestimmt werden. Akute Infektionen (vor allem bei Kindern) lassen sich mittels der Bestimmung von **IL-6** nachweisen.

Erweiterte Hirnproteindiagnostik

Zur **Demenzdiagnostik** und zum Nachweis von Abbauprozessen des Gehirns können die neuronenspezifische Enolase (NSE), das S100-B-Protein, Tau-Protein, β-Amyloid 1–42 und als Indikator für rapiden Zelluntergang das Protein 14-3-3 bestimmt werden.
Ein Sinken der **β-Amyloid-(1–42)-Konzentration** korreliert mit der **Entstehung von Alzheimer-Plaques.**
Die β-Amyloid-(1–40)-Konzentration bildet gut die Gesamt-β-Amyloid-Konzentration ab. Die Ratio von beiden, die **β-Amyloid-(1–42)/(1–40)-Ratio** korreliert daher besser mit der Entstehung von **Alzheimer-Plaques,** da das β-Amyloid-(1–40) die Schwankungen des Gesamt-Amyloidspiegels korrigiert.
Bei niedriger Ratio und einer Erhöhung sowohl des Tau- als auch des Phospho-Tau-Proteins ist eine Alzheimer-Demenz nach Leitlinie wahrscheinlich (Sensitivität und Spezifität im Bereich von 80–90 %). Ist nur das Tau-Protein erhöht, die Ratio und Phospho-Tau im Normbereich, so spricht dies für eine rapid progrediente Neurodegeneration.
Weiterhin können im CSF **Markerproteine für Tumoren** wie CEA nachweisbar sein.

Tab. 23.2 Intrathekale (humorale) Produktionsmuster

Kein IgG, IgA, IgM	Frühe **bakterielle Meningitis** und **Virusenzephalitis, Guillain-Barré-Polyradikulitis**
IgG-Dominanz	• **Multiple Sklerose** (manchmal zusammen mit IgM und selten mit IgA) • **Neurosyphilis** (Zwei-Klassen-Reaktion mit starker intrathekalen Bildung von IgM bei parenchymatöser Pathogenese, kein IgA) • **Chronische HIV-Enzephalitis** (Ein-Klassen-Reaktion)
IgA-Dominanz	• **Neurotuberkulose** (IgA isoliert oder mit schwacher IgG-und/oder IgM-Reaktion) bei schwerer Schrankenstörung • **Hirnabszess** in Kombination mit einer Schrankenstörung • **Adrenoleukodystrophie**
IgM-Dominanz	• **Neuroborreliose** (IgM > IgA > IgG) • **Mumps**-Meningoenzephalitis (Drei-Klassen-Reaktion) • **Non-Hodgkin-Lymphom** mit ZNS-Beteiligung (Ein-Klassen-Reaktion, z. B. isolierte IgM > 0) • **Neurotrypanosomiasis** (Drei-Klassen-Reaktion)
Drei-Klassen-Reaktion ohne Dominanz	Opportunistische Infektionen bei Immunschwäche: • **Frühe HIV-Enzephalopathie** • **CMV** • **Toxoplasmose** • **Kryptokokkose**

Merke

Bei Frakturen oder Operationen an der Schädelbasis ist es zuweilen nötig, die Anwesenheit von Liquor cerebrospinalis in Sekreten (Rhinorrhö oder Otorrhö) zu bestimmen. Dies geschieht durch den Nachweis des **β-Trace-Proteins** (34-mal höhere Konzentration im Liquor als im Blut) oder des **β2-Transferrins** z. B. im Nasensekret bei V. a. eine Liquorfistel.

Immunologische Analyse des Liquors

Im CSF lassen sich auch **erregerspezifische Antikörper** messen. Damit kann man durch Berechnung des CSF-Serum-Quotienten bestimmte Infektionen im ZNS nachweisen, z. B. die Neuroborreliose. Der Antikörperindex berechnet sich als Quotient des spezifischen Q_{spez} (Verhältnis CSF/Serum x 10^{-3}) durch das Q_{IgG} bzw. des Q_{IgM}.

Beispiel

Im CSF wurden 423 mg/l und im Serum 31,8 g/l Albumin gemessen. Hieraus ergibt sich ein $Q_{Albumin}$ von 423/31.800 = 13,3 x 10^{-3}. Dies ist höher als der altersentsprechende Grenzwert von 9, weshalb eine leichte Schrankenstörung vorliegt. Mittels dieses Wertes wird nun ein Grenzwert, der $Q_{IgG\text{-}Limes}$, auf Basis einer Wurzelfunktion mit empirisch bestimmten Konstanten berechnet (hier 10,9 x 10^{-3}). Im CSF wurde weiterhin ein IgG von 89,3 mg/l und im Serum 13,3 g/l gemessen. Hieraus ergibt sich ein Q_{IgG} von 89,3/13.300 =6,7 x 10^{-3}. Da dies unter dem $Q_{IgG\text{-}Limes}$ von 10,9 x 10^{-3} liegt, gibt es keine intrathekale IgG-Synthese.
Nun wurde anti-TPHA-IgG nachgewiesen. Mittels einer Verdünnungsreihe wurde ein Titer von 1:256 im CSF und von 1:1.280 im Serum bestimmt. Das Q_{TPHA} ist also 256/1.280 = 200 x 10^{-3}. Da dies über dem $Q_{IgG\text{-}Limes}$ liegt, gibt es eine intrathekale IgG-TPHA-Synthese. Ein Q_{spez} größer als das 1,5-Fache des Q_{Lim} gilt als repräsentativ für einen pathologischen Antikörper-Indexwert (AI).
Der AI ergibt sich als Q_{TPHA}/Q_{IgG} = 200/6,7 = 29,8. Bei Titer ist der Normbereich 0,5–2,0, bei quantifizierendem ELISA 0,5–1,5 (bis 3,0 gibt es einen Graubereich). Somit liegt der AI_{TPHA} mit 29,8 deutlich über dem Grenzwert von 2,0 und auch dem Graubereich. Eine lokale treponemenspezifische Antikörperreaktion wurde somit nachgewiesen.
Bei einer intrathekalen, also polyspezifischen IgG-Synthese (Q_{IgG} > Q_{Limes}) wird der Q_{Limes} und nicht der Q_{IgG}-Wert zur Berechnung des AI benutzt. Ansonsten würde der Bezug von Q_{spez} auf Q_{IgG} zu falsch negativen Interpretationen des AI führen.

Besonders wichtig ist die **serologische Untersuchung** von IgG und IgM gegen HSV1/2, VZV, Masern, Röteln und Borrelien. Bei chronischen Infekten sind 3–20 % der intrathekalen Antikörper antigenspezifisch, die restlichen intrathekal synthetisierten Antikörper sind oft entzündungsbedingt und wenig spezifisch. Bei opportunistischen Infektionen sind noch HIV, CMV und Toxoplasma relevant. Bei positiver Anamnese können auch AI für FSME, Mumps und andere Erreger sinnvoll sein. Auch können wie im Rechenbeispiel spezifische Antikörper gegen Treponemen zur Diagnose führen. **Antikörperindices** sind ein empfindlicherer Nachweis einer intrathekalen Synthese als oligoklonale Banden. Bei der **MRZ-Reaktion** (chronisch-entzündliche Prozesse, MS) sind die AI für Masern, Röteln und VZV im Sinne einer polyspezifischen Mitreaktion erhöht.
Weiterhin kann eine zunehmende Zahl an neuronalen Antikörpern zum Nachweis einer **Autoimmunenzephalitis** bestimmt werden.

Bakteriologische Analyse des Liquors

Vor allem bei erhöhter Zellzahl (> 300) und bei hohem Granulozytenanteil sollte neben einer Gramfärbung auch ein Direktpräparat angefertigt werden. Kryptokokken als Erreger einer **bakteriellen Meningitis** lassen sich mittels eines Tuschepräparats nachweisen, da sie dicke Glykanhüllen besitzen, die tuschefrei bleiben (→ Abb. 23.8). Auch an seltene Erreger wie an Neurotrypanosomiasis oder Amöbenenzephalitis sollte gedacht werden. Die Ausstriche für die **bakteriologische Kultur** (Blutagar, Kochblut, MacConkey und Platten zum Anaerobiernachweis, z. B. Schädler- oder Vancomycin-Kombinationsagar) müssen (auch nachts) unverzüglich durchgeführt werden. Da die Bakterien sehr schnell absterben, kann manchmal nur aus einer zeitgleich gewonnenen Blutkultur der Erreger isoliert werden. Zum Nachweis von bakteriellen Antigenen kann auch eine **Latexpartikel-Agglutination** oder eine PCR durchgeführt werden. Beides geht auch mit einigen Stunden altem Liquor, in dem die Bakterien schon zerfallen sind.

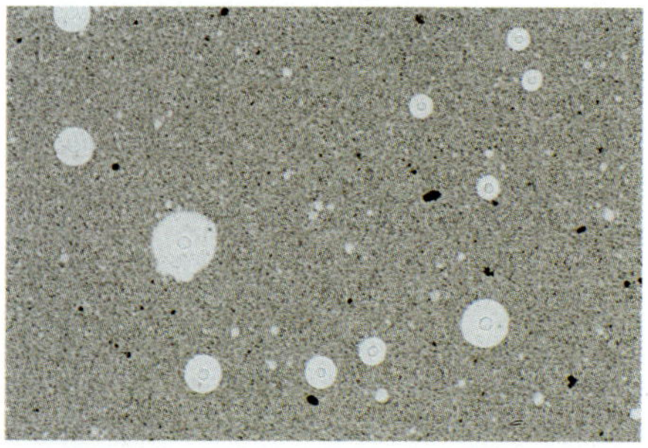

Abb. 23.8 Tuschepräparat von Kryptokokken im Liquor. Die kleinen schwarzen Krümel sind Tuschepräzipitate. Die Zellwand der Kryptokokken wird von der Tusche nicht angefärbt, sodass diese als weiße Kugeln vor dem Tuschefilm sichtbar werden. [E678]

Molekularbiologische Analyse des Liquors

Mittels PCR kann eine **hohe diagnostische Sensitivität für Herpes-simplex-Virus, VZV, CMV und Tb** erreicht werden. Bei anderen Erregern wie Borrelien oder *Toxoplasma gondii* ist die Nachweishäufigkeit sehr niedrig (< 50 %) und der Antikörpernachweis meist sensitiver.

> **Merke**
> Liquorproben für die PCR dürfen nicht zentrifugiert und sollten nicht zuvor geöffnet worden sein.

Neben Einzel-PCRs können auch mehrere Erreger in einem Ansatz abgedeckt werden, dies nennt man ein **PCR-Panel.**

Aszites

Eine **Flüssigkeitsansammlung im Peritoneum** bezeichnet man als **Aszites.** Dabei sollte zunächst geklärt werden, ob es sich um ein Transsudat oder ein Exsudat handelt. Dies gelingt mithilfe des Proteingehalts des Aszites sowie der Differenz zwischen den Albuminkonzentrationen im Serum und im Aszites (Serum-Aszites-Albumingradient, SAAG, → Tab. 23.3).
Ein **Transsudat** entsteht durch **erhöhten hydrostatischen Druck** in den **Portalvenen** oder **erniedrigten onkotischen Druck im Plasma,** z. B. bei Leberzirrhose mit portaler Hypertonie, Rechtsherzinsuffizienz oder nephrotischem Syndrom mit Hypalbuminämie. Ein **Exsudat** hingegen liegt bei **Entzündungen** wie **Peritonitis** und Pankreatitis oder bei peritonealen Tumoren vor. **Maligne Zellen** im Aszites sprechen für **Peritonealkarzinose.** Erhöhte Lymphozytenzahlen weisen auf Tuberkulose oder Lymphome hin. Erhöhte Amylase und Lipase treten bei Pankreatitis auf.

Peritonitis

Patienten mit Aszites sind besonders gefährdet, eine Peritonitis zu entwickeln. Geschieht dies ohne erkennbaren Fokus, so spricht man von **spontaner bakterieller Peritonitis (SBP).** Im Gegensatz dazu führt z. B. eine Darmperforation zu sekundärer Peritonitis. Durch Aszitesanalyse kann der Kliniker frühzeitig eine SBP erkennen und sie von einer sekundären Peritonitis unterscheiden. Risikofaktoren für die Entstehung einer SBP sind erniedrigtes Protein (bei < 10 g/l ist die Schutzfunktion der Makrophagen gehemmt), erhöhtes Serumbilirubin und erniedrigte Thrombozyten. Der beste prognostische Faktor ist jedoch eine erhöhte Neutrophilenzahl im Aszites: Patienten mit $> 0{,}5 \times 10^9$/l Neutrophilen sollten behandelt werden, als hätten sie eine SBP. Eine **sekundäre Peritonitis** verläuft meist schwerer (→ Tab. 23.4): Neutrophile und Bakterien konsumieren Glukose, anaerober Stoffwechsel senkt den pH und erhöht Laktat, der Untergang der Neutrophilen erhöht die LDH und den Proteingehalt.

Pleuraerguss

Ein Pleuraerguss ist eine Ansammlung von Flüssigkeit im Pleuraraum, dem normalerweise mit nur wenigen ml Flüssigkeit „geschmierten" Spaltraum zwischen parietalem und viszeralem Pleurablatt. In Analogie zum Aszites unterscheidet man:

- **Transsudat** (bei Herzinsuffizienz, Hypoproteinämie): Protein < 30 g/l, LDH < 200 U/l bzw. LDH < 60 % der Serum-LDH
- **Exsudat** (bei Entzündung, Tumorinfiltration): Protein > 30 g/l, LDH > 200 U/l bzw. LDH > 60 % der Serum-LDH
- **Hämatothorax:** blutig, Hb > 50 % des Vollblut-Hb

Tab. 23.3 Aszitesmerkmale

	Transsudat	Exsudat
Gesamtproteingehalt	< 30 g/l	> 30 g/l
Serum-Aszites-Albumingradient	> 11 g/l	< 11 g/l

Tab. 23.4 Spontane bakterielle Peritonitis (SBP) und sekundäre Peritonitis

	SBP	Sekundäre Peritonitis
Glukose	> 2,8 mmol/l	< 2,8 mmol/l
LDH	Normal	Erhöht
Protein	< 10 g/l	> 10 g/l

- **Hämorrhagischer Pleuraerguss:** blutig, jedoch Hb < 50 % des Vollblut-Hb
- **Chylothorax:** Lymphe im Pleuraraum, Triglyzeride > 110 mg/dl

Ein erniedrigter pH-Wert und Glukosespiegel deuten auf Infektionen hin. Erhöhte Werte von Amylase liegen bei Pankreatitis vor. Bei rheumatoider Arthritis und systemischem Lupus erythematodes findet man Autoantikörper im Pleuraerguss.

Knochenmark

Durch **punktionszytologische** und **durchflusszytometrische** Untersuchungen können vor allem Leukämie- und Lymphomtypen anhand ihrer Oberflächenmarker differenziert werden. Wichtig dabei ist, dass tatsächlich Knochenmark aspiriert wurde (→ Abb. 23.9).

Zur Diagnose von myeloproliferativen Neoplasien (Polycythaemia vera, essenzielle Thrombozythämie oder Osteomyelofibrose) oder von einem myelodysplastischen Syndrom (MDS) ist meist die Begutachtung einer **Markbiopsie** (Knochenstanzzylinder) durch einen Pathologen erforderlich. Diese muss erst durch einen etwa eine Woche langen Prozess langsam **entkalkt** werden, bevor Gewebeschnitte erstellt werden können.

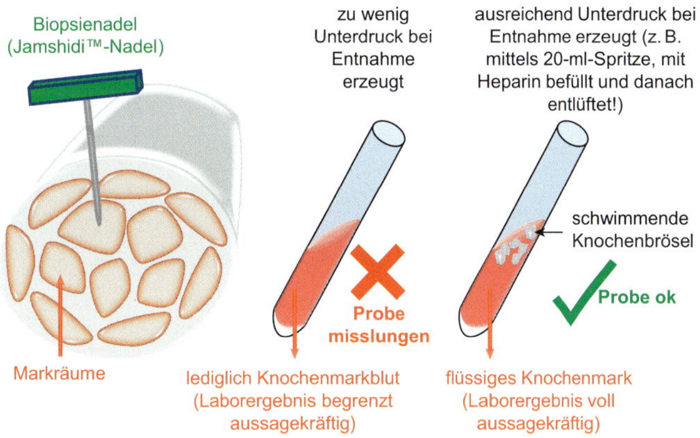

Abb. 23.9 Prinzip der Knochenmarkpunktion zur Gewinnung einer flüssigen Probe. Mit einer Jamshidi-Biopsie-Nadel wird die Crista iliaca des Beckenkamms angebohrt, um die Nadelspitze im Knochenmarkraum zu platzieren. Danach wird mit einer aufgesetzten Spritze unter Unterdruck flüssiges Mark entnommen. Falls der Unterdruck zu gering ist, entweicht lediglich Knochenmarkblut, das im Labor nicht zu einer Diagnose führen kann. Bei korrekter Durchführung wird rasch mit einer luftleeren, größeren Spritze ein starker Unterdruck erzeugt. Als Qualitätskontrolle kann man oben schwimmende Markbrösel erkennen. [L141, M550]

Zusammenfassung

- Im **Liquor cerebrospinalis** lassen sich **Blutungen, Infektionen** sowie **nichtinfektiöse, entzündliche ZNS-Erkrankungen** nachweisen.
- Eine **akute eitrige Meningitis** zeigt eine **granulozytäre Pleozytose > 1.000 Zellen/µl** bei **erniedrigter Glukose** im CSF. Nichteitrige, lymphozytäre Meningitis zeigt eine mäßige Pleozytose mit 20–300 Zellen/µl bei normaler Glukose im CSF.
- Der Serum-Aszites-Albumingradient (SAAG) korreliert direkt mit dem Portalvenendruck: Ein erhöhter SAAG zeigt portale Hypertonie an.
- Erhöhte Lipase und Amylase in Aszites oder Pleuraerguss weisen auf Pankreatitis hin.
- Leukämie- und Lymphomtypen können oft anhand ihrer Oberflächenmarker in flüssigen Knochenmarkproben differenziert werden.

Spezieller Teil

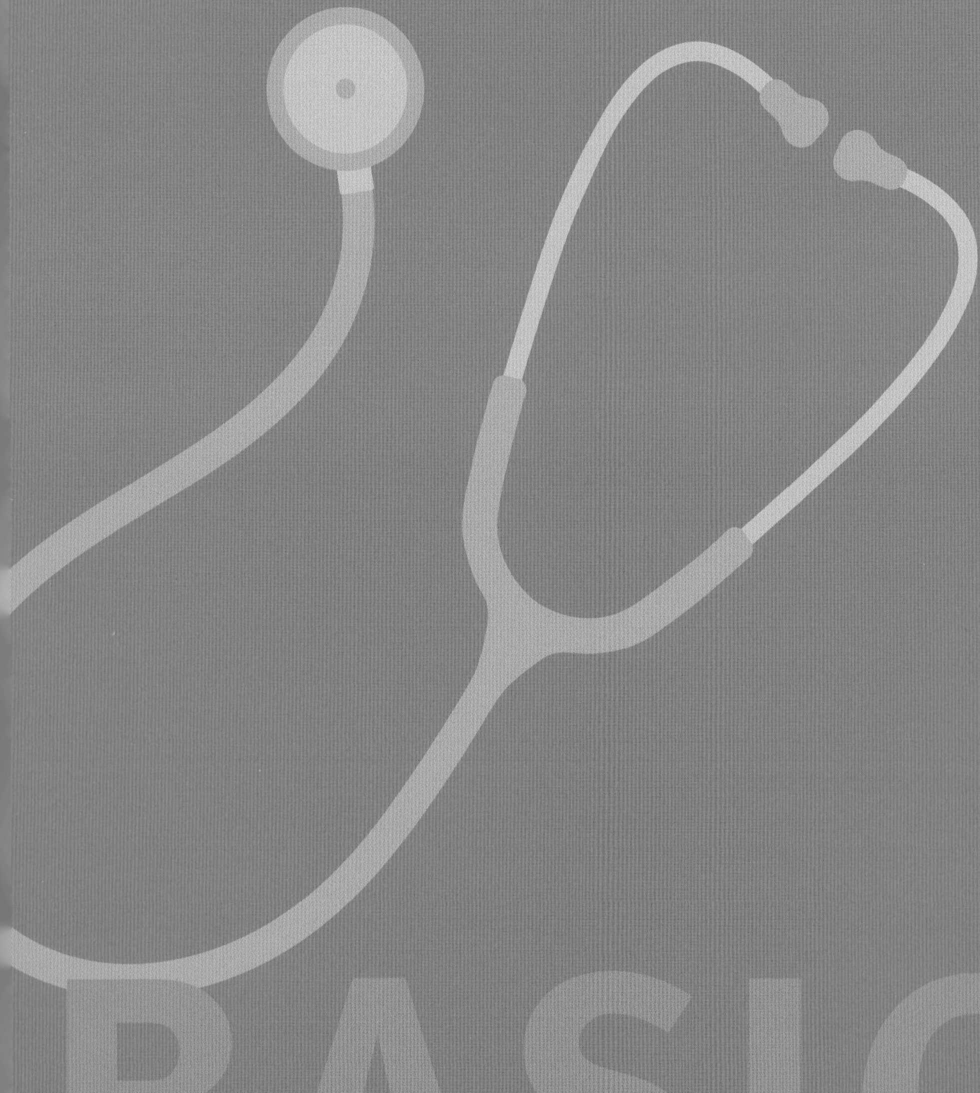

BASICS

Klinische Chemie

24 Natrium, Kalium und Phosphat 68
25 Kreatinin. 72
26 Lipidstoffwechsel 75
27 Bilirubin, AST, ALT und Lipase 78
28 Troponin T, Kreatinase und Myoglobin 82

Blutbild

29 Hämoglobin 84
30 Erythrozyten und Retikulozyten 86
31 Leukozyten 90
32 Lymphozyten und Monozyten. 92

Serologie

33 Serumelektrophorese und Komplementsystem. 93

Gerinnung

34 Gerinnungsanalytik und Thrombophiliediagnostik. 95

Molekularbiologie

35 HLA-Typisierung 98

Endokrinologie

36 Diabetes mellitus 100
37 Nebenniere. 103
38 Hypophysäre Kontrolle 106
39 Schilddrüse und Nebenschilddrüse 108
40 Geschlechtshormone. 112

Die Messung der Stoffwechselleistungen der Niere (Kap. 25) spielt im klinischen Alltag eine herausragende Rolle. Die Niere ist das wichtigste Organ für die Homöostase des **Wasser-, Elektrolyt-** und **Säure-Basen-Haushalts** und ermöglicht als einziges Organ die **Ausscheidung stickstoffhaltiger Metaboliten** des Protein- und Nukleotidstoffwechsels (Harnstoff und Harnsäure). Bewerkstelligt werden diese Aufgaben durch die funktionelle Einheit der Niere, das sog. **Nephron** (→ Abb. 24.1).

Zudem übernimmt die Niere auch zentrale **endokrine Funktionen,** z. B. Vitamin-D- und Erythropoetinsynthese. Fehler in der **Erythropoetinsynthese,** die durch den pO_2-Wert über HIF (hypoxieinduzierter Faktor, ein O_2-Sensor) reguliert wird, führen zu einer **renalen Anämie.**

Sie ist aber gleichzeitig auch hormoneller Regulation unterworfen, dem antidiuretischen Hormon (ADH, auch Vasopressin), Aldosteron und dem Parathormon (PTH). Fehler in der neurohypophysären ADH-Synthese führen renal beim **Syndrom der inadäquaten ADH-Sekretion (SIADH)** durch zu **hohen ADH-Spiegel** zu **konzentriertem Urin,** beim **Diabetes insipidus** durch **fehlende Sekretion** zu einem **zentralen Diabetes insipidus** oder durch **Fehler an den Rezeptoren** zum **renalen Diabetes insipidus.**

Ursachen können hier also im **Hypothalamus** (Syntheseort des ADH), in der **Neurohypophyse** (Hypophysenhinterlappen, Sekretionsort) oder **renal** in der fehlenden Funktion liegen. **Laborchemisch** lässt sich das **stabilere t-proAVP** (auch als **Copeptin** bekannt) messen, das äquimolar aus dem gleichen Prohormon wie ADH gebildet wird und so als Surrogatmarker für die ADH-Sekretion dient.

> Wenn ein Patient **konzentrierten Urin** produziert, dann hat er auch ADH-Sekretion und ein **Diabetes insipidus ist ausgeschlossen!**

Veränderungen der Elektrolyt- bzw. Mineralstoffzusammensetzung führen oft zu **EKG-Veränderungen** sowie zu Änderungen der **Vitalparameter** (→ Abb. 24.2). Häufig kommen diese Störungen kombiniert vor, sodass eine eindeutige Zuordnung der Veränderungen zu einzelnen Elektrolyten schwierig ist. Eine Hyper- bzw. Hyponatriämie kann unterschiedlichste Ursachen haben (→ Abb. 24.3, → Abb. 24.4). Anamnese

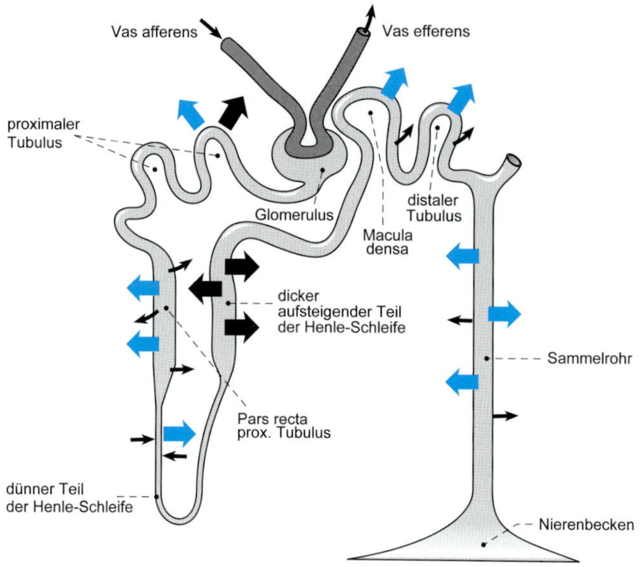

Abb. 24.1 Aufbau eins Nephrons. Elektrolyttransport (schwarze Pfeile): proximaler Tubulus: Na^+; Henle-Schleife: Na^+, K^+, Cl^-; distaler Tubulus: Na^+, Cl^-; Wassertransport (blaue Pfeile). [L106]

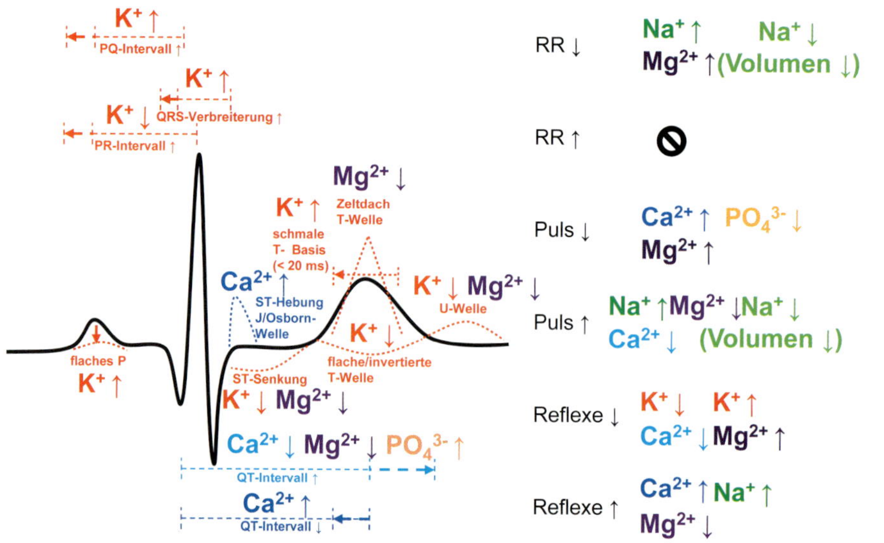

Abb. 24.2 Veränderung des EKG sowie klinischer Parameter bei Elektrolytstörungen. Rechts sind Veränderungen des Pulses, Blutdruck und der neurologischen Reflexe dargestellt. Ein ↑ bedeutet hier einen erhöhten, ein ↓ einen verminderten Wert. [L141, M550]

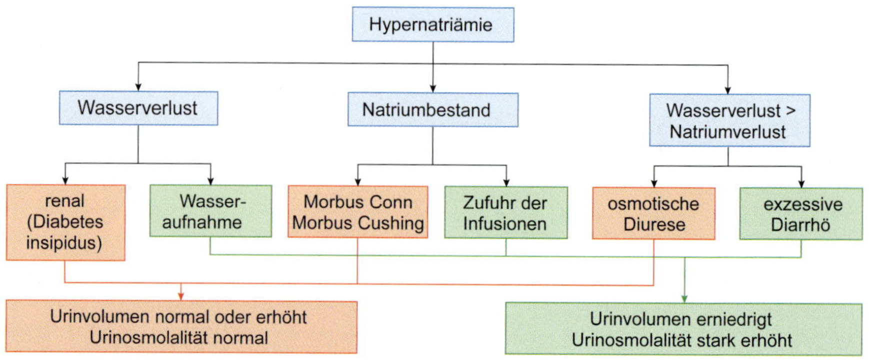

Abb. 24.3 Ursachen der Hypernatriämie [M588]

und klinischer Untersuchung kommen bei Hyponatriämie besondere Bedeutung zu, da sich Natriummangel und Wasserretention in ihrer laborchemischen Konstellation (→ Tab. 24.1) ähneln. Niedrige Serum- und erhöhte Urinosmolalität spiegeln Hyponatriämie bzw. erhöhte ADH-Sekretion (SIADH) wider.
Bei einer Kombination aus **Hyponatriämie** und **Hyperkaliämie,** evtl. noch mit einer **Hypoglykämie** kombiniert, sollte an eine **Addison-Krise** gedacht werden.
Etwa 60 % des Körpergewichts bestehen aus Wasser (→ Abb. 24.5). Davon befinden sich zwei Drittel im **Intrazellulärraum** (IZR bzw. IZV) und ein Drittel im **Extrazellulärraum** (EZR bzw. EZV). Intrazelluläre Flüssigkeitsverluste beeinträchtigen die zelluläre Funktion und führen zu zentralnervösen Symptomen wie Lethargie, Konfusion oder Koma. Im Gegensatz dazu kommt es bei Verlusten aus dem EZR zu Kreislaufkollaps, Nierenversagen und Schock.
Man unterscheidet nach der **Dauer** zwischen **chronischer** (> 48 h) und **akuter** (< 48 h), nach dem **Schweregrad** zwischen **schwerer** (< 125 mmol/l), **mäßiger** (125–129 mmol/l) und **milder Hyponatriämie** (130–135 mmol/l). Störungen des Wasserhaushalts können anhand des klinischen Bildes unterschieden werden (→ Tab. 24.2).
Eine häufige Ursache für Elektrolytstörungen ist **Diarrhö.** Bei **Malabsorption** tritt typischerweise eine **osmotische Diarrhö** auf, bedingt durch den Verbleib von osmotisch wirksamen Molekülen im Darmlumen. Um diese von der **sekretorischen Diarrhö** (z. B. bei akuten gastrointestinalen Infekten) zu unterscheiden, kann man die **osmotische Lücke des Stuhls** berechnen. Sie ist bei **osmotischer Diarrhö erhöht** (→ Abb. 24.6).
Ein erniedrigtes **Serumkalzium** führt zu einer gesteigerten neuromuskulären Erregbarkeit mit den Symptomen Parästhesien, **Muskelkrämpfe bis zur Tetanie,** Laryngospasmus, Diarrhö sowie zu verminderter kardialer Kontraktilität mit den Zeichen der **QT-Verlängerung,** Herzrhythmusstörungen und Herzinsuffizienz (→ Abb. 24.2).
→ Abb. 24.7 zeigt einen diagnostischen Algorithmus zur Abklärung einer Hypokalzämie. Die Vielzahl der Ursachen lässt sich für den klinischen Alltag zusammenfassen in die Hauptproblempunkte: **N**iere, **M**edikamente, **E**ndokrinium, **D**arm (Merke „**N**iere **m**acht **e**ndlich D_3“). Die diagnostische Vorgehensweise zur Abklärung einer Hyperkalzämie ist in → Abb. 24.8 dargestellt.
Bei 1 % aller Patienten im Krankenhaus liegt eine **Hyperkalzämie** vor. Da dies oft ein Zufallsbefund ist und die klinischen Symptome unspezifisch sind (→ Abb. 24.9),

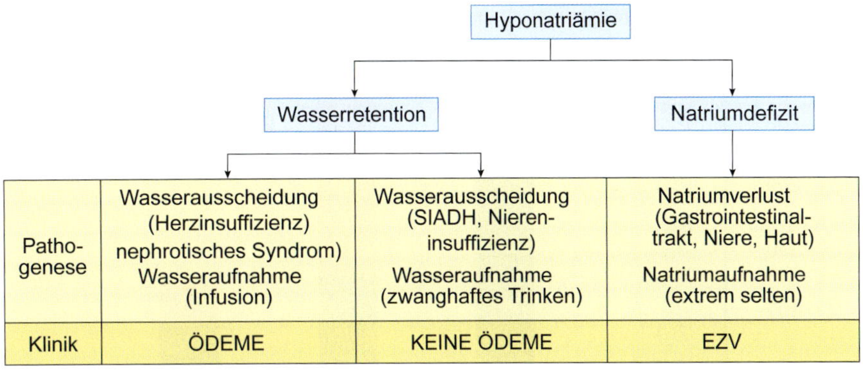

Abb. 24.4 Ursachen der Hyponatriämie [M588]

Tab. 24.1 Laborchemische Konstellation bei Natriummangel und SIADH (Syndrom der inadäquaten ADH-Sekretion)

	Natriummangel	SIADH
Symptome	• Oft • Schwindel, Kollaps	Eher selten
Klinische Zeichen	• Oft • Nicht wegdrückbares Ödem beweist Natriummangel	• Eher selten • Ödeme grenzen DD ein
Klinischer Verlauf	Schnell	Langsam
Serumosmolalität	Niedrig	Niedrig
Urinosmolalität	Hoch	Hoch
Natriumausscheidung (Urin)	• Niedrig bei Verlust über Haut/Darm • Variabel bei renalen Verlusten	Variabel, meistens erhöht
Volumenstatus	Zu niedrig	Zu hoch
Natriumstatus	Zu niedrig	• Normal • Zu hoch, falls Ödeme
Therapie	Natriumsubstitution	• Wasserrestriktion • Natriurese bei Ödemen

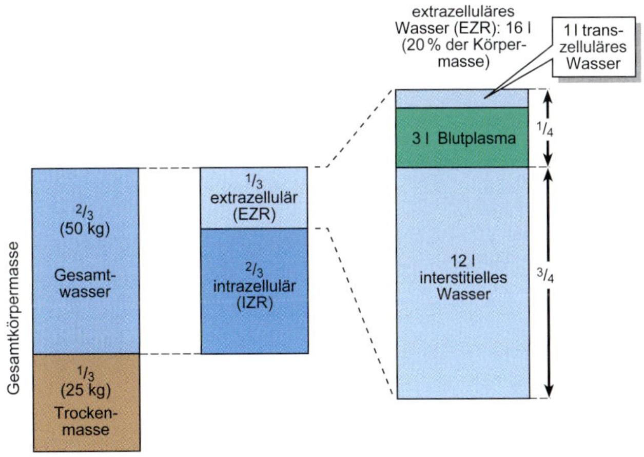

Abb. 24.5 Verteilung des Gesamtkörperwassers [L106]

Tab. 24.2 Veränderungen klinischer Parameter bei Störungen des Wasserhaushalts

Parameter	Dehydratation	Hyperhydratation
Puls	Erhöht	Normal
Blutdruck	Erniedrigt	Normal, evtl. erhöht
Halsvenenfüllung	Erniedrigt	Erhöht
Hautturgor	Erniedrigt	Erhöht
Augäpfel	Weich, eingesunken	Normal
Schleimhäute	Trocken	Normal
Lunge	Normal	Feuchte RG
Diurese	Erniedrigt	Normal oder erniedrigt
Bewusstsein	Erniedrigt	Erniedrigt

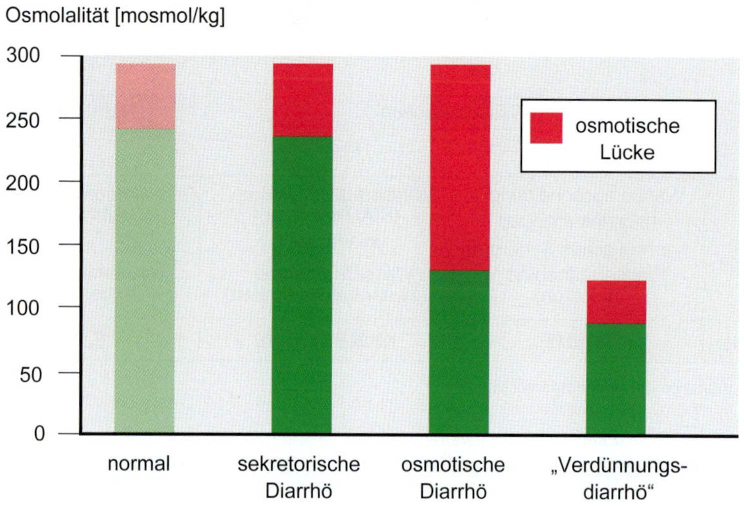

Abb. 24.6 Osmotische Lücke: Die Osmolalität des Stuhls ist konstant (290 mosmol/kg). Sie wird beim Gesunden und bei sekretorischer Diarrhö überwiegend durch die Elektrolyte (Na^+ und K^+ mit ihren jeweiligen Anionen Cl^- und HCO_3^-) bestimmt. Daher lässt sie sich anhand der doppelten Konzentration von Na^+ und K^+ im Stuhl abschätzen (grün). Als osmotische Lücke wird der Unterschied zwischen diesem Schätzwert und der gemessenen Stuhlosmolalität bezeichnet (normal: < 50 mosmol/kg). Bei der osmotischen Diarrhö wird ein größerer Anteil durch nichtresorbierte Substanzen (rot) ersetzt. [R132]

kommt der Labordiagnostik eine besondere Bedeutung bei der Abklärung zu.
Der **Phosphatspiegel** schwankt zirkadian um bis zu 50 % und nimmt postprandial ab, daher sollte er immer nüchtern morgens bestimmt werden. Die drei Hauptursachen der **Störungen der Phosphatkonzentration** sind verminderte enterale Absorption, **vermehrte renale Ausscheidung** (am häufigsten!) und Umverteilung nach intrazellulär (→ Abb. 24.10).

Selten tritt eine **Pseudohyponatriämie,** v. a. bei hoher Lipid- oder Proteinkonzentration (z. B. bei multiplem Myelom), bei indirekt messenden, ionenselektiven Elektroden auf. Eine Kontrolle sollte dann durch direkt messende, ionenselektive POCT-Geräte (z. B. BGA-Gerät) erfolgen. Die **Plausibilitätsprüfung** ist über einen Bezug zu den Osmolalitätswerten möglich.

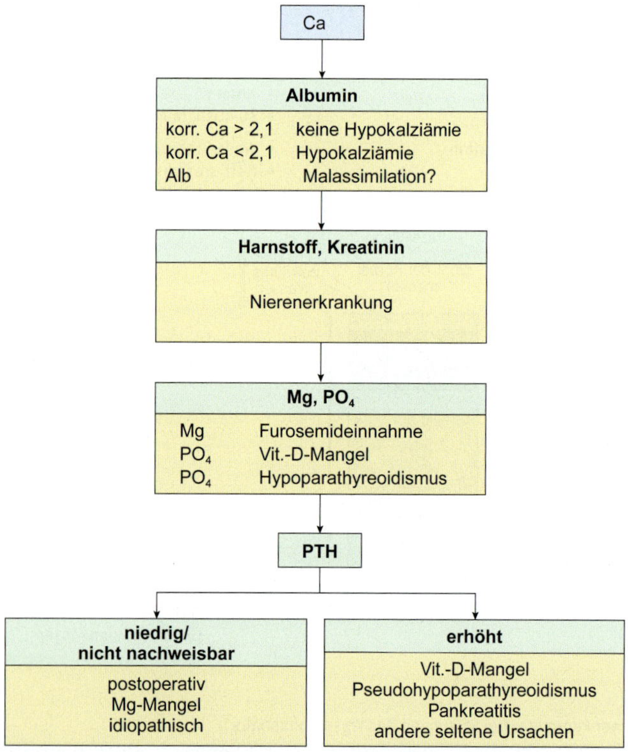

Abb. 24.7 Diagnostische Strategie bei Hypokalzämie [L231]

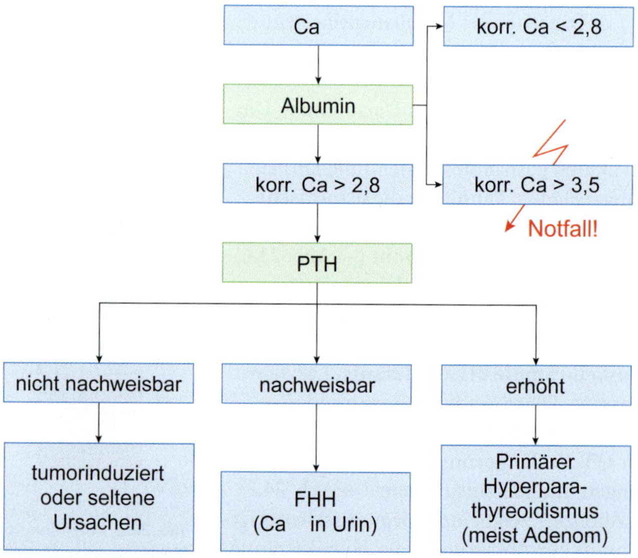

Abb. 24.8 Diagnostisches Vorgehen bei Hyperkalzämie [L231]

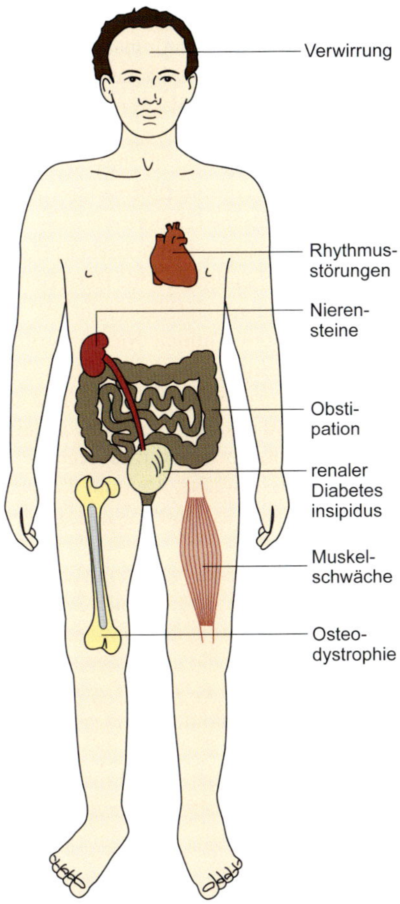

Abb. 24.9 Hyperkalzämiesymptome [O639]

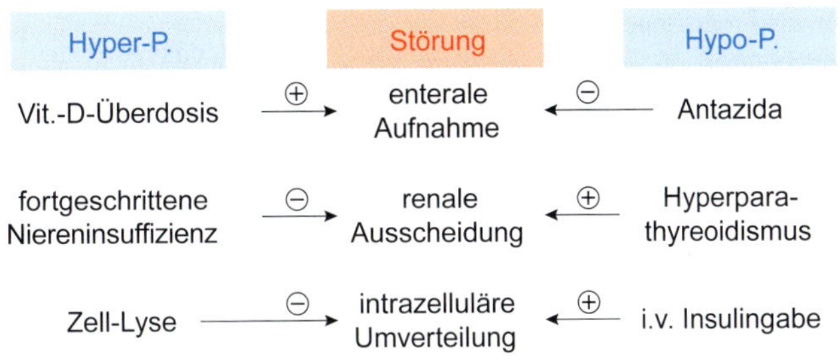

Abb. 24.10 Ursachen der Hyper- und Hypophosphatämie [O639]

Zusammenfassung

- Störungen des Wasserbestandes führen zu Hypo- bzw. Hypernatriämie, Störungen des Natriumbestandes zu Änderungen des EZV bei isotonem Plasma.
- **Hyponatriämie** aufgrund von **Wasserretention** ist die **häufigste Elektrolytveränderung** in der klinischen Praxis. In den meisten Fällen wird die ADH-Sekretion durch nichtosmotische Regulationsmechanismen erhöht, in der Folge wird Wasser in der Niere verstärkt zurückgehalten. DD: Diabetes insipidus, Diarrhö, Erbrechen, nephrotisches Syndrom, Pankreatitis, Peritonitis oder Addison-Krise (bei K ↑ und Azidose).
- Hyponatriämie kann bei Patienten mit gastrointestinalen oder renalen Flüssigkeitsverlusten auftreten, die einen Verlust an Natriumionen nach sich ziehen. Die daraus resultierende Hypovolämie stimuliert die ADH-Sekretion, Wasser wird verstärkt rückabsorbiert und die Natriumkonzentration im Serum fällt.
- Die häufigste Ursache einer Hypernatriämie ist Wasserverlust aufgrund verringerter Wasseraufnahme. Weitere mögliche Ursachen: Diabetes insipidus, Exsikkose, Conn-Syndrom, massive Natriumzufuhr durch Infusionen.
- Gleichzeitige Wasser- und Natriumverluste, z. B. durch osmotische Diurese bei diabetischer Ketoazidose, können ebenfalls eine Hypernatriämie verursachen, führen aber meist zur Hyponatriämie:
  - Hyponatriämie ohne Ödeme mit erniedrigtem EZV → Natriummangel.
  - Hyponatriämie ohne Ödeme mit normalen EZV → Wasserüberschuss.
  - Hyponatriämie mit Ödemen → Gesamtkörpernatrium und -wasser erhöht.
- Glukose, Harnstoff und Ethanol sind häufig Ursache einer erhöhten Plasmaosmolalität.
- Kalium ist das Hauptkation des IZR und bestimmt das Ruhemembranpotenzial von Muskel- und Nervenzellen. Änderungen der Kaliumkonzentration können durch Veränderung der Gesamtkaliummenge oder durch Verschiebungen zwischen IZR und EZR bedingt sein. DD bei Hyperkaliämie: Nierenversagen, Conn- oder Addison-Syndrom, Rhabdomyolyse, Verbrennungen, gen. Pseudohypoaldosteronismus oder Pseudohyperkaliämie.
- Eine **Hyperkaliämie** ist potenziell **lebensgefährlich.** Auch ohne klinische Warnzeichen kann es zum tödlichen Herzstillstand kommen. EKG-Monitoring!
- Ursachen einer **Hypokaliämie** sind gewöhnlich **renale oder gastrointestinale Verluste.** DD bei Hypokaliämie: Diarrhö, Erbrechen, Furosemid-Gabe, Kolonadenom, zu hohes Aldosteron (Lakritzabusus, endokrinologisch), Intoxikationen oder Vitamin-B_{12}-Gabe bei starkem Mangel mit Anämie.

Die Kreatininkonzentration wird meist nach der **Jaffé-Methode** bestimmt (→ Abb. 25.1). Dazu wird Kreatinin an **Pikrinsäure gekoppelt,** das entstandene Pikrinat wird dann **fotometrisch** gemessen. Es gibt aber auch enzymatische Methoden, die weniger anfällig gegen die häufigsten Störfaktoren sind. Hierbei **stören** einerseits alle **Faktoren,** welche die **fotometrische Messung** im Bereich 500–550 nm beeinflussen (z. B. Lipämie, Hyperbilirubinämie oder Hämolyse) und andererseits **Xenobiotika,** die ein Pikrinat mit ähnlichem Absorptionsmaximum (z. B. Cephalosporine) bilden können. Der Kreatininwert ist zur **Muskelmasse** proportional, was bei der Interpretation erhöhter Serumwerte zu berücksichtigen ist. Moderne chemische Testmethoden verwenden die **Reaktionsgeschwindigkeit** als Messwert und nicht den fotometrischen Endpunkt nach vollständiger Reaktion. Hierdurch wird die Interferenz z. B. von Bilirubin und Cephalosporinen vermindert, da diese langsamer und damit gegen Ende der Reaktion mit der Pikrinsäure reagiert.

> Der Vorteil der Bestimmung durch eine Reaktion oder über ein Substrat gegenüber einem Sandwich-ELISA ist, dass es keine Wechselwirkung mit individuell unterschiedlichen Antikörpern geben kann.

Die Kreatininkonzentration im Serum steigt erst dann an, wenn bereits **mehr als die Hälfte der Nephrone afunktionell** geworden sind. Die restlichen Nephrone können hypertrophieren und teilweise die Funktion der zerstörten ersetzen. **Erhöhte Kreatininwerte** bedeuten also, dass die GFR (glomeruläre Filtrationsrate) bereits **auf 50 % und weniger reduziert ist** (→ Abb. 25.2, → Abb. 25.3).

→ Abb. 25.2 zeigt das Fortschreiten der Nierenversagens:

- **Stadium 1:** Serumkreatinin (violette Linie) und GFR (hellblaue Linie) sind noch normal, aber im Urin sind geringe Mengen Albumin (Mikroalbuminurie, grüne Linie) bereits nachweisbar, 50 % der Nephrone und damit eine der zwei Millionen Nephrone sind afunktionell geworden (rote Linie).
- **Stadium 2:** kompensierte Retention, GFR bei 60–89 ml/min; Serumkreatinin im Blut kann zu Beginn noch normal sein, beginnt aber aufgrund der reduzierten exkretorischen Leistung (orange Linie) auf bis ca. 2 mg/dl zu steigen; bis zu 75 % der Nephrone (1,5 Mio.) sind afunktionell; bei Kreatininanstieg im Blut sind noch ca. 800.000 Nephrone funktionell.
- **Stadium 3:** GFR bei 30–59 ml/min, Serumkreatinin steigt über ca. 4–6 mg/dl, auch Harnstoff steigt nun im Blut deutlich an (ab 75 % Nephronfunktionsverlust), erste urämische Symptome (Hypertonie, Leistungsabfall und rasche Ermüdbarkeit) treten auf. Die Wahrscheinlichkeit für Herz-Kreislauf-Erkrankungen steigt signifikant an.
- **Stadium 4:** präterminale Niereninsuffizienz, GFR sinkt auf 15–29 ml/min, Serumkreatinin steigt über 6–8 mg/dl, Ödeme (auch in der Lunge!) und schwere Symptome (Ikterus, Appetitlosigkeit, Übelkeit mit Erbrechen, Konzentrationsschwäche, Atemnot, Fatigue, Krämpfe, Parästhesien und Polyneuralgie) kommen hinzu.
- **Stadium 5:** terminale Niereninsuffizienz, Dialysepflicht, GFR unter 15 ml/min, Serumkreatinin steigt über 8–10 mg/dl, Dialyse oder Nierentransplantation sind nun lebensnotwendig.

Die Bestimmung von **Cystatin C** gilt aufgrund des kreatininblinden Bereichs (Kap. 22) als sensitiver und früher ansprechend als Kreatinin. Geringfügige Einschränkungen der GFR lassen sich nicht am Serumkreatinin

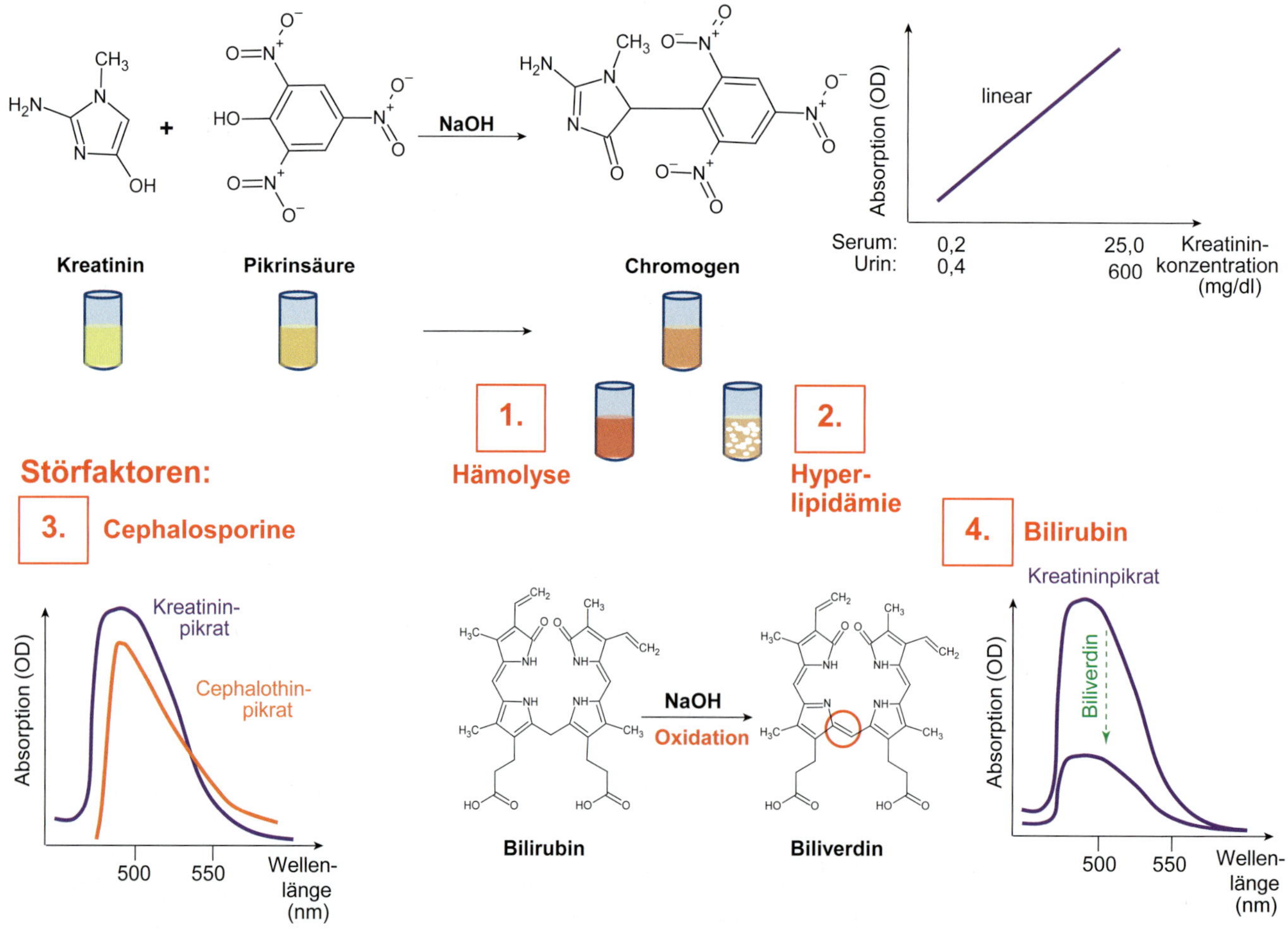

Abb. 25.1 Jaffé-Methode zur Bestimmung von Kreatinin und deren Hauptstörfaktoren [L141, M550]

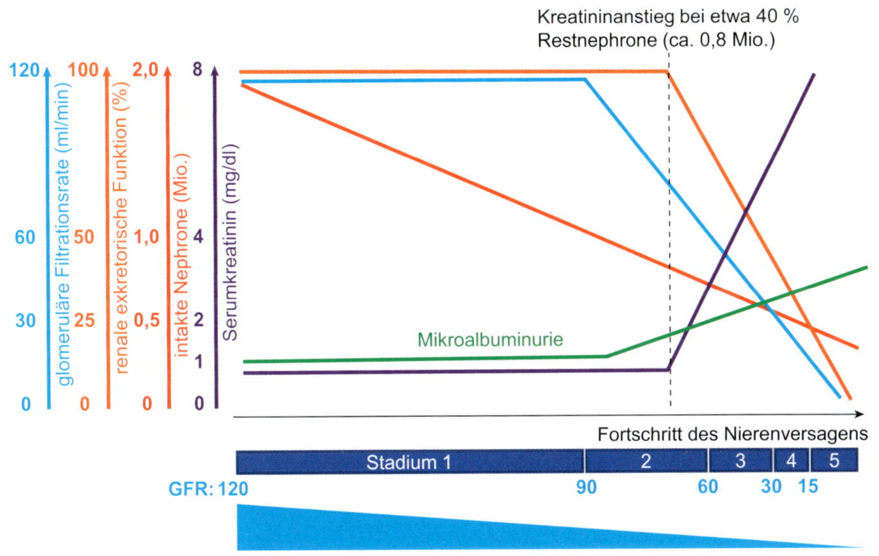

Abb. 25.2 Fortschritt des Nierenversagens mit stark verzögertem Kreatininanstieg [L141, M550]

$$n_{Plasma} = n_{Urin}$$

$$c_{Plasma} \times V_{Plasma} = c_{Urin} \times V_{Urin}$$

$$V_{Plasma} = \frac{c_{Urin} \times V_{Urin}}{c_{Plasma}}$$

$$\text{Kreatininclearance (ml/min)} = \frac{\text{Urinkreatinin (mmol/l)} \times \text{Urinminutenvolumen (ml/min)} \times 1{,}73\ m^2}{\text{Serumkreatinin (mmol/l)} \times \text{KO } (m^2)}$$

Abb. 25.4 Berechnung der GFR und Kreatinin-Clearance. V_{Urin} ist das sog. Urinminutenvolumen und ergibt sich aus dem während 24 h (= 1.440 min) gesammelten Urinvolumen. Die Kreatinin-Clearance ist von der Körperoberfläche abhängig und soll auf 1,73 m^2 normiert werden.

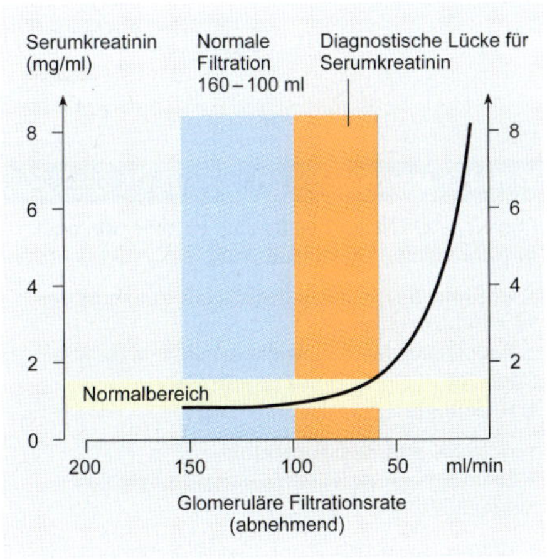

Abb. 25.3 Zusammenhang von Serumkreatininkonzentration und Kreatinin-Clearance [L157]

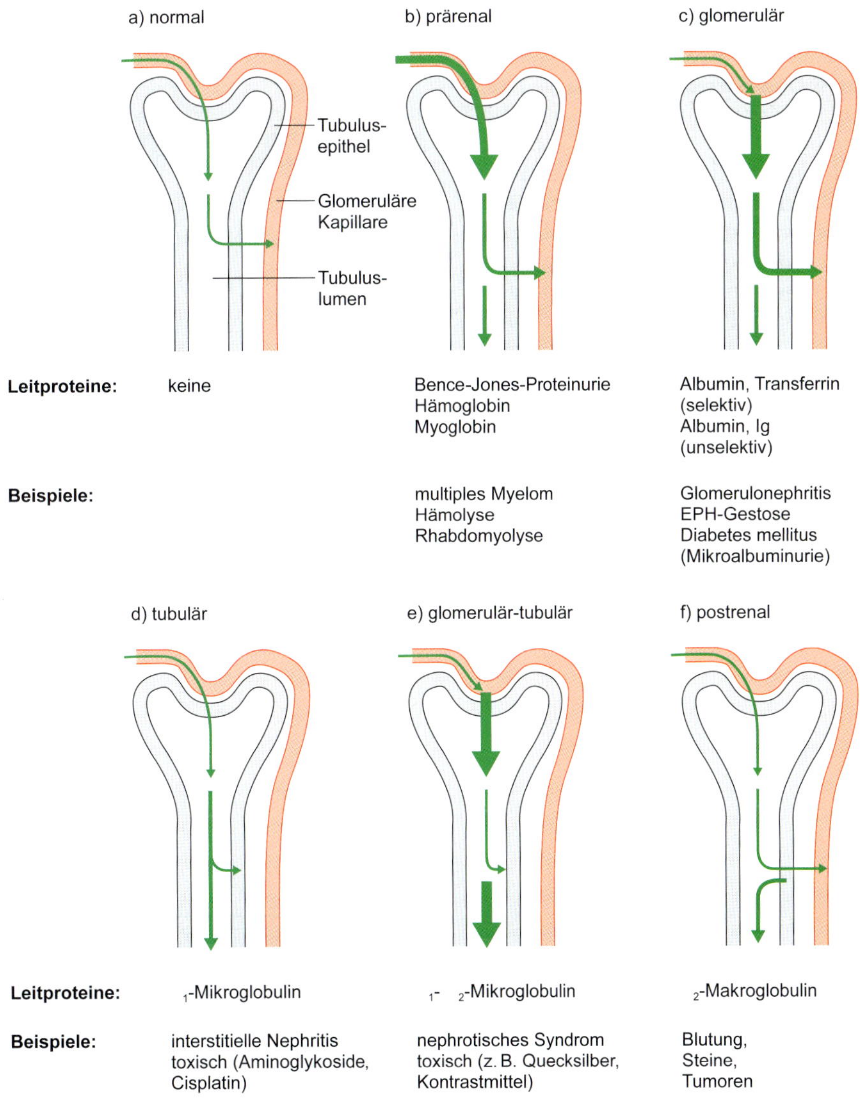

Abb. 25.5 Klassifikation der Proteinurien, Pfeildicke entspricht der Proteinmenge [M588]

ablesen. Etwas **sensitiver** als der Anstieg der Kreatininkonzentration ist der **Nachweis einer Mikroalbuminurie,** also von geringen Mengen Albumin im Urin. Eine moderne Stadieneinteilung erfolgt nach KDIGO (Kidney Disease: Improving Global Outcome). Aus den Konzentrationen in Urin und Serum kann die GFR berechnet werden (→ Abb. 25.4). Dies kann nicht nur mittels des **endogenen Kreatinins** erfolgen, sondern auch genauer durch eine frei filtrierte (nicht tubulär sezernierte oder rückresorbierte) **Indikatorsubstanz** (z. B. Inulin, man erhält dann die Inulin-Clearance). Noch genauer kann die GFR nuklearmedizinisch bestimmt werden, was z. B. relevant ist, wenn eine Lebendnierenspende erfolgt. Man wählt dann die schlechter funktionierende Niere, um den Spender nicht zu schädigen. Das vermehrte Auftreten von Proteinen im Urin wird als **Proteinurie** bezeichnet und kann neben glomerulären und tubulären auch prä- und postrenale Ursachen haben (→ Abb. 25.5). Die sog. **Leitproteine** weisen dabei den Weg zur Diagnose, z. B. Albumin bei glomerulären, α1- und β2-Mikroglobuline bei tubulären Schädigungen sowie α2-Makroglobulin bei postrenalen Ursachen (Kap. 22.6).

Unabhängig von der Ätiologie hat die **chronische Niereninsuffizienz** mehrere pathophysiologische Auswirkungen, deren klinische Manifestationen in → Abb. 25.6 zusammengefasst sind:

- Störungen im Wasser-, Elektrolyt- und Säure-Basen-Haushalt
- Toxische Organschäden durch Retention harnpflichtiger Substanzen
- Endokrine Störungen: verminderte Sekretion von Erythropoetin, Renin, Calcitriol (Vitamin D); damit renale Anämie (normochrom), Hypotension und Hypokalzämie (bei kombiniertem Calcitriol- und PTH-Mangel)

Der Verlauf des Retentionsparameters Kreatinin im Serum ist entscheidender Bestandteil der **Stadieneinteilung der chronischen Niereninsuffizienz** (→ Tab. 25.1). Die Kreatinin-Clearance nimmt dabei konstant ab. Der Verlauf der Serumelektrolyte ist wesentlich von der Klinik abhängig (u. a. Diarrhö, Erbrechen). Bei **sekundärem Hyperparathyreoidismus** infolge **verminderter Calcitriolsynthese** sind typischerweise Parathormon (PTH), Serumphosphat und alkalische Phosphatase (AP) erhöht.

Im Blutbild ist eine **normochrome Anämie** Ausdruck der **verminderten Erythropoetinsekretion.**

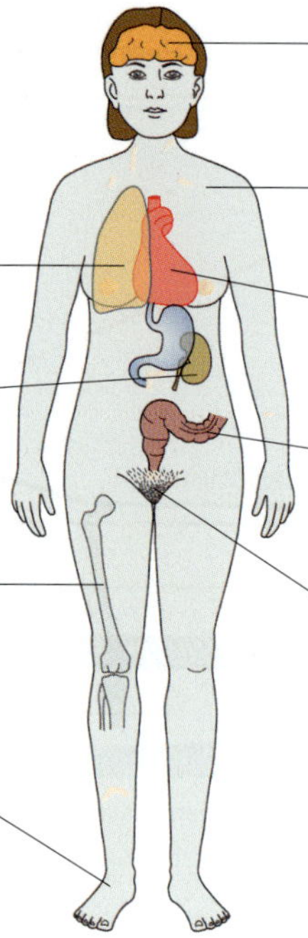

Abb. 25.6 Klinische Manifestationen bei chronischer Niereninsuffizienz [L157]

Tab. 25.1 Stadieneinteilung der chronischen Niereninsuffizienz

	Stadium	Kreatinin	Klinische Merkmale
I	Latenzstadium	Normal	Ausreichende Nierenfunktion bei bestehender und fortschreitender Grunderkrankung
II	Kompensierte Retention	< 6 mg/dl	• Beginnende Abnahme der GFR und Zunahme der Retentionsparameter • Beginnende Minderung der endokrinen Funktion (Anämie) • Hypertonie
III	Präterminale Niereninsuffizienz	6–10 mg/dl	• Natrium- und Wasserretention • Urämische Gastroenteritis und periphere Polyneuropathie
IV	Terminale Niereninsuffizienz	> 10 mg/dl	• Urämie, zusätzlich urämischer Fötor, motorische Neuropathie, Blutungsneigung, Koma, Tod • Dialysepflichtig! • Ggf. Nierentransplantation

Zusammenfassung

- Die Kreatininbestimmung kann durch Lipämie, Hyperbilirubinämie, Hämolyse und Xenobiotika (z. B. Cephalosporine) gestört sein.
- Die **Kreatininkonzentration steigt erst an,** wenn mehr als die **Hälfte der Nephrone afunktionell** geworden ist.
- Das Kreatininlevel ist von hoher Relevanz, um den Verlauf einer chronischen Niereninsuffizienz einzuschätzen.

Lipide werden im Blut in Form von **Lipoproteinen** transportiert (**sphärische Partikel,** → Abb. 26.1). In ihrem hydrophoben Kern befinden sich Triglyzeride und Cholesterinester. Die „Hülle" besteht aus freiem Cholesterin und Phospholipiden sowie sog. Apolipoproteinen. **Apolipoproteine** sind für die **strukturelle Integrität** des Lipoproteins, für die **Regulation der zwei Schlüsselenzyme** des Lipoproteinstoffwechsels **(Lipoproteinlipase** und **Lecithin-Cholesterin-Acyl-Transferase, LCAT)** sowie für die **Erkennung durch Rezeptoren** verantwortlich (→ Tab. 26.1). Nach ihren physikochemischen Eigenschaften werden die Lipoproteine in vier Hauptklassen eingeteilt (→ Tab. 26.2).

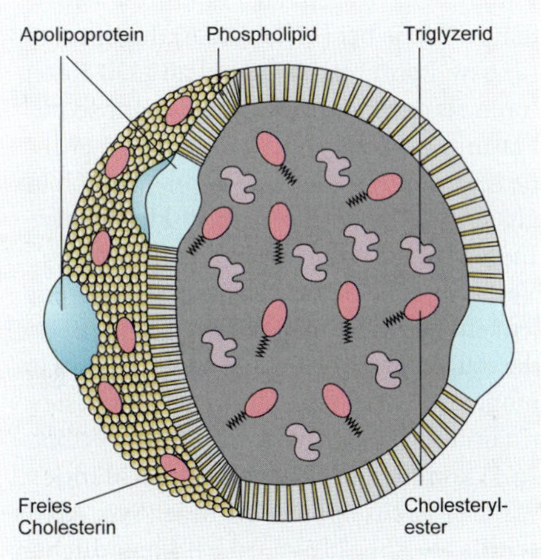

Abb. 26.1 Lipoproteinstruktur [L157]

Der Stoffwechsel der Lipoproteine lässt sich in einen exogenen und einen endogenen Zyklus unterteilen (→ Abb. 26.2).

- **Exogener Zyklus:** Die Nahrungsfette werden im Dünndarm resorbiert, in **Chylomikronen** verpackt und gelangen über die Lymphe in das Blut. Die Triglyzeride werden v. a. im Muskel- und Fettgewebe durch die **Lipoproteinlipase (LPL),** ein Enzym des Kapillarendothels, zu Glyzerin und Fettsäuren abgebaut und von Zellen aufgenommen. Die **Überreste** (Remnants) werden in der Leber zu **Gallensäuren** metabolisiert, die der **Fettemulgierung im Darm** dienen (einzige **relevante Ausscheidungsform** von Cholesterin).
- **Endogener Zyklus:** Von der Leber gelangen Triglyzeride als **VLDL** zu den extrahepatischen Organen, die sich durch die LPL mit Lipiden versorgen. Die Lipidzusammensetzung des VLDL ändert sich, es wird über das Intermediate-Density-Lipoprotein (IDL) zu **LDL** (Low-Density-Lipoprotein) umbaut. LDL wird durch hepatische und extrahepatische Zellen aufgenommen. Auch sog. Schaumzellen (Scavenger Cells), die an der Bildung atherosklerotischer Plaques beteiligt sind, nehmen LDL auf. **HDL** (High-Density-Lipoprotein) werden in Darm und Leber gebildet. Sie transportieren Cholesterin in Form von Cholesterinester von den extrahepatischen Organen zurück zur Leber. Das Enzym **Lecithin-Cholesterin-Acyl-Transferase** ist Bestandteil von HDL und katalysiert die Cholesterinesterbildung.

Tab. 26.1 Funktion der Apolipoproteine. LPL = Lipoproteinlipase, LCAT = Lecithin-Cholesterin-Acyl-Transferase

Apoprotein	Syntheseort	Funktion
A-I	Darm, Leber	Aktivierung der LCAT
A-II	Darm, Leber	Aktivierung der hepatischen LPL
B_{100}	Leber	Lipidtransport im VLDL, Bindung an LDL-Rezeptor
B_{48}	Darm	Lipidtransport in Chylomikronen
C-I	Leber	Aktivierung der LCAT
C-II	Leber	Aktivierung der LPL
C-III	Leber	Hemmung der LPL
E	Darm, Leber	Bindung an hepatischen APO-E-Rezeptor und zelluläre LDL-Rezeptoren

Tab. 26.2 Lipoproteinklassen. VLDL = Very-Low-Density-Lipoprotein, LDL = Low-Density-Lipoprotein, HDL = High Density-Lipoprotein

	Mobilität in Elektrophorese	Hauptsächliche Apolipoproteine	Funktion
Chylomikronen	Auftragstelle	B_{48}, A-I, C-II, E	Transport der Nahrungsfette vom Darm zur Leber
VLDL	Prä-β	B_{100}, C-II, E	Transport endogener Triglyzeride von der Leber zu extrahepatischen Organen
LDL	β	B_{100}	Cholesterintransport von der Leber zu extrahepatischen Organen
HDL	α	A-I, A-II	Cholesterintransport von extrahepatischen Organen zur Leber

Nach Bindung des LDL an den Rezeptor, die durch die Apolipoproteine B_{100} und E erfolgt, wird das LDL von der Zelle internalisiert (→ Abb. 26.3). Freies Cholesterin wird in der Zelle durch das Enzym **Acyl-CoA-Cholesterin-Acyl-Transferase (ACAT)** verestert. Das **intrazelluläre Cholesterin** ist ein wichtiger **Regulator** des Cholesterinstoffwechsels, es **hemmt** die LDL-Rezeptor- und die endogene Cholesterinsynthese (Hydroxymethylglutaryl-Coenzym-A- bzw. HMG-CoA-Synthase).

Primäre Störungen sind genetisch bedingt, oft werden Triglyzeridwerte von über 400 mg/dl gefunden. Primäre, **autosomal-dominante, familiäre Hypercholesterinämien** haben eine **hohe Prävalenz von ca. 1:250 (heterozygote Form).** Eine Einteilung nach den genetischen Ursachen (→ Tab. 26.3) gestaltet sich aufgrund der Fülle der verschiedenen Mutationen zunehmend komplexer. Daher hat sich die Einteilung nach **Fredrickson** durchgesetzt, die sich an den Plasmakonzentrationen der Lipoproteine orientiert (→ Tab. 26.4). Diese Klassifizierung berücksichtigt weder genetische Ursachen noch sekundäre Störungen. Jedoch lässt sich durch Bestimmung des Gesamtcholesterins und der Triglyzeride der Großteil der Lipidstoffwechselstörungen erkennen.

Zur weiteren Differenzierung kann der sog. **Kühlschranktest** durchgeführt werden. Dazu wird **Nüchternserum bei 4 °C** mindestens **12 h** stehen gelassen und anschließend begutachtet (→ Abb. 26.4). Trübes Serum spricht für eine Erhöhung der Triglyzeride (Typ IIb–V), klares Serum für normale Triglyzeridwerte. Ein erhöhter Cholesterinwert lässt sich so nicht erkennen (Typ IIa). Bei **Chylomikronenerhöhung** bildet sich ein weißer Ring am oberen Rand des Röhrchens, das Serum **rahmt auf** und ist „lipämisch". Dies kann mit unauffälligen (Typ I) oder auffälligen Triglyzeridwerten (Typ V) verbunden sein. Bei der Methode nach Fredrickson sind die Typen IIb (40 %) und IV (45 %) mit Abstand am häufigsten.

Sekundäre Hyperlipoproteinämien sind Folge anderer Erkrankungen oder werden durch äußere Einflüsse verursacht:

- Eine **Erhöhung der Triglyzeride** findet sich bei Diabetes mellitus, chronischem Nierenversagen, Alkoholabusus und durch bestimmte Medikamente, z. B. Thiazide.
- **Erhöhungen des Gesamtcholesterins** sind vor allem ernährungsbedingt, kommen aber auch bei nephrotischem Syndrom, Hypothyreose und Cholestase vor.

Das **Arterioskleroserisiko** (→ Tab. 26.5) hängt nach neuester Studienlage weniger vom Gesamtcholesterin und vom Verhältnis

LDL-Cholesterin zu HDL-Cholesterin ab, sondern **am stärksten vom alleinigen LDL-Cholesterin-Wert.** LDL hat eine atherogene Wirkung. Bei Vorliegen einer KHK oder bei Z. n. MI sind die therapeutischen Zielwerte niedriger. Die Bestimmung der **Triglyzeride** erfolgt enzymatisch durch die Glyzerinkinase, die Glyzerin nach dessen hydrolytischer Freisetzung umsetzt. Auch hier unterliegen die Normwerte großen Schwankungen in **Abhängigkeit von Alter und Geschlecht.** Bei Werten > 150 mg/dl (> 1,7 mmol/l) spricht man von **Hypertriglyzeridämie.** Die Triglyzeridkonzentration im Serum ist sehr von den Ernährungsgewohnheiten abhängig. Die klinische Bedeutung der Hyperlipoproteinämien liegt in einem **erhöhten Risiko** für **Arteriosklerose.** Die verschiedenen Lipoproteine tragen dazu in unterschiedlichem Maße bei (→ Tab. 26.6). Lipoprotein (a) bzw. Lp(a) bindet sowohl an LDL-Rezeptoren als auch an Fibrin und hemmt so die Plasminwirkung. Lp(a)-Werte > 50 mg/dl (≥ 125 nmol/l) stellen daher einen unabhängigen Risikofaktor für Arteriosklerose dar. **Inspektorische Befunde** können den Verdacht auf eine Lipidstoffwechselstörung lenken. Xanthelasmen finden sich im Bereich der Augenlider (→ Abb. 26.5) und treten im jungen Alter bei familiärer Hypercholesterinämie auf. **Eruptive Xanthome** (→ Abb. 26.5) kommen bei **Hypertriglyzeridämie** vor. Der Arcus lipoides corneae (Syn. **Arcus senilis,** → Abb. 26.5) wird bei **Jugendlichen** in Zusammenhang mit **Fettstoffwechselstörungen** beobachtet, ist im höheren Alter jedoch häufig unabhängig von den Serumlipiden.

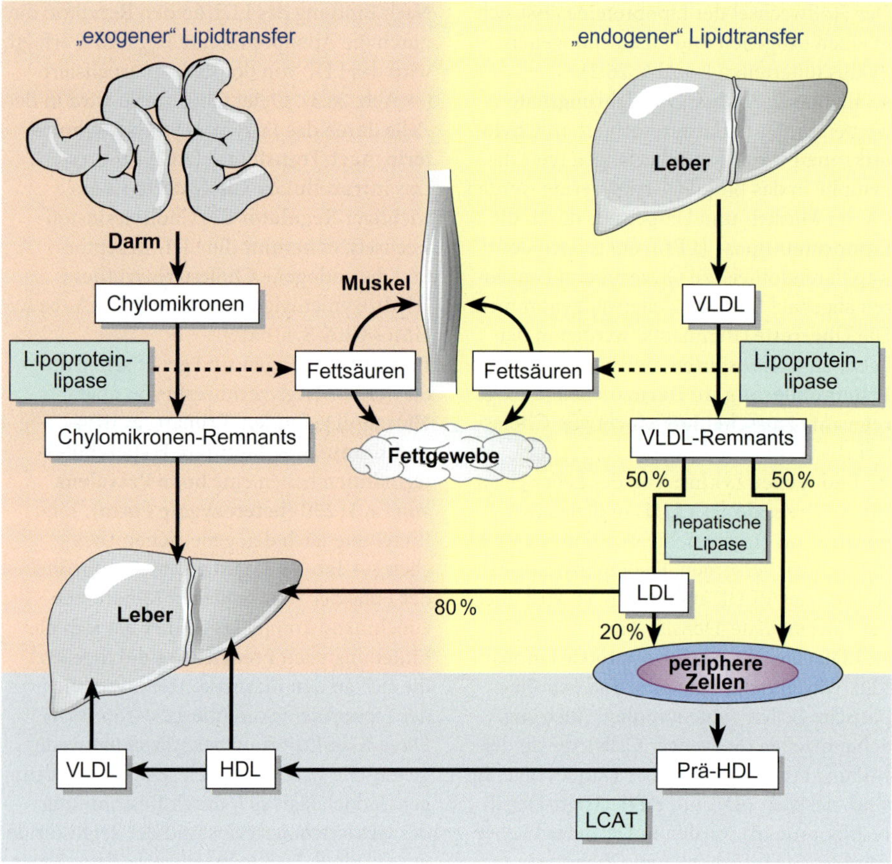

Abb. 26.2 Lipoproteinstoffwechsel [L106]

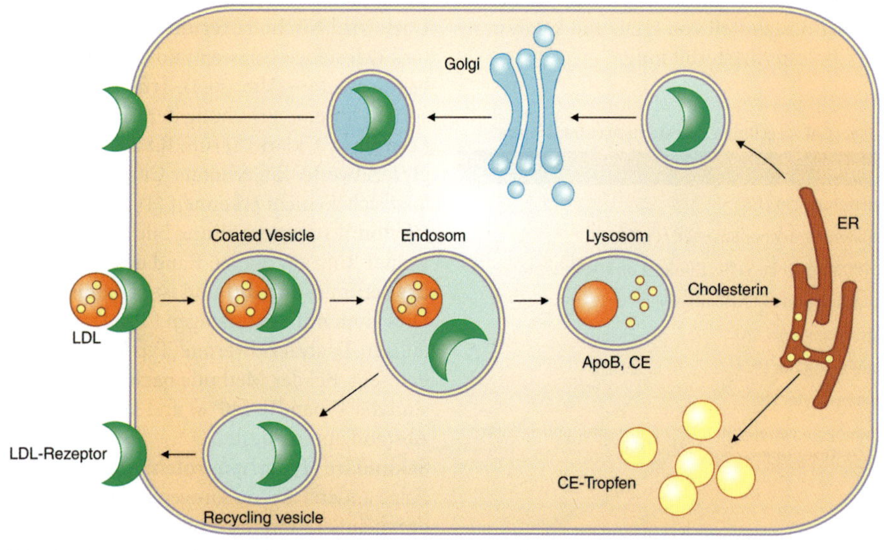

Abb. 26.3 Rezeptorvermittelte Endozytose des LDL-Rezeptors [O522]

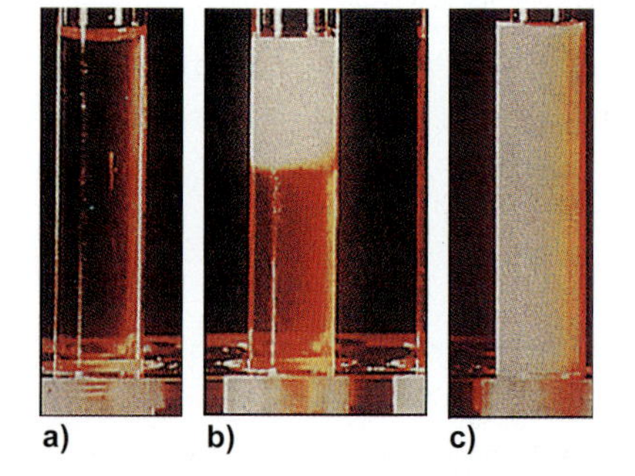

Abb. 26.4 Serumproben nach Kühlschranktest. a) Normales Serum. b) Serum bei Hyperchylomikronämie (Typ I). c) Serum bei Hypertriglyzeridämie (Typ IV). [E934]

Tab. 26.3 Genetische Ursachen einiger Lipidstoffwechselstörungen

Erkrankung	Genetischer Defekt	Fredrickson	Klinische Folgen
Familiäre Hypercholesterinämie	LDL-Rezeptoren ↓	IIa oder IIb	KHK (koronare Herzkrankheit)
Familiäre Hypertriglyzeridämie	Uneinheitlich, evtl. LPL-Defekt (?)	IV oder V	Sehnenxanthome
Chylomikronämie-Syndrom	APO-C-II-Mangel	I	Sehnenxanthome
Abetalipoproteinämie	Fehlen von APO-B	Normal	Neurologische Störungen

Tab. 26.4 Einteilung der Lipidstoffwechselstörungen nach Fredrickson. CM = Chylomikronen, N = normal

	I	IIa	IIb	III	IV	V
Erhöhte Lipoproteine	CM	LDL	LDL + VLDL	IDL	VLDL	VLDL + CM
Cholesterin	N	↑↑	↑	↑	N bis ↑	N bis ↑
Triglyzeride	↑↑	N	↑	↑	↑↑	↑↑
Serum	Lipämisch	Klar	Trüb			
Rahmschicht	Ja (klarer Unterstand)	Nein	Nein	Nein	Nein	Ja (trüber Unterstand)
Häufigkeit	Sehr selten	Häufig	Häufig	Selten	Häufig	Selten

Tab. 26.5 Zielwerte für LDL-Cholesterin (2019 ESC/EAS Guidelines for the management of dyslipidaemias)

	Zielwert für LDL-Cholesterin	SCORE-10-Jahresrisiko für ein tödliches kardiovaskuläres Ereignis
Niedriges Risiko	< 3 mM bzw. 116 mg/dl	< 1 %
Mittleres Risiko	< 2,6 mM bzw. 100 mg/dl	≥ 1 bis < 5 %
Hohes Risiko	< 1,8 mM bzw. 70 mg/dl	≥ 5 bis < 10 %
Sehr hohes Risiko	< 1,4 mM bzw. 55 mg/dl	≥ 10 %
Sehr hohes Risiko, atherosklerotische kardiovaskuläre Erkrankung (ASCVD) und zweites vaskulären Ereignis innerhalb von 2 Jahren trotz maximaler Statin-Therapie	< 1,0 mM bzw. 40 mg/dl	

Tab. 26.6 Arterioskleroserisiko der Lipoproteinfraktionen. CM = Chylomikronen Lp(a) = Lipoprotein (a)

	CM	VLDL	CM- und VLDL-Remnants	LDL	Lp(a)	HDL
Risiko	0	+	+++	++++	++++	Vermindert

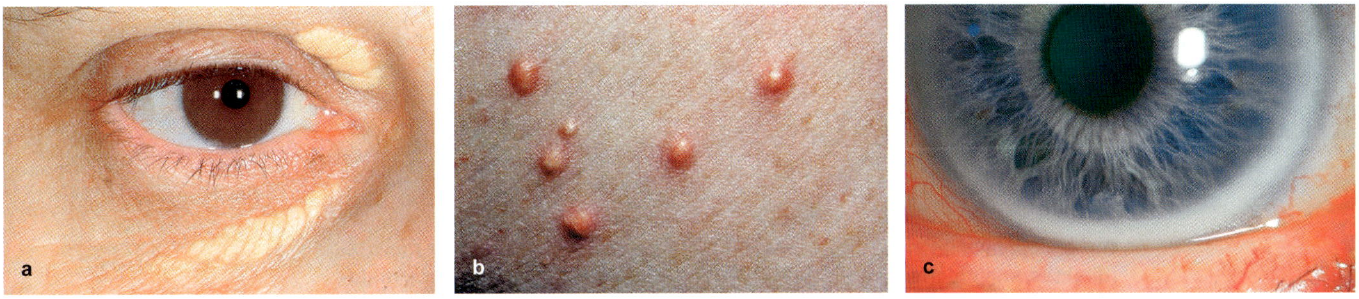

Abb. 26.5 Inspektionsbefunde bei Hyperlipoproteinämien. a) Xanthelasma. b) Eruptive Xanthome. c) Arcus lipoides corneae. [E847]

Zusammenfassung

- **Primäre Hyperlipidämien** sind **genetisch bedingt, relativ häufig (Prävalenz 1:1.250)** und werden entsprechend den erhöhten Lipoproteinfraktionen eingeteilt (Klassifikation nach Fredrickson).
- **Sekundäre Hyperlipidämien** sind Folge anderer Erkrankungen, z. B. **Diabetes mellitus,** oder **diätetisch** bedingt.
- Die Normwerte für Cholesterin und Triglyzeride sind abhängig von Alter und Geschlecht. Für die Beurteilung des **kardiovaskulären Risikos** sind vor allem die **Höhe des LDL- und Lp(a)-Wertes** entscheidend.

27 Bilirubin, AST, ALT und Lipase

Bilirubin entsteht als Abbauprodukt von Häm aus Hämoglobin. Da es sehr schlecht wasserlöslich ist, kommt es im Plasma nur an Albumin gebunden vor. Die Leberzellen nehmen Bilirubin auf und **konjugieren** es zu **Mono- und Diglukuroniden,** die viel besser wasserlöslich sind (Abb. 29.1). Konjugiertes Bilirubin ist zusammen mit den Gallensalzen, die essenziell für die Verdauung von Nahrungsfetten sind, der Hauptbestandteil der **Galle.** Im terminalen Ileum wird konjugiertes Bilirubin bakteriell in den Stuhlfarbstoff Sterkobilinogen umgewandelt und **mit dem Stuhl ausgeschieden.** Ein Teil wird jedoch reabsorbiert (enterohepatischer Kreislauf), ein weiterer Teil erscheint als **Urobilinogen** im Urin (Kap. 22.3).
Das **wasserlösliche,** mit Glukose konjugierte Bilirubindiglukosid wird **direktes** Bilirubin genannt, da es nach einer Minute direkt nach der Van-den-Bergh-Methode messbar ist (→ Abb. 27.1). Dagegen muss das **wasserunlösliche, unkonjugierte Bilirubin** erst durch einen Alkohol von Albumin gelöst werden und heißt daher **indirektes** Bilirubin. Für seine Messung benötigt man zusätzlich einen Beschleuniger der Reaktion (Koffein und Natriumbenzoat).

Sind die Gallenwege blockiert, so kann Bilirubin nicht mehr ausgeschieden werden und die Serumkonzentration steigt: Ab einem Wert von ca. 2,5 mg/dl lässt sich klinisch ein Sklerenikterus (→ Abb. 27.2) feststellen. Ab 5 mg/dl (z. B. bei akuter Cholezystitis) kann man den dermalen Ikterus meist erkennen. Bei akuter Cholezystitis ist das Serumbilirubin meist nur leicht erhöht, die Patienten weisen nur selten mäßig erhöhte Serumtransaminasen auf (DD zu Hepatitis). Bei einer Obstruktion durch Gallensteine können auch weitere **Cholestaseparameter** wie alkalische Phosphatase (AP) und γGT erhöht sein.

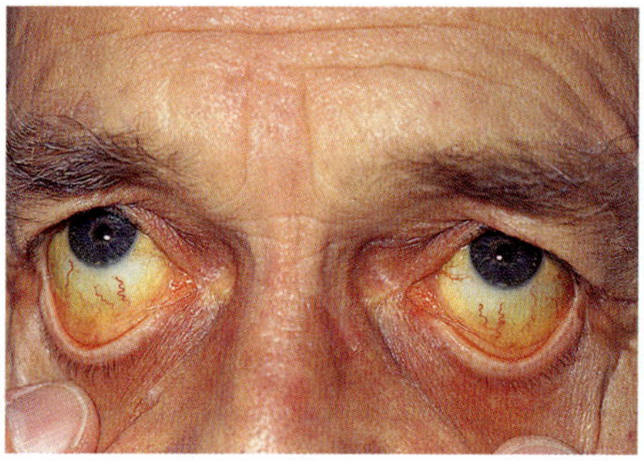

Abb. 27.2 Sklerenikterus [E934]

Leichte, aber deutliche Erhöhungen der **Transaminasen** (um das fünf- bis achtfache der Norm) können hinweisend auf chronische virale Hepatitiden der Typen B (mit oder ohne HDV-Positivität) oder C sein (→ Abb. 27.3, → Abb. 27.4, → Tab. 27.1). Im **Spätstadium** einer schweren Hepatitis können sich die Transaminasen aber auch **normalisieren,** da dann kaum noch intaktes Lebergewebe vorhanden ist. Hier werden dann die Syntheseleistungen relevanter: F_{VII} ($HWZ_{biolog} \approx 2$–5 h) oder der Quick-Wert, der F_{VII} mitbestimmt (Kap. 11).

Für die Differenzialdiagnose eines Leberzellschadens sollte man etwas rechnen können, da die **AST** (älter GOT) sowohl in **Hepatozyten** als auch in **Herz- und Skelettmuskelzellen** vorkommt (→ Tab. 27.1). Bei einem **größeren Myokardinfarkt (MI)** oder einer schwereren **Myopathie** kann sie also auch erhöht vorliegen. Die AST hat sonst aber den Vorteil, dass sie zu **80 % in den Mitochondrien der Leberzellen** vorkommt. Daher ist sie v. a. erst bei **schweren Leberschäden** erhöht und schon relativ **selektiv (wenn sie aus der Leber stammt), aber weniger sensitiv.**

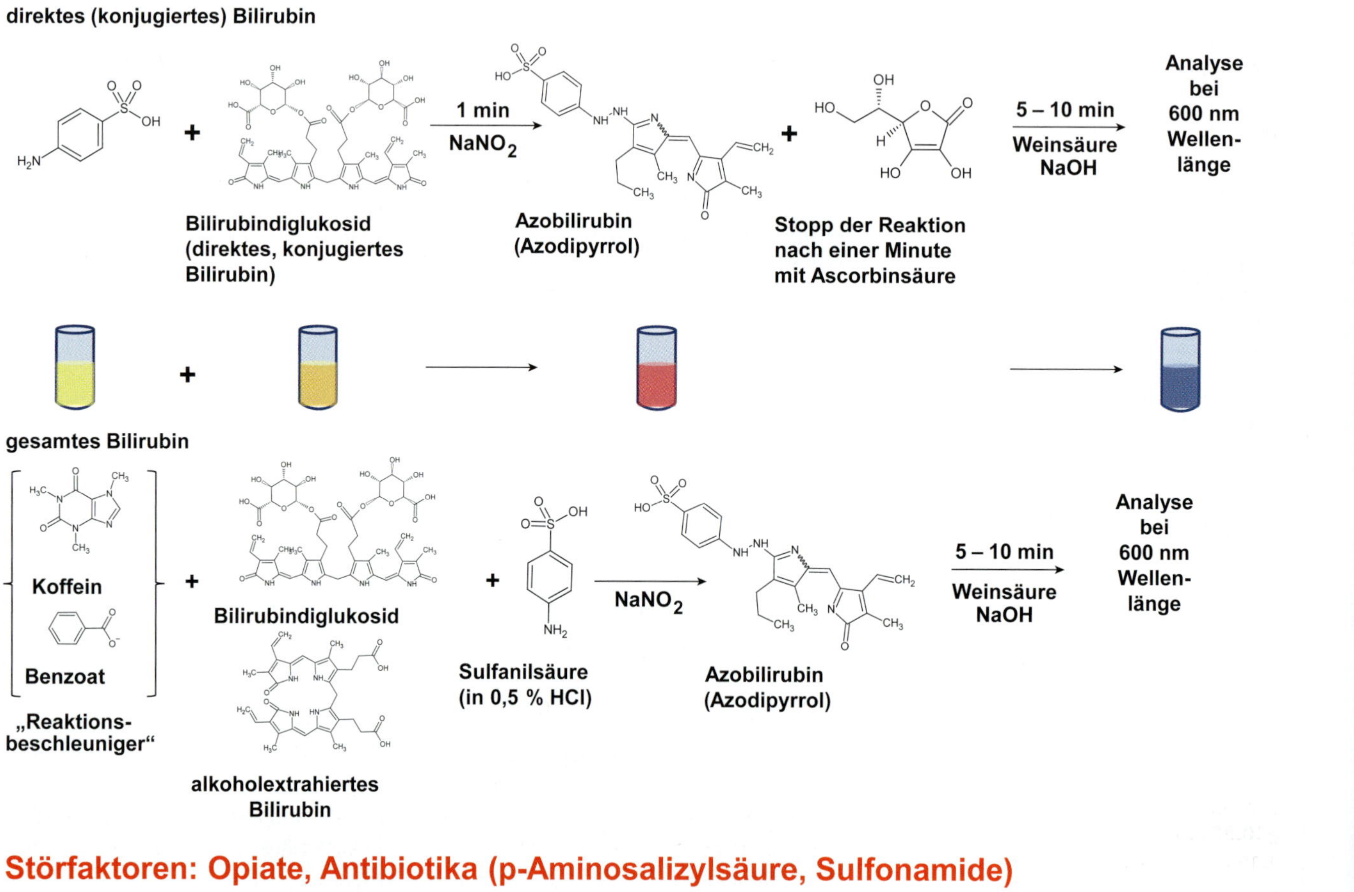

Abb. 27.1 Van-den-Bergh-Methode zur Bestimmung von Bilirubin [L141, M550]

Noch selektiver ist die **Glutamatdehydrogenase** (GLDH, früher GDH). Sie ist **spezifisch** für Mitochondrien der **Leber,** wird aber erst bei **massivsten Schäden/Nekrosen** freigesetzt.
Die **ALT** (früher GPT, → Abb. 27.3, → Abb. 27.4) ist dagegen in den Leberzellen insgesamt **ca. zehnmal häufiger** als in der Muskulatur und liegt zu **85 % im Zytosol** vor. Sie wird daher leicht freigesetzt. Daher ist ALT eher **sensitiv,** zeigt damit schon leichte Leberschäden an, wird aber durch Alkohol (C2) gehemmt.
Es gibt zwei Rechenmethoden zur Differenzialdiagnostik:

De-Ritis-Quotient – AST/ALT

- Auch AAR genannt, hat weitgehend seine **diagnostische Bedeutung verloren**
- Gilt nur, wenn beide „Leber"-Enzyme erhöht sind
- **0,6–0,8:** normal, geringer Leberschaden (z. B. virale Hepatitis)
- **0,9–1,4:** extrahepatische Erkrankung möglich
- **>1,4:** wahrscheinlich **schwerer Leberzellschaden,** also chronische Hepatitis, Leberzirrhose, akutes auf chronisches Leberversagen (ACLF) und andere schwere Leberzellschäden (selten bei dekompensierter Herzinsuffizienz mit einer Leberstauung). Auch bei leichtem alkoholtoxischem Leberschaden, da hier die ALT gehemmt wird.
- **Achtung:** Auch bei Herz- und Skelettmuskelschäden sowie bei MI erhöht!

Heutzutage verbreiteter: (AST + ALT)/GLDH

- **<20:** Lebermetastasen, toxischer (z. B. Paracetamol) oder hypoxischer Schaden (bei akutem Rechtsherzversagen), primär biliäre Cholangitis (PBC, früher primär biliäre Zirrhose), mechanischer Ikterus
- **20–50:** akute auf chronische Hepatitis, mechanischer Ikterus
- **>50:** akute Hepatitis (viral oder durch Alkohol)
- Bei massivem Leberzellschaden steigen die Enzymaktivitäten in dieser Folge an: **LDH < AST < ALT < GLDH** (→ Tab. 27.2)

Merke
Hohe CK-Werte treten oft bei **völlig gesunden Personen** auf und sollten Anlass zur **Nachbestimmung** mit einer zweiten Probe geben. Bei wiederholt hohen Werten sollte eine **Abklärung** erfolgen. Hohe Gesamt-CK Werte von **≥ 10.000 U/l** können zu **Nierenversagen** führen.

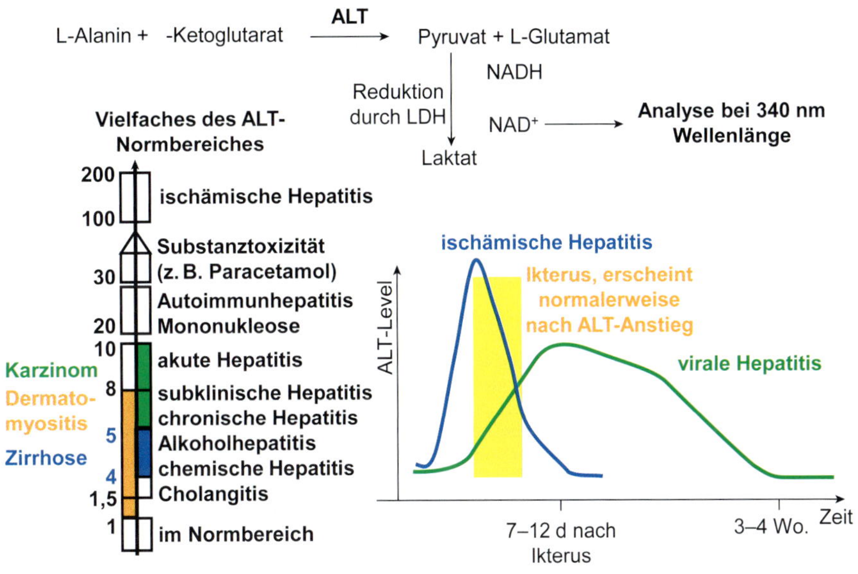

Abb. 27.3 Messung der Alaninaminotransferase (ALT) und deren Werterhöhung in Abhängigkeit von der wahrscheinlichsten Pathologie. Eine akute virale Hepatitis kann als Spitzenwert auch das 300-Fache des Normwertes erreichen. Hier sind chron. Formen gemeint. Bei schweren ischämischen Hepatitiden sind ebenfalls noch weit höhere Werte möglich. [L141, M550]

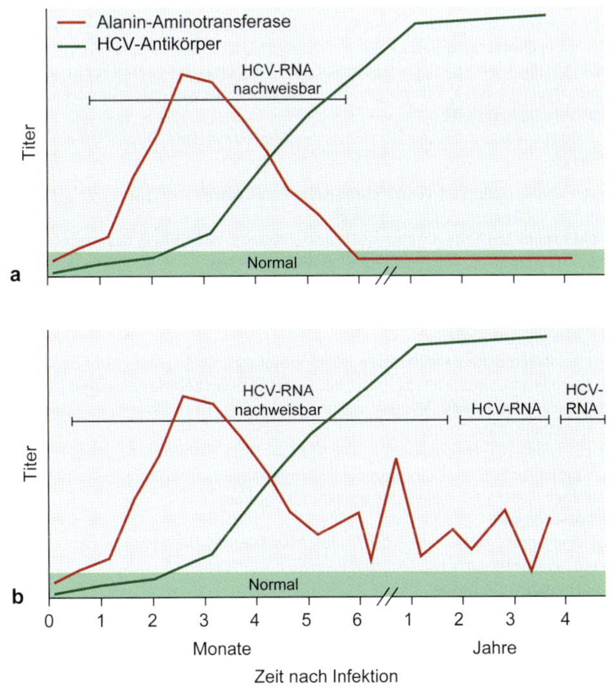

Abb. 27.4 ALT-Verlauf bei akuter und chronischer Hepatitis-C-Infektion [F333]

Die sog. **Leberfunktionstests** können keinesfalls quantitativ die Leistung der Leberfunktionen messen. Sie bestimmen lediglich im Serum vorkommende Stoffe, deren Konzentrationen nur einen Hinweis auf Vorhandensein, Ausmaß und Art einer Leberschädigung liefern. In der klinischen Routine versteht man darunter **Bilirubin, Aminotransferasen, AP und γGT** sowie den **Quick-Test**. Die Bestimmung von Serumalbumin und Cholinesterase ist ebenfalls nützlich bei Lebererkrankungen (Tab. 27.2). Anhand dieser Parameter kann man die in → Tab. 27.3 aufgeführten Schädigungen unterscheiden.
Leberversagen ist ein **akut lebensbedrohlicher Notfall** (→ Abb. 27.5)! Da kein anderes Organ die vielfältigen Leistungen der Leber kompensieren kann, hat es weitreichende Folgen:

Tab. 27.1 Wichtige Beispiele der Enzymdiagnostik

Enzym	Organschaden	Fehlerquellen
Laktatdehydrogenase (LDH)	Erhöhte Werte findet man **bei vielen Organschäden:** $Muskel_{Skelett}$ > $Muskel_{Herz}$ > Leber > Niere > Milz > Lunge > Erythrozyten > Thrombozyten • Wichtiger Marker bei **Lymphomen** • Lungenembolie • Niereninfarkt • Mononukleose • Muskeldystrophie • Folsäure-/Vitamin-B_{12}-Mangel • Intoxikationen (α-Amanitin) • Myokarditis • Herz-OP • Bei Myokarditis und Myokardinfarkt: $t_{Anstieg}$: 6–12 h; t_{max}: 30–72 h; $t_{Normalisierung}$: 10–20 d	• Erhöht v. a. bei **Hämolyse** *in vitro* und auch *in vivo* • Erhöht bei vorheriger **körperlicher Belastung**
Alaninaminotransferase (ALT, ALAT, GPT)	• Weitgehend leberspezifisch • Zeigt schon **leichte Leberschäden,** da primär im Zytosol vorhanden • Leicht erhöht bei chemischer Hepatitis (durch C2, Lösungsmittel); ALT wird durch C2 gehemmt • Mäßig erhöht bei Autoimmun- und viraler Hepatitis • Stark erhöht bei Intoxikationen (Paracetamol) • Extrem hoch bei ischämischer Hepatitis	• Nur erhöht bei massiver Hämolyse • Erniedrigt bei Pyridoxalphosphatmangel (Vitamin B_6)
Aspartataminotransferase (AST, ASAT, GOT)	• Leber-, Herz- oder andere Muskelschädigung wie nach **epileptischen Anfällen** • Bis 40 erhöht bei Muskelarbeit • Geringere Organspezifität als ALT	• Erhöht bei Hämolyse/**Hypothyreose** • Erniedrigt bei Pyridoxalphosphatmangel (Vitamin B_6)
Glutamatdehydrogenase (GLDH, früher GDH)	• Sehr spezifisch für Lebermitochondrien • Erhöht bei **massivsten Leberschäden/Nekrosen**	• Erhöht bei Hämolyse, Lipämie, starkem Alkoholkonsum, Kontrazeptiva • Erniedrigt bei hohen Thyroxinwerten
γ-Glutamyltransferase (γGT)	• Zellmembrangebundener Aminosäuretransporter • **Ubiquitäres Enzym,** im Plasma jedoch größtenteils aus der Leber • Erhöht bei Cholestase (obstruktiv/nichtobstruktiv) oder Alkoholabusus	• Erhöht nach **Enzyminduktion** (z. B. durch Phenytoin oder Barbiturate) • Erniedrigt bei starker Hämolyse
Alkalische Phosphatase (AP)	• Enzymgruppe, die in alkalischem Milieu Phosphatgruppen zahlreicher Enzyme abspaltet • Erhöht bei **cholestatischen** Lebererkrankungen, Hepatitis, Leberzirrhose, **Morbus Paget,** Osteomalazie, Vitamin-D-Mangel, Phosphatdiabetes, **metastasierenden Knochentumoren, multiplem Myelom,** Hyperthyreose, Schwangerschaft, Akromegalie, malignen Tumoren, hereditärer Hyperphosphatämie, Makro-AP • Erniedrigt bei angeborenen Störungen des **Skelettsystems, Hypothyreose, schwerer Anämie,** Zinkmangel	• Erhöht bei Allopurinol, **Carbamazepin, Erythromycin,** Ranitidin, **Verapamil** • Erniedrigt bei Hämolyse, Lipämie, Clofibrat, Kontrazeptiva
Lipase, (Amylase)	• **Akute, chron. oder obstruktive chronische Pankreatitis** (für Lipase: $t_{Anstieg}$ 4–8 h nach Schmerzbeginn, t_{max} ist 24 h; $t_{Normalisierung}$ 8–14 d) • **Leicht erhöht** bei Ileus, Cholezystitis und -lithiasis, **nach ERCP,** Niereninsuffizienz, **diab. Ketoazidose, Virushepatitis,** Mumps, Typhus oder Sarkoidose • Lipase ist der Amylase überlegen, die Bestimmung der Amylase bringt keine Zusatzinformation	• Heparin (falsch erhöhte Werte durch Freisetzung von hepatischen und Lipoproteinlipasen) • Bei der Methode nach Imamura beträgt die Sensitivität 100 % und die Spezifität 91 % für Pankreatitis
Gesamtkreatinkinase (CK; auch CK-NAC aufgrund N-Acetylcystein-stabilisierung)	• CK meist bis zu 7.500 U/l: Erhöht bei **Herzmuskeldegeneration** (**Myokardinfarkt,** Endo-, Myo- oder Perikarditis sowie bei KHK); korreliert mit Infarktgröße (Abb. 28.3), **Skelettmuskelerkrankungen** (fast **jede Form der Myositis,** auch **infektiöse:** Myopathien und -nekrosen, Rhabdomyolyse, Kollagenosen wie Poly- und Dermatomyositis, Sturz) • **Bis zu 20.000 U/l: Medikamente** (u. a. Statine, Fibrate, Pethidin, Lidocain, Phenobarbital, Procainamid, Diazepam, Chlorpromazin), **Drogenabusus** (Alkoholintoxikation) • **Weit über** 25.000 U/l: hereditäre Muskeldystrophien • **Verbrennungen** • **Massiver Sport:** 20.000–45.000 U/l, **leichtes Training** führt bereits zu ≥ 1.000 U/l • Zerebrale Krampf- und Hustenanfälle sowie Entbindung • **Hypothyreose, Hämolyse** • Genetische Disposition zu einer **malignen Hyperthermie (MH)** • **Glykogenosen,** insb. Typ V • **Denervierungsprozesse**/Entnervungsprozesse (Polyneuropathie; Motorneuronenerkrankung)	• Hämolyse • Iatrogen bei i. m. Injektionen oder postoperativ • Makro-CK
Kreatinkinase vom CK-MB-Typ, (Myokardtyp)	• Bestimmung erst bei Gesamt-CK > 100 U/l • Bei **6–25 % der Gesamt-CK: Myokardinfarkt;** CK-MB steigt noch **vor den Troponinen** an (Abb. 28.2); Anstieg 4–8 h nach Infarktbeginn, Maximum nach 16–32 h, Normalisierung meist über 3–6 d; durch die rasche Normalisierung ist ein **Reinfarkt** erkennbar (Troponine: Normalisierung bis zu 10 Tage, LDH: Normalisierung: 10–20 d) • Bei Anteil von < **6 %: Skelettmuskelschaden** • Bei > **25 %** V. a. auf **Makro-CK:** – **Immunkomplexgebundenes CK-BB,** oft ohne pathologische Relevanz, selten Hinweis auf **maligne Erkrankung,** findet sich bei 1–2 % aller CK-Bestimmungen – **Hoher CK-BB-Anteil:** „Brain type“, Hinweis auf Polyneuropathie, Motorneuronenerkrankung	Makro-CK stört die Bestimmung von CK-MB

Tab. 27.2 Differenzialdiagnose des Ikterus

	Prähepatisch (Hämolyse)	Intrahepatisch (Leberzellschaden)	Posthepatisch (Cholestase)
Bilirubin im Blut	Indirektes meist ↑ (direktes Bilirubin < 20 %)	Später ↑	Oft ↑↑↑ (direktes Bilirubin > 50 %)
Bilirubin im Urin	Nur bei massiver Hämolyse ↑ Bilirubin im Urin	Oft ↑	
Alkalische Phosphatase (AP)	AP oft fehlerhaft hoch aufgrund des Bilirubins	AP ↑ später	AP ↑↑
AST, ALT	Normal	↑↑↑	Bei Cholangitis und Stauungsleber ↑
De-Ritis-Quotient (AST/ALT)	Normal (< 1)	↑ Bei Alkoholabusus auch ohne schweren Leberschaden	Normal (< 1)
(AST + ALT)/GLDH	Erhöht bei massiver Hämolyse (Störfaktor)	Über 50 bei akuter Hepatitis oder C2 (Ethanol)	Bis 50
Hämoglobin (Hb)	↓	Normal	
Haptoglobin	Oft ↓	Bei Infekten ↑↑	Oft normal
Retikulozytose	↑↑	Normal	
Entfärbung des Stuhls, dunkler Urin	Nur bei massiver Hämolyse	Meist vorhanden	

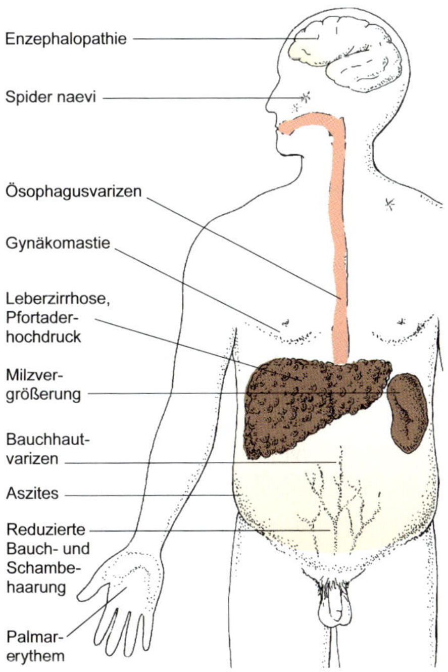

Abb. 27.5 Symptome bei Lebererkrankungen (Auswahl) [L190]

Tab. 27.3 Rolle der Leberfunktionstests

Gallenwegsobstruktion (Cholestase)	Bilirubin ↑, AP ↑, γGT ↑
Akuter Leberzellschaden	Aminotransferasen ↑
Chronische Lebererkrankung	Albumin ↓, Cholinesterase ↓, Quick-Wert ↓

- Elektrolytstörungen (v. a. Hyponatriämie, Hypokalzämie)
- Säure-Basen-Störungen (v. a. Alkalose)
- Hypoglykämie (durch verminderte Bereitstellung von Glukose aus Glykogen)
- Nierenversagen (Toxine erreichen die Niere ohne hepatische Entgiftung)
- Hyperammonämie (führt zu Enzephalopathie)
- Hypalbuminämie (mit Ödemen, Aszites)
- Blutungen (verminderte Synthese von Gerinnungsfaktoren)

Tab. 27.4 Laborparameter bei Leberversagen

Laborparameter	Veränderung
Glukose	↓
Prothrombinzeit	↑
Harnstoff	↓
Albumin	↓
Bilirubin	↑↑
AP	↑
AT	↑
Ammoniak	↑↑

Typische Laborveränderungen sind in → Tab. 27.4 dargestellt. **Serielle Leberfunktionstests** zeigen ein Fortschreiten oder eine Erholung an.

> Merksatz zu den alten Transaminasenkürzeln: GOTt sitzt auf dem AST und GlauPT er sei ALaT.

81

Zusammenfassung

- **Unkonjugiertes Bilirubin** ist ein Metabolit des Häms und stellt die **nicht wasserlösliche** Form des Bilirubins dar, das sog. **indirekte Bilirubin.**
- **Konjugiertes Bilirubin** ist **wasserlöslich,** reagiert schnell und wird auch **direktes Bilirubin** genannt.
- Leberfunktionstests, d. h. Bilirubin, Aminotransferasen, AP, γGT, Cholinesterase und Quick-Test, stellen die Basis der Diagnostik von Lebererkrankungen dar.
- **Erhöhte Aminotransferasen** zeigen einen **aktuell laufenden Leberzellschaden** an.
- Erhöhte Werte von **AP, γGT** und **Bilirubin** zeigen eine **Cholestase** an.
- Serielle Messungen der Leberfunktionstests zeigen ein Fortschreiten oder einen Rückgang der Lebererkrankung (z. B. bei viraler Hepatitis) an.

28 Troponin T, Kreatinkinase und Myoglobin

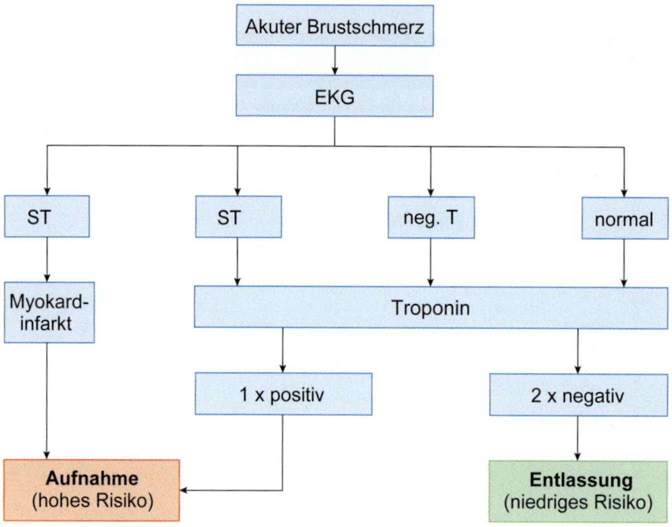

Abb. 28.1 Vereinfacht dargestellter diagnostischer Algorithmus bei akutem Brustschmerz (nach Hamm) [O936]

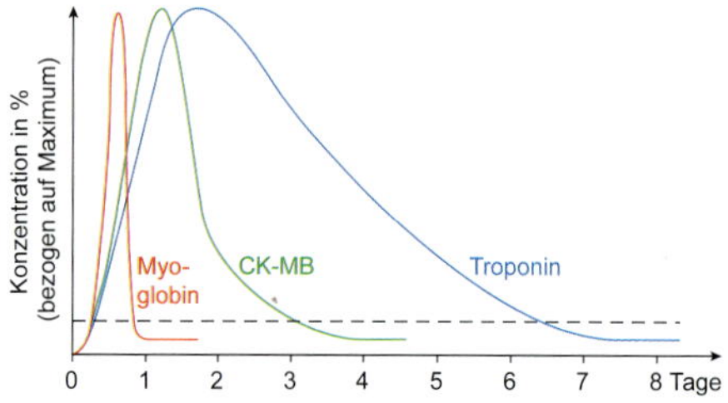

Abb. 28.2 Zeitlicher Verlauf von CK-MB, Troponin T und Myoglobin bei Myokardinfarkt [O936]

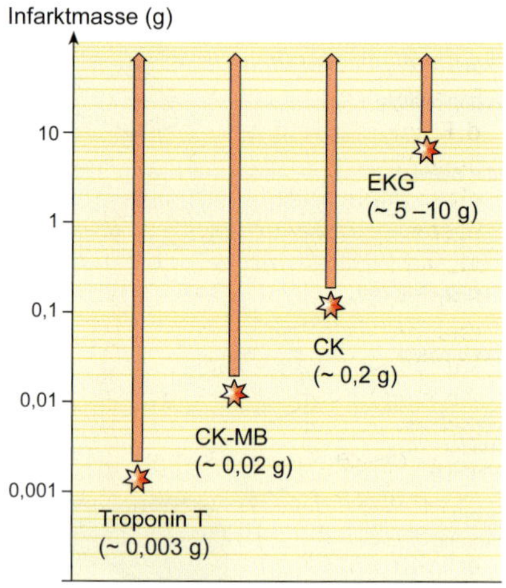

Abb. 28.3 Myokardmarker und die jeweils nachweisbare minimale Infarktmasse [L141, M550]

Ein Infarkt ist definiert als Gewebeuntergang **(Nekrose)** infolge fehlender Durchblutung **(Ischämie).** Der Herzinfarkt ist eine der häufigsten Todesursachen in Industrienationen. Zugrundeliegender Prozess ist die **Arteriosklerose** der Herzkranzgefäße: Entzündliche Veränderungen der Gefäßwand in Form von **Plaques** verengen das Gefäßlumen, dies führt zu Minderdurchblutung mit **Angina pectoris** als klinischem Korrelat. Wenn eine solche **Plaque reißt,** werden prothrombotische Faktoren (durch den freiliegenden TF, Kap. 11) freigesetzt; der Thrombus verschließt das Herzkranzgefäß: Der Herzinfarkt tritt ein.

Klassisches Symptom des Herzinfarkts ist der **akute Brustschmerz** (→ Abb. 28.1), häufig in den linken Arm ausstrahlend. Oft verläuft er jedoch „stumm", v. a. bei Diabetikern. Auch im EKG ist ein Herzinfarkt in bis zu 30 % der Fälle nicht zu erkennen. Erst ab einer **Infarktmasse** von **5–10 g** wird er etwas sichtbar (→ Abb. 28.3).

Die Diagnose Myokardinfarkt erfordert den Nachweis spezifischer Labormarker zusammen mit **einem** der folgenden Zeichen:

- Typischer Brustschmerz > 20 min (auch Arm-, Magenschmerz)
- Infarktzeichen im EKG (ST-Hebung, Q-Welle)
- Myokardialer Funktionsverlust in der Bildgebung

Die sog. **Herzenzyme** Kreatinkinase (CK), Alaninaminotransferase (ALT), Aspartataminotransferase (AST) und Laktatdehydrogenase (LDH) wurden früher routinemäßig zur Infarktdiagnostik verwandt. Aufgrund ihres relativ späten Anstiegs und ihrer mangelhaften Spezifität sind sie mittlerweile aus der Routinediagnostik verdrängt worden.

Heute müssen bei Verdacht auf Herzinfarkt **drei Tests** durchgeführt werden: **CK-MB, Myoglobin und Troponin** (→ Abb. 28.2).

Die **CK** kommt im menschlichen Körper in **drei Isoformen** vor: **CK-MM, CK-MB und CK-BB.** Im Herzmuskel nimmt die CK-MB einen weit höheren Anteil der Gesamt-CK ein als im Skelettmuskel. Ein Anstieg der CK-MB ist also spezifischer für Herzmuskelgewebe als ein CK-Anstieg und deshalb in der Diagnostik wertvoller. Die **CK-MB** beginnt schon in den ersten 3 h nach dem Infarkt zu steigen, was sie zum **frühesten spezifischen Marker** macht (→ Abb. 28.2). Um einen Skelettmuskelschaden besser abzugrenzen, misst man auch den **CK-MB-Quotienten,** also den prozentualen Anteil der CK-MB an der insgesamt freigesetzten CK. Trotzdem müssen gleichzeitig eine intramuskuläre Injektion, schwere körperliche Arbeit sowie degenerative Muskelerkrankungen ausgeschlossen werden: Bei Polymyositis/Dermatomyositis wird teilweise ein **CK-MB-Quotient** erreicht, der über dem eines Herzinfarkts liegt (Kap. 19).

Wenn die CK-MB initial nicht erhöht ist, muss bei klinischem Verdacht die Messung nach ca. 6 h wiederholt werden. 12 h nach dem klinischen Ereignis kann bei **normaler CK-MB ein Myokardinfarkt ausgeschlossen werden.** Der Serumspiegel normalisiert sich nach 36–48 h, sodass ein erneuter Infarkt mit der CK-MB zeitig nachgewiesen werden kann. Aus dem gleichen Grund eignet sich die CK-MB auch, um den Erfolg einer Thrombolysetherapie zu sehen (Washout).

Troponin kommt im Sarkomer der Herzmuskelzelle als Bestandteil der dünnen Filamente vor. **Troponin I ist absolut herzspezifisch. Troponin T** wird auch im Skelettmuskel exprimiert, jedoch **nur in der Embryonalphase,** weshalb beide Moleküle gleichermaßen für die Labordiagnostik geeignet sind. Aufgrund der hohen Spezifität ist Troponin der beste Marker für Myokardschäden in Situationen, in denen gleichzeitig ein Skelettmuskelschaden vorliegt, z. B. perioperativ. Dies und die hohe Sensitivität machen Troponin zum wichtigsten aller Myokardmarker, er steigt schon ab 3 mg nekrotischem Gewebe an (→ Abb. 28.3).

Der Anstieg erfolgt 4–6 h nach dem Infarkt, also etwas später als jener der CK-MB (→ Abb. 28.2). Auch ein initial normales Troponin muss nach ca. 6 h wiederholt gemessen werden. Es kann auch der Anstieg nach einer bzw. drei Stunden zum Ausschluss herangezogen werden. 12 h nach dem klinischen Ereignis kann bei normalem Troponin selbst ein kleiner Myokardinfarkt ausgeschlossen werden. Die Halbwertszeit ist relativ lang, sodass ein **Reinfarkt erst nach zwei Wochen** am Troponinanstieg sichtbar wird. Die wichtigsten **Differenzialdiagnosen** für ein **erhöhtes Troponin** bei Brustschmerz sind **Lungenarterienembolie (akute Rechtsherzbelastung) und Myokarditis.**

Eine **tiefe Beinvenenthrombose** kann einen **Embolus** freisetzen, der zu einer **Lungenarterienembolie (LuAE)** führen kann. Da der rechte Ventrikel nur den pulmonalen Kreislauf (Niedrigdruck) versorgt, ist dieser mit hohen Drücken wie bei teilverschlossenen Lungenarterien überfordert. Der Patient kann daher an einem **akutem Cor pulmonale** versterben. Klinisch fallen meist lediglich **Brustschmerz, Atemnot und Tachykardie** auf. Laborchemisch kann man in schwereren Fällen neben dem erhöhten Troponin als Zeichen der kardialen Insuffizienz **erhöhte D-Dimere** (Fibrinspaltprodukte; Kap. 11, Kap. 34) nachweisen sowie eine **BGA** (Kap. 21) durchführen. D-Dimere sind aber nur verwertbar, falls keine OP stattgefunden hat und keine Infektion vorliegt. In schweren Fällen kann das B-natriuretische Peptid (BNP) oder dessen Vorläufer (proBNP, ist etwas stabiler) erhöht sein.
Eine **Myokarditis** wird in über der Hälfte d. F. durch **kardiotrope Viren** als infektiöse Myokarditis ausgelöst. Sie verläuft **oft asymptomatisch** oder mit **unspezifischen grippalen Infektionszeichen.** Als verdächtige Symptome können Palpitationen, Herzrhythmusstörungen und thorakale Schmerzen (v. a. bei Perikardbeteiligung) vorkommen. Neben **Troponin kann auch BNP erhöht** sein, und es finden sich hier (im Gegensatz zur LuAE) oft auch **erhöhte CK-MB-Werte.** Erhöhte Entzündungsmarker (Leukozytose), ggf. erhöhtes CRP und v. a. eine **erhöhte BSG** (Kap. 3) weisen auf eine infektiöse Genese hin. Oft lassen sich transient kreuzreaktive Antikörper vom Typ IgM, sog. antimyolemmale (AMLA) und antisarkolemmale Antikörper (ASA), nachweisen.

Für die Klinik bedeutsam ist nicht nur der **transmurale** Herzinfarkt, der sich im EKG durch **ST-Hebung und Q-Welle** manifestiert, sondern auch seine **Vorstufen,** die ebenso der therapeutischen Intervention bedürfen.
Unter dem Begriff **akutes Koronarsyndrom** werden zusammengefasst:

- Q-Wave-Myokardinfarkt
- Non-Q-Wave-Myokardinfarkt
- Instabile Angina pectoris

Bei **Non-Q-Wave-Infarkt und instabiler Angina pectoris** kommt dem Troponin besondere Bedeutung zu: Ein grenzwertiger Anstieg (oberhalb des Normalwertes, aber unterhalb des Grenzwertes für einen Herzinfarkt) reflektiert eine kleine Myokardläsion (→ Abb. 28.3). Außerdem bedeutet ein solches **erhöhtes Troponin** eine höhere Wahrscheinlichkeit, in den nächsten Wochen einen Myokardinfarkt zu erleiden. Dadurch können **Hochrisikopatienten** identifiziert werden und ggf. einer Therapie mit z. B. GPIIb/IIIa-Antagonisten (Clopidogrel) zugeführt werden.
Myoglobin (Mb) ist ein früher, jedoch unspezifischer Marker für den Untergang von Muskelgewebe. Es steigt noch vor der CK-MB an, weshalb sich eine CK-MB-Messung bei normalem Mb erübrigt. Aufgrund der hohen Sensitivität kann ein normaler Mb-Wert bereits 6 h nach dem klinischen Ereignis einen Myokardinfarkt zu 95 % ausschließen.

Die moderneren, **hochsensitiven CRP**-Tests korrelieren mit dem Risiko für Herz-Kreislauf-Erkrankungen. Ein CRP-Wert ab 2 mg/l (Normbereich bis 5 mg/l) erhöht signifikant das Herzinfarktrisiko. Auch 36–48 h nach einem akuten Infarkt steigt CRP deutlich an und hohe Werte von über 10 mg/l deuten auf ein schlechteres Outcome hin.

Zusammenfassung

- Die Diagnose Herzinfarkt ist gegeben, wenn ein **Anstieg von Myokardmarkern** nachgewiesen ist und mind. eines der folgenden drei Kriterien erfüllt ist:
  - Starker Brustschmerz
  - Infarktzeichen im EKG
  - Infarktzeichen in der Bildgebung
- CK-MB ist spezifischer für den Herzmuskel als CK. Es kann in den ersten Stunden nach dem Infarkt im Serum nachgewiesen werden.
- **Troponin (T oder I) ist ein spezifischer Myokardmarker** bei Infarkt und instabiler Angina pectoris.

Sauerstoff wird physikalisch gelöst (2 %) oder an Hämoglobin (→ Abb. 29.1) gebunden (98 %) im Blut transportiert. Beide Größen zusammen ergeben den Blutsauerstoffgehalt. Der physikalisch gelöste Anteil ist direkt proportional zum **arteriellen Sauerstoffpartialdruck** (pO_2, normal: 65–100 mmHg), der die physikalische Oxygenierung („Arterialisierung") des Blutes in der Lunge widerspiegelt. Er beeinflusst die Sauerstoffsättigung, d. h. den Anteil des oxygenierten Hämoglobins (Oxyhämoglobin) am Gesamthämoglobin, als Maß für die Sauerstoffversorgung des Gewebes (normal: > 90 %). Auch **pH-Wert, Temperatur** und **Hämoglobinzusammensetzung (HbA, HbF)** sind wichtige Einflussgrößen auf die Sauerstoffsättigung (→ Abb. 29.2). Ein **niedriger pH-Wert** führt zur **Linksverschiebung** der Sauerstoffbindungskurve, also zu einer Abnahme der Sauerstoffaffinität des Hämoglobins (Bohr-Effekt). Die Sauerstoffabgabe an das Gewebe wird dadurch erleichtert.

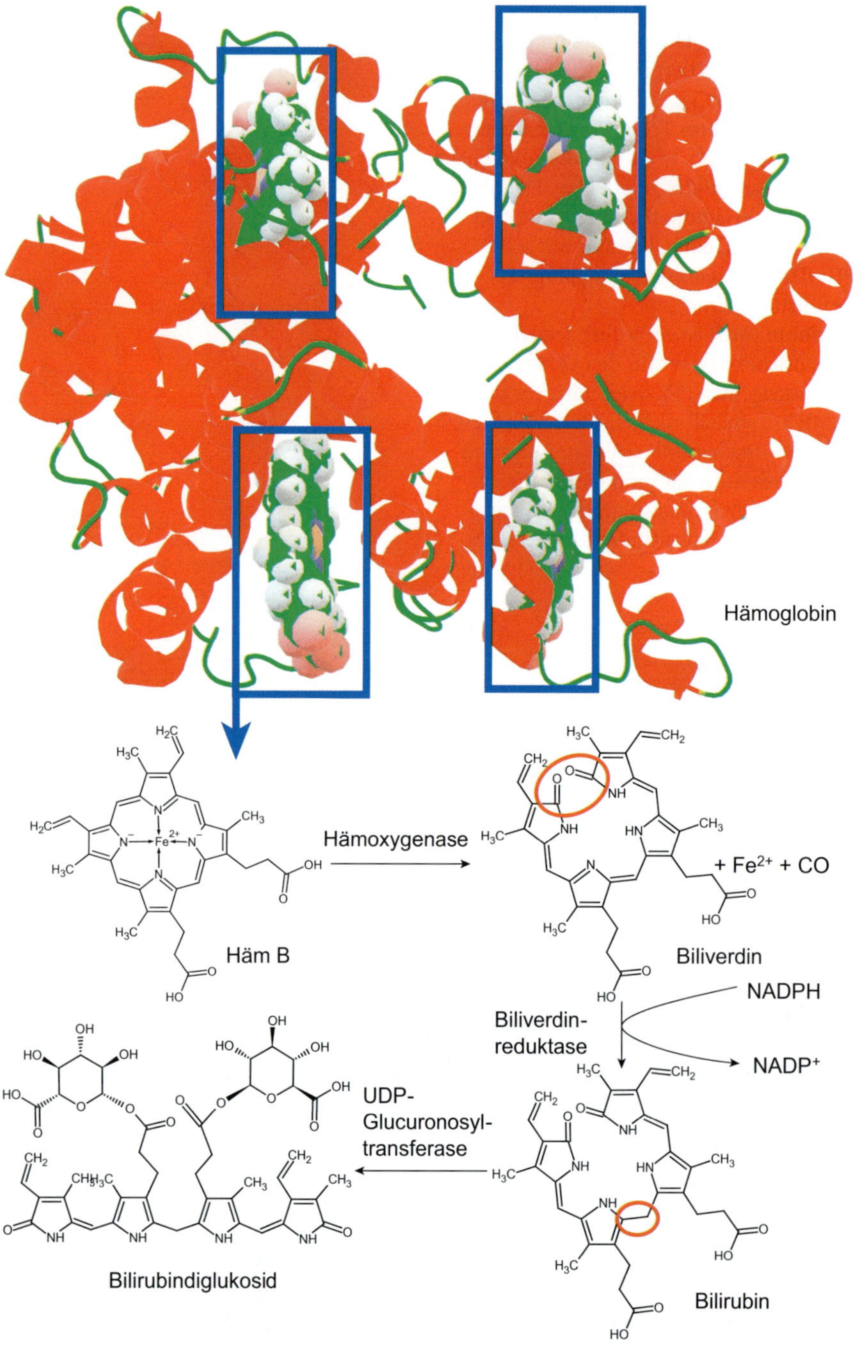

Abb. 29.1 Tertiärstruktur des Hämoglobins. Die vier Häm-Gruppen sind blau markiert, darunter deren Struktur und der Häm-Katabolismus. [L141, M550]

Zur weiteren Beurteilung der **Gewebeoxygenierung** kann die Bestimmung von **Laktat** nützlich sein: Bei Sauerstoffmangel wird durch die anaerobe Glykolyse vermehrt Laktat produziert. Achtung: Hier ist meist ein anderes Blutabnahmeröhrchen mit Na-Fluorid-/K-Oxalat- oder **Na-Fluorid-/Na-Heparin-Plasma** mit Zentrifugation innerhalb von 15 Minuten nötig! Falls nur Heparinplasma verwendet wird, muss die Probe gekühlt werden.

Anämien lassen sich nach Ätiologie und Pathogenese klassifizieren. Im Wesentlichen werden dabei **Störungen der Erythropoese,** eine **verkürzte Lebensdauer der Erythrozyten** (autoimmunhämolytische Anämien, AIHA, Kap. 19) und **Blutverlust** voneinander unterschieden. Die entsprechenden labordiagnostischen Befunde sind in → Tab. 29.1 aufgeführt.

Die **AIHA** wird durch **Autoantikörper** verursacht, die zur intravasalen Hämolyse und dem Entfernen der Erythrozyten durch das RES (retikulohistiozytäres System) führen (→ Tab. 29.2). Man trennt die Antikörper nach Temperatur der bevorzugten Reaktionsorte in **Kälte- (v. a. IgM) und Wärmeagglutinine (v. a. IgG).** AIHA tritt meist durch Wärmeagglutinine auf, bei Kindern und nach Infekten mit *Mycoplasma pneumoniae* kommen jedoch häufiger Kälteagglutinine vor. Die häufigsten Ursachen der AIHA bei Erwachsenen sind lymphoproliferative Erkrankungen (v. a. CLL) und bestimmte Medikamente (β-Laktame, NSAID, Fludarabin und Chinin).

Kälteagglutinine werden *in vivo* selten hämolytisch aktiv. In der abgenommenen Blutprobe kühlt das Blut ab, es kommt über die Zeit zu einer *in vitro*-**Hämolyse und -Agglutination** der Erythrozyten. Durch die nur *in vitro* stattfindende Hämolyse kann der Hämoglobinwert in POCT-Geräten normal sein, im Zentrallabor aber deutlich verringert. Die Agglutination kann im **Blutausstrich durch Klumpung** sichtbar sein. In der Wärme gelingt der Ausstrich aber tadellos.

Laborchemisch fällt eine AIHA mit einer **erhöhten Retikulozytenzahl** auf. Die Lyse der Erythrozyten setzt **LDH, Kalium und Hämoglobin** frei. Das freie Hämoglobin bindet *in vivo* **Haptoglobin,** das dann nicht mehr nachweisbar ist. Der direkte Nachweis einer AIHA gelingt mit dem Coombs-Test. Etwa die Hälfte der AIHA sind idiopathisch, bei der anderen Hälfte lässt sich eine Ursache finden.

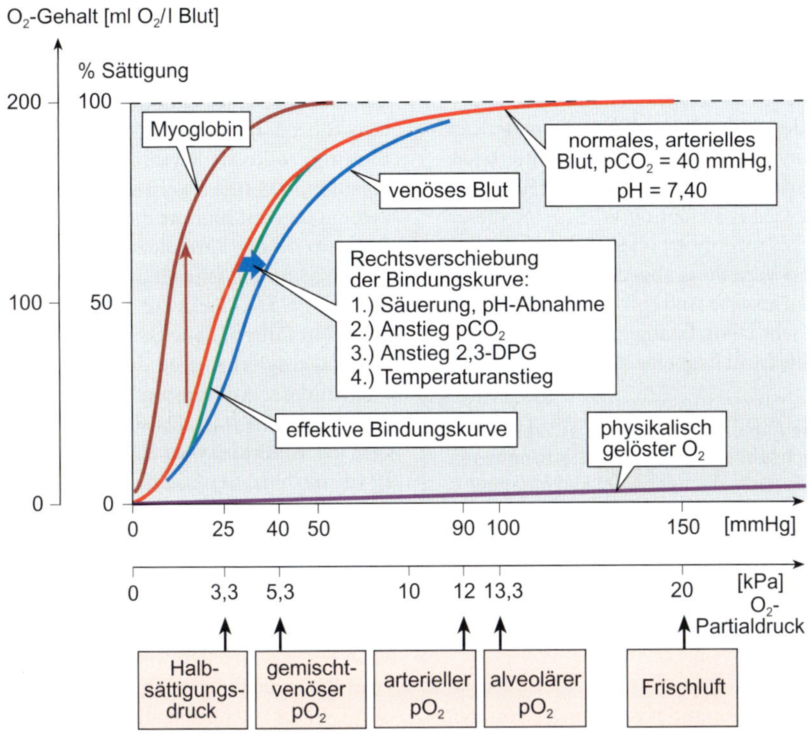

Abb. 29.2 Sauerstoffbindungskurve des Blutes [L106]

Tab. 29.2 Ursachen der AIHA

	Wärmeagglutinine	Kälteagglutinine
Idiopathisch	33,6 %	18,8 %
Medikamenteninduziert	7,6 %	0,0 %
Karzinome	3,9 %	1,3 %
Lymphome und CLL	6,2 %	2,6 %
Akute Leukämien	0,5 %	0,3 %
OMF	0,7 %	0,0 %
MDS	1,3 %	0,2 %
Mycoplasma pneumoniae	0,0 %	1,6 %
Andere Infektionen	0,9 %	1,7 %
Kollagenosen	2,8 %	0,9 %
Colitis ulcerosa	1,0 %	0,1 %
Andere Autoimmunerkrankungen	1,3 %	0,3 %
Nach Schwangerschaft	1,2 %	0,8 %
Chronisches Nierenversagen	1,6 %	0,7 %

Tab. 29.1 Differenzialdiagnose und Laborbefunde der Anämien; G6PDH = Glukose-6-Phosphat-Dehydrogenase

	MCH (pg)	MCV (fl)	MCHC (g/dl)	Retikulozyten	Bemerkungen
Störungen der Erythropoese					
Eisenmangel	↓↓	↓	↓↓	↓	Ferritin ↓
Thalassämie	↓	↓	Normal	Normal bis ↑	Ferritin normal bis ↑
Sideroachrestische Anämie	↓	Normal bis ↑	↓	↑	Ferritin ↑↑
Vit.-B_{12}-, Folsäuremangel	↑	↑	Normal	↓	LDH ↑↑, Ferritin ↑, Megalozyten
Infekt- und Tumoranämie	Normal bis ↑	Normal bis ↑	Normal bis ↑	↓	Ferritin ↑, Serumeisen ↓
Aplastische Anämie	Normal	Normal	Normal	↓↓	Ferritin ↑
Hämolytische Anämien					
Sphärozytose = Kugelzellenanämie	Normal	Normal	↑	↑↑	Osmotische Resistenz ↓, Sphärozyten
Enzymdefekte, z. B. G6PDH-Mangel	Normal	Normal	Normal	↑	LDH ↑, indir. Bilirubin ↑, Heinz-Innenkörper
Immunhämolyse	Normal	Normal	Normal	↑	LDH ↑, indir. Bilirubin ↑, Haptoglobin ↓
Blutverluste					
Akut (Stunden bis Tage n. Blutung)	Normal	Normal	Normal	Nach 2–3 Tagen ↑	
Chronisch	↓↓	↓	↓	Normal	Ferritin ↓ je nach Dauer

Zusammenfassung

- **pH-Wert, Temperatur** und **Hämoglobinzusammensetzung** sind die wichtigsten Einflussgrößen auf die **Sauerstoffbindungskurve.**
- Ursachen für Anämien lassen sich in Störungen der Erythropoese, eine verkürzte Lebensdauer der Erythrozyten (hämolytische Anämien) und Blutverlust einteilen.
- Bei hämolytischen Anämien vom Autoimmuntyp trennt man die Antikörper nach Temperatur der Reaktionsorte in Kälte- (v. a. IgM) und Wärmeagglutinine (v. a. IgG). Die Proben sollten gewärmt bzw. gekühlt ins Labor transportiert werden, da die Autoantikörper präzipitieren können.
- Hämolyse führt zu erhöhten Retikulozytenzahlen (Kap. 30). Die Lyse der Erythrozyten setzt LDH, Kalium und freies Hämoglobin frei. Das freie Hämoglobin bindet Haptoglobin, das nicht mehr nachweisbar ist.

Vereinfacht lässt sich sagen, dass **MCV** und **MCH** in der Regel gleichsinnig verändert sind, bei **akuten** hämolytischen Anämien und Blutverlusten sind sie dagegen unverändert (→ Tab. 30.1). Häufige Anämien sind also eine mikrozytäre/hypochrome (meist Eisenmangelanämie) sowie eine makrozytäre/hyperchrome Form (meist Vitamin-B_{12}- und auch Folatmangel). **Chronische** Formen der Hämolyse oder Blutverluste führen langfristig auch zu einer mikrozytären/hypochromen Anämie.

Vitamin-B_{12}- und auch Folatmangel führen zu einer makrozytären, hyperchromen Anämie mit einem oft stark erhöhtem **MCV von > 100, oft > 115 fl.** Die Makrozytose kann jedoch durch Eisenmangel oder Thalassämie maskiert sein. **Leicht erhöhte Werte des MCV** treten auch bei C2-Abusus auf.

> Auch wenn kein Eisenmangel vorliegt, führt jegliche langandauernde chronische Entzündung zu einer **„Verschiebung“ der Eisenspeicher** (sog. Iron Trapping) in intrazelluläre Hämosiderinablagerungen, die das Eisen für das Knochenmark immer unzugänglicher machen. Dies kann eine Erklärung für die klassischen, durch solide Tumoren bedingten Anämien sein.
> Man darf allerdings eine **Thrombozytose** hier nicht als entzündungsbedingt fehldeuten, da diese auch physiologisch eine Eisenmangelanämie begleiten kann. Um den Eisenstatus sicher beurteilen zu können, benötigt es die Messung der Transferrinsättigung oder gar einer Knochenmarkfärbung auf Eisen mittels Berliner-Blau-Färbung.

Das **MCHC** ist nur bei der **hereditären Sphärozytose** und der **Sichelzellanämie** erhöht, während es bei **mikrozytären Anämien erniedrigt** bis normal ist. Bei allen übrigen Anämien ist das MCHC normal.

Ein weiterer Wert ist zur vollständigen Beurteilung meist nötig: Die **Standardabweichung** des MCV (seltener des MCH-Werts). In modernen Hämatologieanalysegeräten wird durchflusszytometrisch eine Vielzahl **einzelner Erythrozyten** vermessen. MCV und MCH (sowie manchmal auch MCHC) werden also für tausende Erythrozyten direkt gemessen und man erhält nicht nur die Mittelwerte, sondern auch ein **Verteilungsmuster,** bei MCV also eine Größenverteilung der Erythrozyten (sog. Price-Jones-Kurve, Abb. 8.1 unten rechts). Um dieses Muster im Laborbefund abdrucken zu können, hat man sich entschieden, einen Wert zu benutzen, der sich an einer Standardverteilung orientiert: Die **Erythrozytenverteilungsbreite (RDW,** Red Blood Cell Distribution Width). Ob dieser nun als Prozentwert oder Vielfaches einer idealen Verteilung abgedruckt wird und was die Normwerte sind (oft 11,5 % bis 14,5 %), ist noch sehr laborabhängig. Ist der RDW-Wert **erhöht,** dann liegt eine **Anisozytose** vor.

> Eine Anisozytose entsteht bei **abrupten Wechseln im Umfang der Erythropoese** (z. B. nach Eisengabe bei Eisenmangelanämie), des **Erythrozytenabbaus** (z. B. bei paroxysmaler Hämolyse) oder ist **artifizieller** Natur (z. B. nach Transfusion, bei massiver Leukozytose). Ein **sehr stark erhöhter RDW**-Wert weist auf eine **Osteomyelofibrose (OMF)** hin.

Bei diesem Verfahren ist es auch sehr laborabhängig, ob nun **auffällige Erythrozytenformen** automatisch erkannt und markiert werden (Kap. 8) sowie ob die Retikulozyten aus dem RDW entfernt werden. **Retikulozytose** geht oft mit einer **Erhöhung des MCV** einher, da Retikulozyten etwas größer sind.

> Essenziell ist es, **kombinierte Störungen** bei einer Anämie zu erkennen, wenn z. B. gleichzeitig eine **Thrombozytopenie** (hinweisend auf hämolytisch urämisches Syndrom, HUS, Kap. 19) oder **Leukopenie** festgestellt wird. Wenn zwei der drei Linien gestört sind, sollte eine Knochenmarkpunktion und -biopsie erfolgen.

Fehlerquelle Retikulozyten in %

Bei der Ursachenabklärung einer Anämie spielen die **absolute** Retikulozytenzahl (→ Abb. 30.1) und der **Retikulozytenproduktionsindex (RPI)** entscheidende Rollen. Beides kann benutzt werden, um die Reaktion des Knochenmarks auf die Anämie einzustufen und liefert die wichtige Information, ob das Knochenmark nun physiologisch oder pathologisch auf die Anämie reagiert. Die Retikulozytenzahl wird von den meisten Laboren als relative Prozent- oder Promilleangabe angegeben. Dies kann zu einer fehlerhaften Beurteilung führen. Bei einer Anämie (z. B. nach Blutung) sollte die Erythropoese verstärkt ablaufen, was sich als erhöhte Retikulozytenmenge im Blut messen lässt. Die Prozentzahl der Retikulozyten muss also erhöht sein, was sehr oft auch ausgeprägt der Fall ist. Dies kann zur Fehlinterpretation führen, dass das Knochenmark adäquat reagiert. Grund dafür ist, dass aufgrund der **Anämie** auch die Erythrozytenzahl reduziert ist. Da sich die Prozentzahl der **Retikulozyten** auf diese reduzierte Erythrozytenzahl bezieht, bedeutet das, dass selbst ein nur gering erhöhter Anteil der Retikulozyten an dieser reduzierten Erythrozytenzahl eine zu geringe Retikulozytenmenge im Blut darstellt. Diese inadäquate Reaktion des Knochenmarks kann leicht übersehen werden. → Tab. 30.2 zeigt Beispiele für die Fehlinterpretation der Retikulozytenprozentzahl.

Beispiel: Obwohl prozentual die Retikulozyten um das 2,5-Fache des oberen Grenzwertes angestiegen sind und dies eine **adäquate Reaktion des Knochenmarkes suggerieren** könnte, ist die **Retikulozytenzahl pro Nanoliter** immer noch im Normbereich. Die Diagnose wäre also eine **hyporegeneratorische Anämie** aufgrund einer erythropoetischen Insuffizienz des Knochenmarks.

Um solche Fehlbewertungen auszuschließen, sollte man immer die absolute **Retikulozytenzahl pro Nanoliter** (nl) betrachten. 200–300/nl sind hier normale Werte bei einer Eisenmangelanämie nach Eisengabe und gesundem Knochenmark.

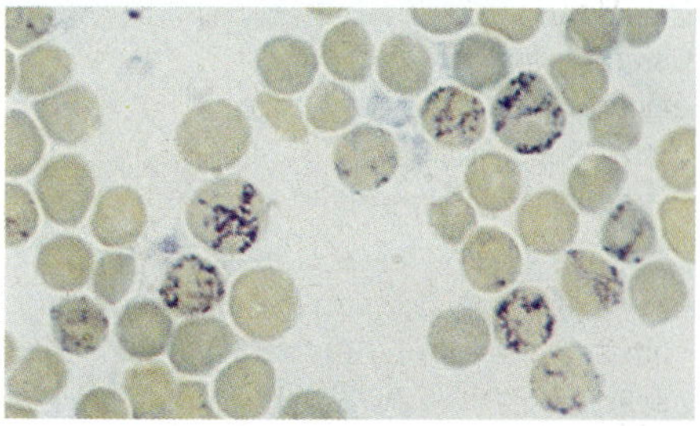

Abb. 30.1 Retikulozyten. Die blau angefärbten, netzartigen Strukturen (Substantia reticulofilamentosa) entsprechen Globin-mRNA-Ribosomen-Komplexen. [T459]

Tab. 30.1 Referenzwerte für Erythrozytenzahl, Hämatokrit, Hämoglobin und Erythrozytenindizes

	Erythrozytenzahl (T/l)	Hämatokrit (%)	Hämoglobin (g/dl)	MCV (fl)	MCH (pg)	MCHC (g/dl)
Frauen	3,8–5,2	35–47	12,0–15,5	81–100	27–34	31,4–35,8
Männer	4,4–5,9	40–52	14,0–17,5	81–100	27–34	31,5–36,3

Tab. 30.2 Fehlinterpretation der Retikulozytenprozentzahl

	Erythrozytenzahl (Norm: 4,6–5,9 Mio./µl)	Relative Retikulozytenzahl (Norm: 5–20 ‰ bzw. 0,5–2 %)	Absolute Retikulozytenzahl (Norm: 25–105/nl)	Beurteilung
Normalzustand bei einem Mann	5,0 Mio./µl	10 ‰ oder 1 %	50/nl	Normal
Nach Blutung	2,0 Mio./µl	50 ‰ bzw. 5 %	100/nl	Zu wenig Retikulozyten (hyporegeneratorische Anämie; **erythropoetische Insuffizienz**)
Nach Blutung	2,0 Mio./µl	100 ‰ bzw. 10 %	200/nl	**Adäquate Retikulozytenmenge**

Erhöhte Retikulozytenzahlen finden sich nach **Blutverlust**, bei **Hypoxie** und bei fast jeder **hämolytischen Anämie.** Diese sind meist autoimmun vermittelt, durch Substanzen induziert oder genetisch bedingt (Glukose-6-Phosphat-Dehydrogenase- oder Pyruvatkinasemangel).
Bei **β-Thalassämien** (Patienten aus dem Mittelmeerraum) finden sich trotz der Hämolyse oft erniedrigte Werte, da die Retikulozyten aufgrund der Hämoglobinaggregate teils schon im Knochenmark untergehen. Dagegen gehen **Sichelzellanämie** und **Sphärozytose,** sozusagen die genetische Anämie des Nordens, mit Werten um die 250/nl (bei einigen bis 900/nl) einher.
Niedrige Werte weisen auf eine **ineffektive Erythropoese** (megaloplastische oder aplastische Anämie) hin. Eisenmangel führt oft zu normalen Werten!

Erythrozytenformen im peripheren Blutausstrich

Ein peripherer Blutausstrich kann **pathologische Erythrozytenindizes** anhand von **auffälligen Erythrozytenformen** oft weiter differenzieren (→ Abb. 30.2, → Abb. 30.3). Bei einem erhöhten MCV-Wert liegt eine makrozytäre Anämie vor, z. B. aufgrund eines Vitamin-B_{12}-Mangels oder einer OMF (Osteomyelofibrose). Bei **Vitamin-B_{12}-Mangel** kann man typische **Makroovalozyten** (selten **Megaloblasten**), bei **OMF** hingegen **Dakryozyten** im Ausstrich erkennen.

Die **perniziöse Anämie** (Morbus Bierer) entsteht meist durch Autoantikörper gegen gastrale Parietalzellen (Typ-A-Gastritis), gegen den intrinsischen Faktor (IF) oder durch eine von *Helicobacter pylori* verursachte Gastritis (Typ-B-Gastritis). Die **Zerstörung der Parietalzellen** und die Autoantikörper führen zu einem Mangel an IF, der zur Stabilisierung von Vitamin B_{12} notwendig ist. Alkoholabusus kann durch die Typ-C-Gastritis auch zu Vitamin-B_{12}-Mangel führen. Bei älteren Personen findet sich oft ein subklinischer Vitamin-B_{12}-Mangel, der durch gastrointestinale Atrophie, Infektionen und Medikamente verursacht wird. Da die **Resorption** vor allem im **terminalen Ileum** erfolgt, führen **entzündliche Darmerkrankungen** (v. a. **Morbus Crohn,** auch Ileitis terminalis genannt) ebenfalls zu **Vitamin-B12-Mangel.**
Spezifische Tests sind Plasmaspiegel von Vitamin B_{12} und Folat, der Schilling-Test (radioaktiv markiertes Vitamin B_{12} wird oral verabreicht und im Urin nachgewiesen) und Autoantikörpernachweise. Antikörper gegen den IF haben eine mäßige Sensitivität, jedoch eine sehr hohe Spezifität. Die **LDH** ist in der Regel durch den **hohen Umsatz im Knochenmark** vierstellig erhöht.

Die Färbung des Blutausstrichs erfolgt nach regional unterschiedlichen Abwandlungen auf der Basis der sehr alten Färbung des Protozoologen Romanowsky von 1891, welche ursprünglich zum Malarianachweis gedacht war. Bläuliche bis violette Einfärbungen (z. B. von DNA und RNA) werden als basophil bezeichnet. Unter azidophil versteht man die pinkfarbene Anfärbung, unter eosinophil oft die orangene Einfärbung z. B. der Granula der Eosinophilen Granulozyten.

Ein Blutausstrich kann auch zum Nachweis einer **Asplenie** (iatrogen post-OP nach Splenektomie, z. B. aufgrund von Thrombozytopenie oder auch Autosplenektomie bei Hämoglobinopathien) genutzt werden. Es sollten **Einschlusskörperchen** in einzelnen Erythrozyten, sog. **Howell-Jolly-Körperchen,** zu finden sein. Ist das nicht der Fall, kann bei therapeutischer Splenektomie einer ITP (Kap. 19) eine **Nebenmilz** gewachsen sein und eine neue OP erforderlich machen.

Die Beurteilung eines peripheren Blut- oder Knochenmarkausstrichs setzt eine dauerhaft **einheitliche Färbung** voraus. Es können **Artefaktformen** und zu schwache Färbungen (v. a. bei Retikulozyten und Einschlusskörperchen) vorkommen.
Targetzellen entstehen bei zu hohem EDTA-Gehalt oder zu langsamem Trocknen (z. B. in einer feuchten Umgebung). Typische Kernartefakte wie das Zerfließen des Karyoplasmas in das Zytoplasma zeigen eine **Verunreinigung des Methanols mit Wasser** an. Je nach Luftfeuchtigkeit muss das Methanol bis zu mehrfach täglich gewechselt werden. Kernanomalien, wie bei dyserythropoetischen Veränderungen, entstehen bei **nicht vollständiger Trocknung** vor der Fixierung. Auch sollten Präzipitate der Färbelösung durch **Filterung** entfernt werden, es kommt sonst zu Farbniederschlägen, welche als erythrozytäre Einschlüsse imponieren. Bei zu niedrigem pH färben sich basophile Bestandteile nicht korrekt an, zu hoher pH führt zur Überfärbung.
Bei extrem hohem Hämatokrit (HK > 60 %) kann es praktisch unmöglich sein, einen guten Blutausstrich anzufertigen.
Buffy-Coat-Ausstriche dienen der Anreicherung von kernhaltigen Zellen, z. B. bei Zytopenien. EDTA-Blut wird zuerst zentrifugiert, der Ausstrich wird aus den aufgelagerten kernhaltigen Zellen über dem Erythrozytenpellet angefertigt.

Pathologischer Erythrozyt	Aussehen	Vorkommen
Anisozytose 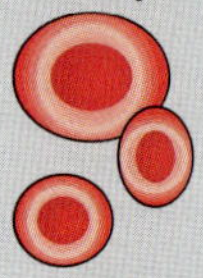	Ungleiche Größe der Erythrozyten („keine Zelle gleicht der anderen")	Alle Anämien
Anulozyt 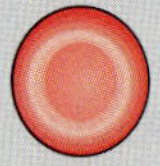	Ringform der Erythrozyten bei erniedrigtem Hb-Gehalt (zentrale Abblassung)	Eisenmangelanämie
Basophile Tüpfelung 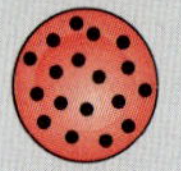	Punktförmig verteilte basophile Substanz in Erythrozyten bei gesteigerter und gestörter Erythropoese	Bleiintoxikation, Thalassämie
Dakryozyt 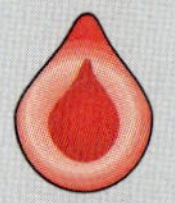	Tränentropfenform (dakryos, *griechisch* = Träne)	Osteomyelosklerose
Elliptozyt 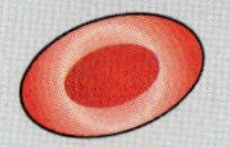	Ovaler Erythrozyt (Differenz beider Durchmesser > 2 µm)	Selten angeborene Elliptozytose
Heinz-Innenkörperchen 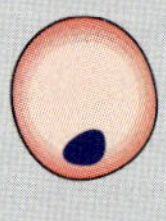	Intrazelluläres, degeneriertes Hämoglobin (nur nach Sonderfärbung sichtbar)	Toxische, hämolytische Anämie, Glukose-6-Phosphat-hydrogenase-Mangel, Methämoglobinämie
Howell-Jolly-Körperchen 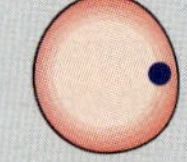	Kernreste in Erythrozyten	Nach Splenektomie
Makrozyt 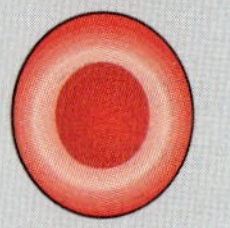	Erythrozyt mit einem Durchmesser von > 10 µm, erhöhtem Volumen, aber normaler Form	Alkoholismus
Megalozyt 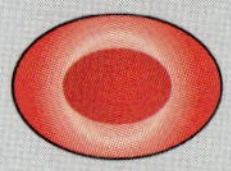	Vergrößerter hyperchromer, ovaler Erythrozyt	Vitamin B_{12}-Mangel, Folsäuremangel, Eisenmangel, Thalassämie
Mikrozyt 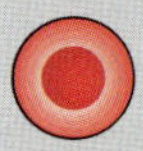	Erythrozyt mit einem Durchmesser < 7 mm, erniedrigtem Volumen, aber normaler Form	Eisenmangel, Thalassämie
Poikilozyt 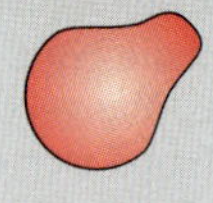	Abnorm geformter Erythrozyt, z.B. keulen-, mantel-, birnenförmig	Jede schwere Anämie
Retikulozyt 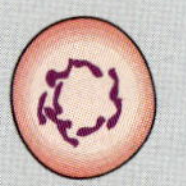	Junger kernloser Erythrozyt mit retikulären Kernresten	Bis 1,5 % normal, erhöht bei gesteigerter Erythrozytenneubildung, z. B. bei Hämolyse
Schistozyt (= Fragmentozyt) 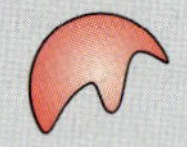	Zerrissener Erythrozyt	Hämolytisch-urämisches Syndrom (HUS), Moschkowitz-Syndrom, mechanische Hämolyse (z. B. künstliche Herzklappe, Marschhämoglobinurie)
Sichelzelle 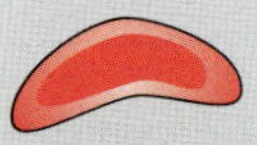	Kurzlebiger Erythrozyt (< 42 Tage), der HbS enthält und unter Sauerstoffentzug Sichelform annimmt	Sichelzellanämie
Sphärozyt 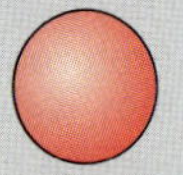	Kugelzelle	Kugelzellanämie
Targetzelle 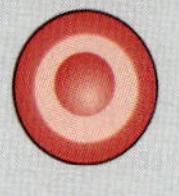	Erythrozyt mit abnormer Farbverteilung: Hämoglobin ist im Zentrum und ringförmig am Rand verdichtet.	Thalassämie, hämolytische Anämie, Zieve-Syndrom, schwere Eisenmangelanämie

Abb. 30.2 Schematische Darstellung verschiedener Erythrozytenformen [L157]

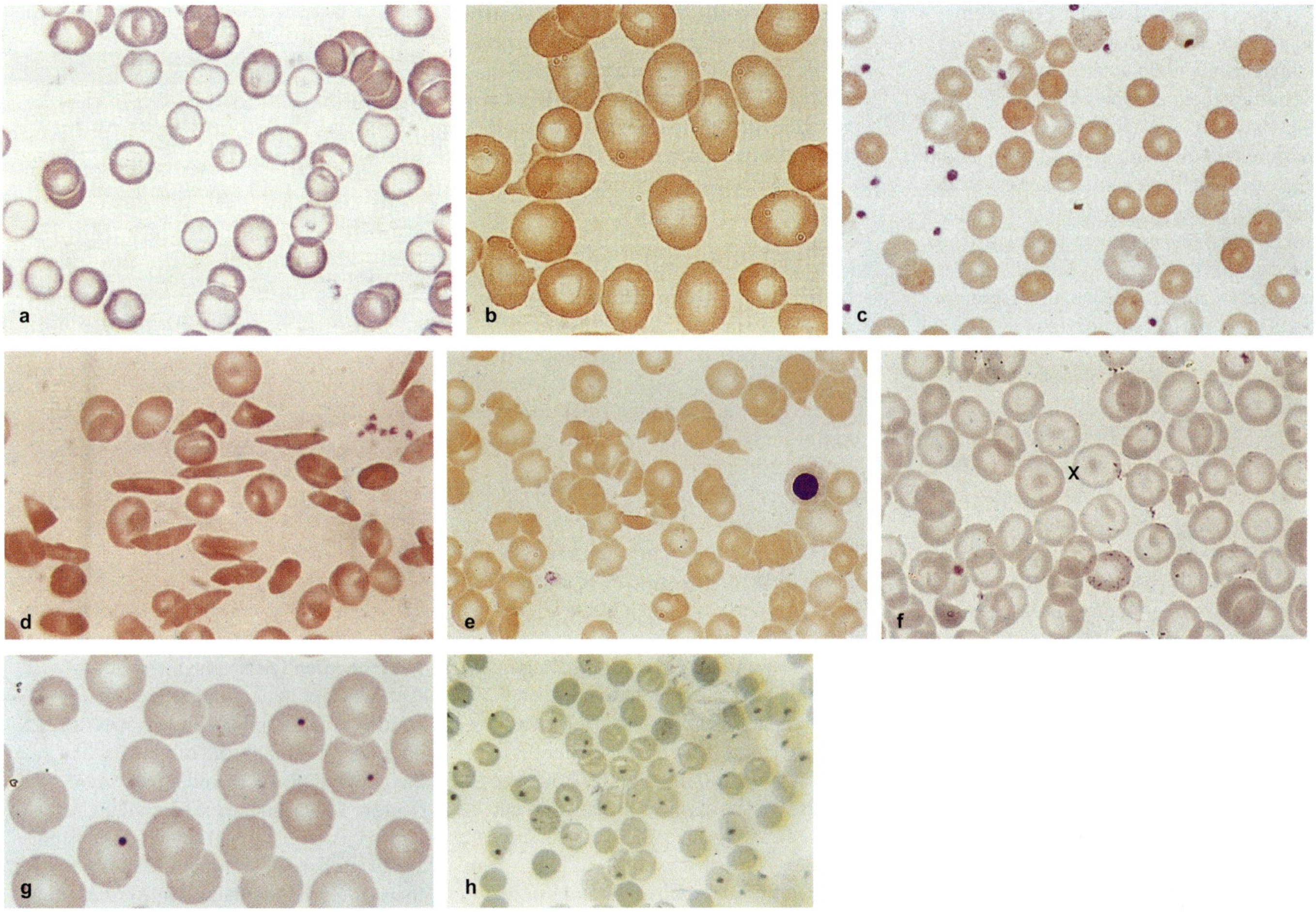

Abb. 30.3 Erythrozytenformen im peripheren Blutausstrich. a) Hypochrome, mikrozytäre Anämie bei Eisenmangel. b) Megalozyten. c) Sphärozyten. d) Sichelzellanämie. e) Schizozyten bzw. Fragmentozyten. f) Targetzellen. g) Howell-Jolly-Körperchen. h) Heinz-Körper. [T459]

Zusammenfassung

- Unterschiedlich große Erythrozyten führen zu einer **erhöhten Erythrozytenverteilungsbreite (RDW),** sichtbar als **Anisozytose** im Blutausstrich.
- Der **Retikulozytenproduktionsindex** (RPI) oder die absolute Retikulozytenzahl pro Nanoliter zeigen an, ob bei einer Eisenmangelanämie nach Eisengabe das Knochenmark gesund reagiert (200–300/nl nach Eisengabe sind normal).
- **Erythrozytenformen** im peripheren Blutausstrich können eine weitere **Differenzierung der Anämieformen** erlauben. Schizozyten/**Fragmentozyten** v. a. bei schwerer Anämie (Hb < 8) und deutlicher Thrombozytopenie (< 60) lassen an ein **hämolytisch urämisches Syndrom (HUS)** denken.

31 Leukozyten

Bei einer **Leukozytose** oder **Leukopenie** sollte man ein automatisch gezähltes Differenzialblutbild anfertigen lassen, bei weiterbestehenden Unklarheiten hilft ein Blutausstrich (→ Kap. 9, → Tab. 31.1). Das **Differenzialblutbild,** im klinischen Jargon auch als „Diff" bezeichnet, ist eine wichtige hämatologische Standarduntersuchung, die am fixierten und gefärbten Blutausstrich durchgeführt wird. Dabei werden mindestens hundert kernhaltige Zellen, d. h. Granulozyten, Lymphozyten, Monozyten (→ Abb. 31.1, → Abb. 31.2) und pathologische Zellformen (unreife Vorstufen, kernhaltige Erythrozyten, Riesenthrombozyten u. ä.), gezählt und prozentual zugeteilt (→ Tab. 31.1). Auch **Erythrozyten** (→ Kap. 30, → Abb. 30.2, → Abb. 30.3) **und Thrombozyten** (→ Kap. 10) werden im „Diff" untersucht. Der beste Differenzierungsbereich liegt meist im dünneren Drittel des Ausstrichs und ist an seiner gleichmäßigen Verteilung intakter Erythrozyten zu erkennen.

Neben den **neutrophilen Granulozyten** gibt es auch **basophile Granulozyten,** die oft so voller Granula sind, dass der Kern fast nicht mehr sichtbar ist. Dagegen imponieren **eosinophile Granulozyten** häufig mit großen, einzeln gut erkennbaren Granula. Neben den segmentierten, neutrophilen Granulozyten findet man auch deren unmittelbare Vorstufe, die stabkernigen neutrophilen Granulozyten (→ Abb. 31.1).

Neben der prozentualen Verteilung müssen auch qualitative Veränderungen, z. B. **atypische Kerne** oder **Granulationen,** beschrieben werden. Unter **Linksverschiebung** versteht man das Auftreten jugendlicher Vorstufen der Neutrophilen im peripheren Blut. Sie tritt v. a. bei akuten **Infektionen** auf. Das Ausmaß der Linksverschiebung ist von differenzialdiagnostischer Bedeutung, da das Auftreten neutrophiler Vorläuferzellen über Myelozyten hinaus (Promyelozyten und Myeloblasten) für eine primäre hämatologische Erkrankung spricht. **Toxische Granulationen** erscheinen dunkelviolett im Zytoplasma und treten bei schweren Infektionen und unter Zytostatikatherapie auf. Im maschinellen Blutbild ersetzen der **GI** (Granulationsindex, → Kap. 9) den Anteil der stabkernigen bzw. hypersegmentierten (bei MDS) Neutrophilen und **IG** (unreife Granulozyten, → Kap. 9), als Hinweis auf reaktive Leukozytenveränderungen, diese Befunde des Ausstrichs.

Ursachen für quantitative Veränderungen sind in → Tab. 31.2 zusammengefasst. Die meisten **Neutropenien** sind **iatrogen** (nach zytoreduktiver Therapie oder Metamizolgabe), jedoch gibt es selten **Autoimmunneutropenien (AIN),** die meist durch Antineutrophilenantikörper verursacht werden. Vor allem bei Kindern tritt die AIN als benigne Erkrankung mit **zyklischen Neutropenien** auf, die oft einige Tage dauern. Es kommt zur Infektanfälligkeit, wobei bakterielle Infektionen typisch sind. Bei Erwachsenen kommt AIN nur selten vor, meist in Zusammenhang mit Autoimmunsyndromen wie **SLE.** Es gibt jedoch eine **chronische AIN,** die vor allem bei **Frauen**

Tab. 31.1 Normalwerte des Differenzialblutbilds

Zelltyp	Prozent	Leukozyten (G/l)
Neutrophile	40–75	2,5–7,5
Eosinophile	1–6	0,04–0,4
Basophile	0–1	0–0,1
Monozyten	2–8	0,2–0,8
Lymphozyten	20–45	1,5–3,5

Tab. 31.2 Quantitative Veränderungen im Differenzialblutbild

Veränderung	Vorkommen
Eosinophilie	Beginnende Ausheilung einer Infektion; Allergien und Asthma, parasitäre Erkrankungen, Kollagenosen; regelmäßig bei CML
Basophilie	Selten; chronisch-myeloproliferative Erkrankungen
Monozytose	Erholungsphase nach bakteriellen Infektionen; **Tbc, Lues, subakute bakterielle Endokarditis;** Monozytenleukämie; maschinell erfasst: **Virusinfektion**
Monozytopenie	Selten; Haarzellleukämie
Lymphozytose	Virusinfektionen; Lymphoblasten bei Mononukleose
Lymphozytopenie	Zu Beginn einer Infektion; **Glukokortikoide;** Hodgkin-Lymphom

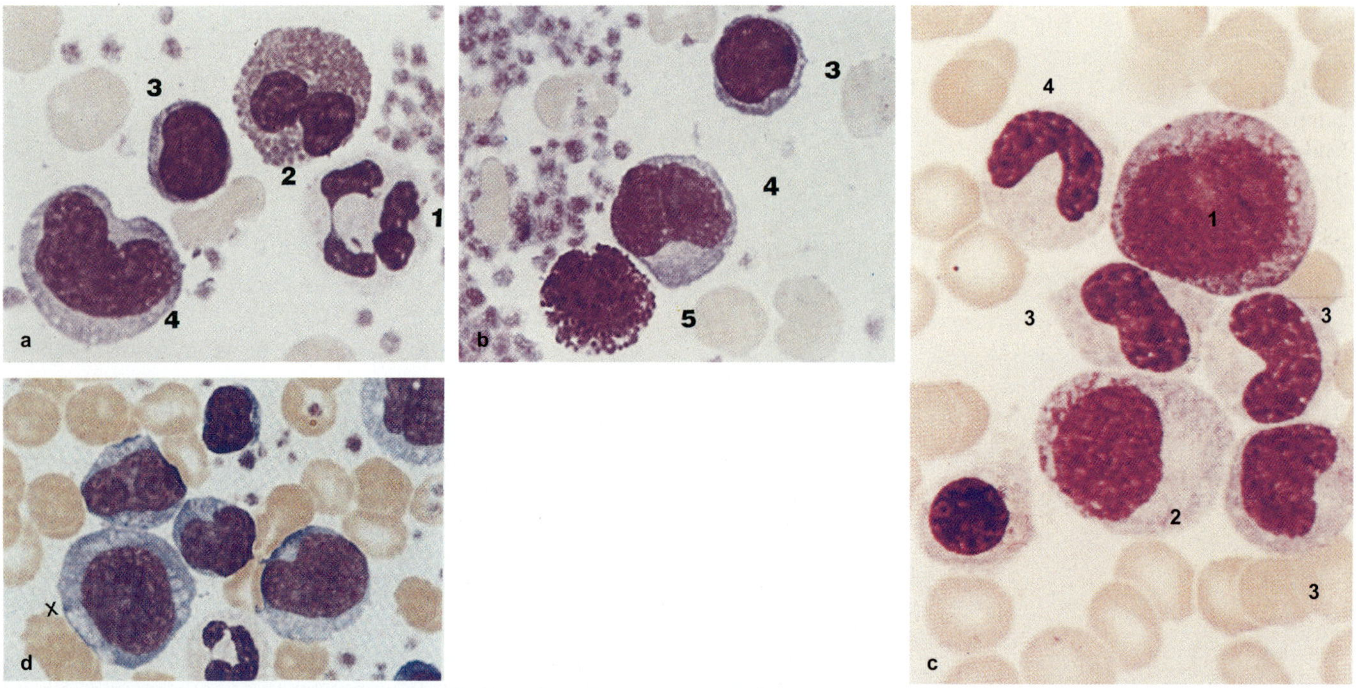

Abb. 31.1 Leukozyten im Blutausstrich. a) und b) normaler Blutausstrich mit neutrophilem (1), eosinophilem (2) und basophilem (5) Granulozyt, Lymphozyt (3), Monozyt (4), c) Entwicklungsstufen der neutrophilen Granulozyten mit Promyelozyt (1), Myelozyt (2), Metamyelozyt (3) und stabkernigem Granulozyt (4), d) aktivierte Lymphozyten bei infektiöser Mononukleose mit charakteristischen Vakuolen und einem einzelnem, großem Immunoblasten (x). [T459]

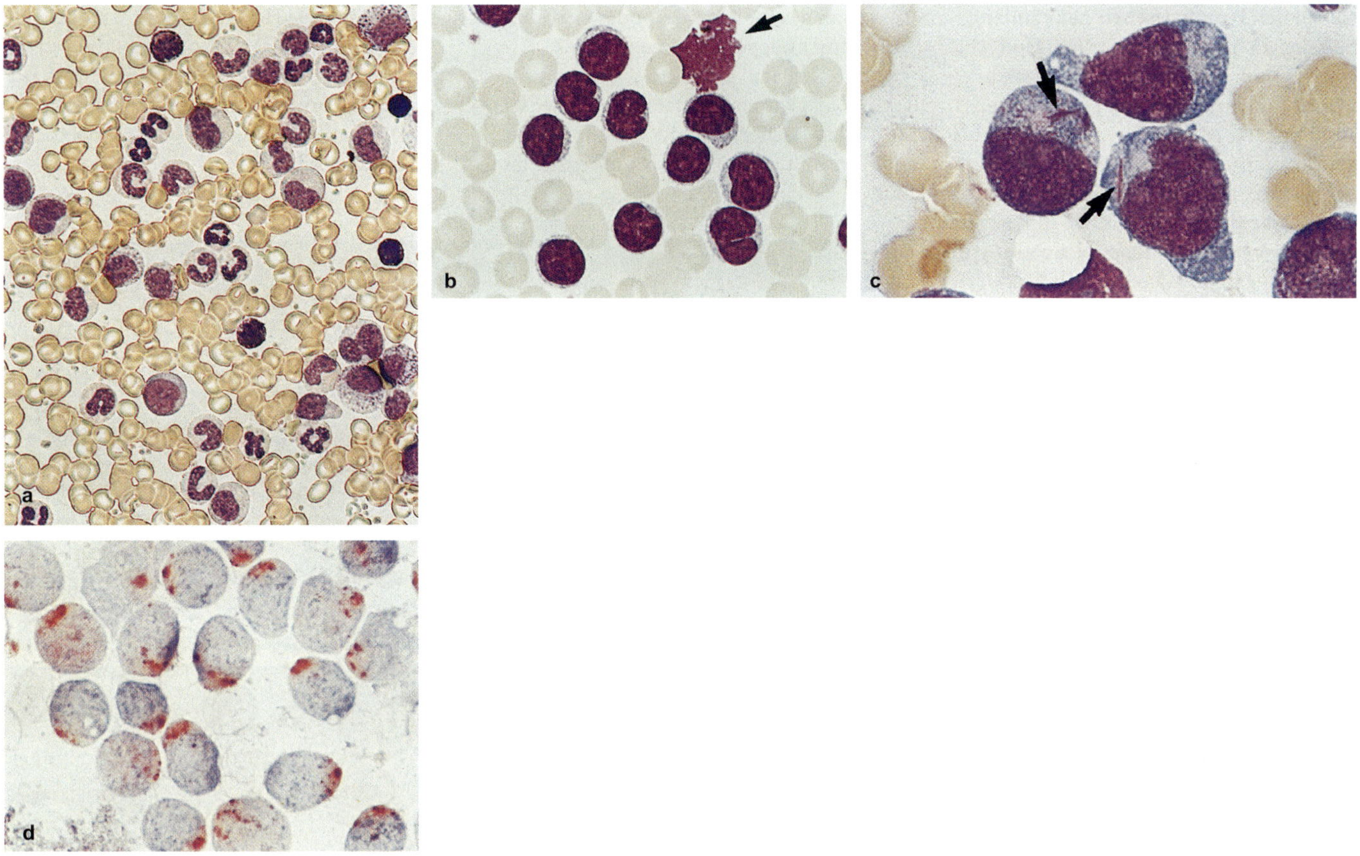

Abb. 31.2 Leukämien im Blutausstrich. a) Chronische myeloische Leukämie (CML), b) chronische lymphatische Leukämie (CLL) mit Gumprecht-Kernschatten (Pfeil), c) akute myeloische Leukämie (AML) mit Auer-Stäbchen (Pfeil), d) saure phosphatasepositive akute lymphatische Leukämie (ALL). [T459]

mit milden Symptomen und Neutrophilenzahlen von 500–1.000/µl imponiert. Sehr selten tritt eine pure **Leukozytenaplasie** mit schweren Neutropenien bis hin zu Agranulozytose und fehlender Granulopoese im Knochenmark auf.
Häufigste Vertreter der **chronischen Leukämien** sind die **chronische myeloische Leukämie (CML)** und die **chronische lymphatische Leukämie (CLL,** → Abb. 31.2). Sie sind durch stark erhöhte Leukozytenwerte gekennzeichnet und lassen sich aufgrund ihrer morphologischen Charakteristika relativ leicht diagnostizieren. Bei der **CML** finden sich typischerweise alle Reifungsstufen der Granulopoese. Der Nachweis des sog. **Philadelphia-Chromosoms (Ph)** bzw. der **BCR-ABL-Translokation** durch FISH oder PCR (→ Kap. 4) sichert die Diagnose und wird auch zur Verlaufskontrolle herangezogen. Die **CLL** imponiert durch **kleine Lymphozyten** mit dazwischenliegenden zerquetschten Kernen, den Gumprecht-Kernschatten.
Die **akuten Leukämien** gehen meist mit **Anämie** und **Thrombozytopenie** einher, zeigen aber unterschiedlich hohe Leukozytenwerte. Bei jedem vierten Patienten sind die Leukozyten erniedrigt. Da hier oft der Nachweis von Blasten (undifferenzierten leukämischen Zellen) im peripheren Blut nicht gelingt, sind **Knochenmarkausstriche** zur Diagnose **obligat.** Die sog. **Auer-Stäbchen,** rötliche stäbchenförmige Einschlüsse im Zytoplasma (fusionierte Lysosomen), sind für die **akute myeloische Leukämie (AML) pathognomonisch.** Die AML-Zellen zeigen eine positive **Peroxidasereaktion** und lassen sich dadurch von der heterogenen Gruppe der **akuten lymphatischen Leukämien (ALL)** abgrenzen (→ Abb. 31.2), für deren Diagnose die **Immunphänotypisierung** eine wichtige Rolle spielt. Beispiele für **immunologische Marker** sind CD4 und CD8 (T-Zellen), CD20 und CD19 (B-Zellen) sowie CD56 (NK-Zellen).

Pathologische Veränderungen wie Myeloblasten oder mit Malaria infizierte Erythrozyten können durch die erneute Verwendung eines nicht ausreichend gereinigten Ausstrichglases auf den Blutausstrich eines anderen Patienten verschleppt werden! Ebenso ist eine Verschleppung über Immersionsöl am Mikroskop möglich.

Zusammenfassung

- Das **Differenzialblutbild** dient der weiteren Diagnostik von **Leukozytosen** und **Leukopenien** sowie der Verlaufskontrolle von hämatologischen und malignen Erkrankungen. Neben der prozentualen Verteilung der Leukozyten sind auch qualitative Veränderungen, z. B. Kernatypien, zu beachten.
- **Leukozytosen** sind in aller Regel auf eine **Vermehrung der Neutrophilen** zurückzuführen und treten reaktiv bei Infektionen, Tumorerkrankungen und medikamentenassoziiert auf.
- Zur **Diagnosesicherung** der Leukämien sind **Blut- bzw. Knochenmarkausstriche** obligat.

32 Lymphozyten und Monozyten

Neben den **lymphatischen Leukämien** können auch verschiedene **Non-Hodgkin-Lymphome** zu einer veränderten Lymphozytenzahl führen. Des Weiteren kann man oft auch eine **reaktive Lymphozytose** aufgrund von **Virusinfektionen** beobachten. Morphologisch unterscheidet man kleine (inaktive), mittlere und große (oft aktivierte) Lymphozyten. Große Lymphozyten werden manchmal als Monozyten fehlgezählt. Deshalb nennt man die klassische Infektion durch das **Epstein-Barr-Virus (EBV)** auch **akute Mononukleose** (→ Abb. 32.1).

> Nach neuer Nomenklatur teilt man die Lymphozyten in **typische, „atypische, vermutlich reaktiv“** und **„atypische, vermutlich neoplastisch“** ein. Es sollten Prozentwerte der Anteile dieser drei Fraktionen angegeben werden und bei unklarer Dignität sollen diese in eine vierte Kategorie **„Diverse“** eingeordnet werden.
> Atypische, vermutlich reaktiv, treten z. B. bei EBV-Infekten auf. Atypische, vermutlich neoplastische Lymphozyten gibt es z. B. bei Lymphomen, Haarzellleukämie oder als Prolymphozyten bei CLL.

Deutliche **Lymphozytopenien** sind ungewöhnlich und sollten an ein mögliches angeborenes (→ Abb. 32.2) oder erworbene Immunschwächesyndrome (inkl. AIDS, → Tab. 32.1) denken lassen. Man kann durchflusszytometrisch den Anteil der **CD4-T-Zellen** (Helfer) und der **CD8-T-Zellen** (Killer) bestimmen. Es gibt grob mehr als doppelt so viele Helferzellen, daher wird meist der **CD4/CD8-Quotient** mitberechnet, der bei etwa 2 liegen sollte. Bei AIDS ist er deutlich erniedrigt (unter 1,3), bei vielen Autoimmunerkrankungen kann er deutlich erhöht sein (über 5).

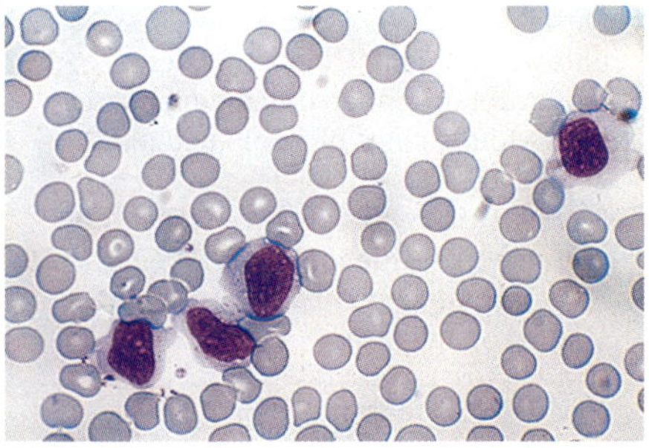

Abb. 32.1 Aktivierte Lymphozyten (T-Zellblasten) im Blut eines Patienten mit akuter Mononukleose [E554]

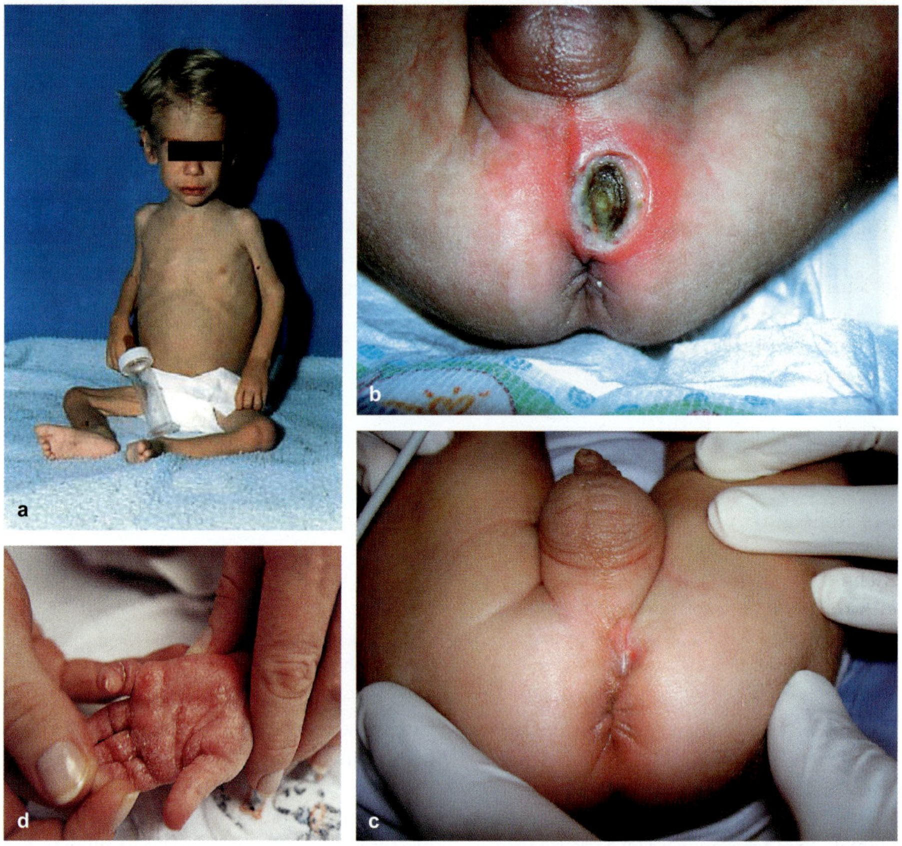

Abb. 32.2 a) Kinder mit SCID können nur in steriler Umgebung überleben. b) Tiefer Analabzess im Windelbereich bei einem Säugling mit SCID. c) Derselbe Säugling nach Knochenmarkstransplantation. d) Typisches palmares Ekzem bei einem Säugling mit SCID, das durch intrauterinen Transfer von maternalen T-Zellen verursacht wird. [M552]

Tab. 32.1 Stadien von AIDS

CD4-Zellzahl/µl	Asymptomatisch oder akute HIV-Infektion	Symptomatisch, jedoch kein AIDS-def. Symptom	Symptomatisch nach AIDS-Def.
≥500	A1	B1	C1
200–499	A2	B2	C2
<200	A3	B3	C3

Zusammenfassung

- Die klassische **EBV-Infektion** nennt man auch akute Mononukleose, da große **Lymphozyten als Monozyten fehlgezählt** werden können
- Der CD4/CD8-Quotient sollte bei 2 liegen.

33 Serumelektrophorese und Komplementsystem

Die Plasmaproteine erfüllen vielfältige Aufgaben, zu denen u. a. Volumenaktivität, Transport- und Pufferfunktion sowie Immunabwehr zählen. Die Leber ist Hauptsyntheseort, Ausnahme sind die Immunglobuline, die durch Plasmazellen synthetisiert werden. Den größten Anteil am Gesamtproteingehalt von **ca. 70 g/l Plasma hat Albumin.** Gewöhnlich werden Gesamtprotein und Albumin bestimmt und deren Differenz als **Globulinfraktion** bezeichnet. Abweichungen des Gesamtproteins können einerseits relativer Natur sein. Sie sind auf Veränderungen des Plasmavolumens bei Störungen des Wasserhaushalts zurückzuführen **(Pseudohypo- bzw. Pseudohyperproteinämie).** In diesen Fällen ist der Hämatokrit gleichsinnig verändert. Andererseits beruhen absolute Veränderungen praktisch immer auf einer Erniedrigung des Albumingehalts oder einer Erhöhung der Immunglobuline. Plasmaproteine lassen sich **elektrophoretisch** hauptsächlich ihrer **Größe** nach auftrennen (→ Abb. 33.1, → Abb. 33.2). Auch Ladungsunterschiede der Proteine spielen eine Rolle. Aufgrund seiner geringen Molekülgröße wandert Albumin am weitesten in Richtung Anode (Pluspol). In der Plasmaelektrophorese kommt die **Fibrinogenbande** als **diskreter Gipfel (Peak) zwischen β- und γ-Bande** zum Vorschein. Sie fehlt bei der Serumelektrophorese.

Albumin wird in der Leber gebildet und hält den onkotischen Druck des Plasmas aufrecht. Bei **Hypoalbuminämie** überwiegt der hydrostatische Druck, der Wasser in das Interstitium „presst", es kommt zur **Ödembildung.** Ursachen einer Hypoalbuminämie sind verringerte Synthese (Mangelernährung, Malabsorption oder Leberzirrhose), vermehrte Ausscheidung/Abbau (nephrotisches Syndrom, Proteinverlustenteropathien oder Verbrennungen) oder Verdünnung (Hyperhydratation durch Infusionen oder Schwangerschaft).

> Eine wichtige Erkrankung mit Ödembildung ist das **hereditäre Angioödem,** bei dem der **C1-Esterase-Inhibitor (C1INH)** defekt ist. Es kann ohne Supplementation zu **lebensbedrohenden Krisen** kommen (→ Abb. 33.3).

Immunglobuline werden von **Plasmazellen** synthetisiert und vermitteln die spezifisch-**humorale Immunabwehr.** Sie bilden in der Elektrophorese die γ-Bande.
Mögliche Ursachen einer **Hypergammaglobulinämie** sind Infektionen und

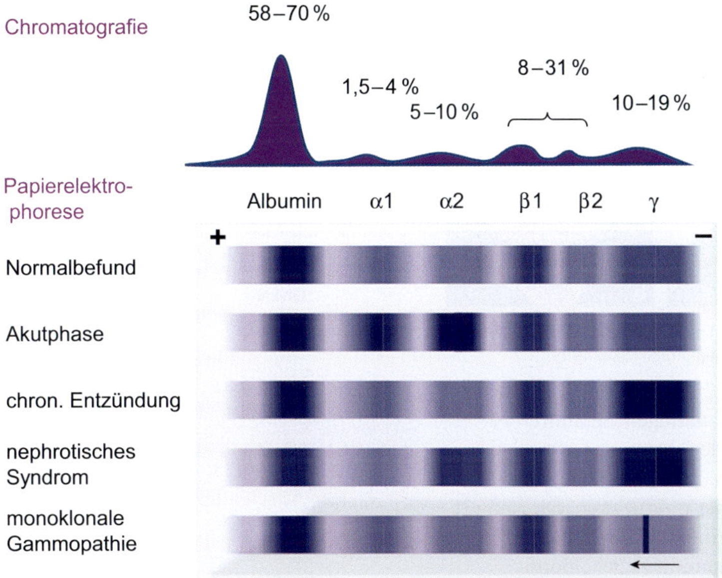

Abb. 33.1 Papierelektrophorese von Serum mit Normwerten dargestellt als Chromatogramm und unten mit den charakteristischen Bandenveränderungen wesentlicher Pathologien. [L141, M550]

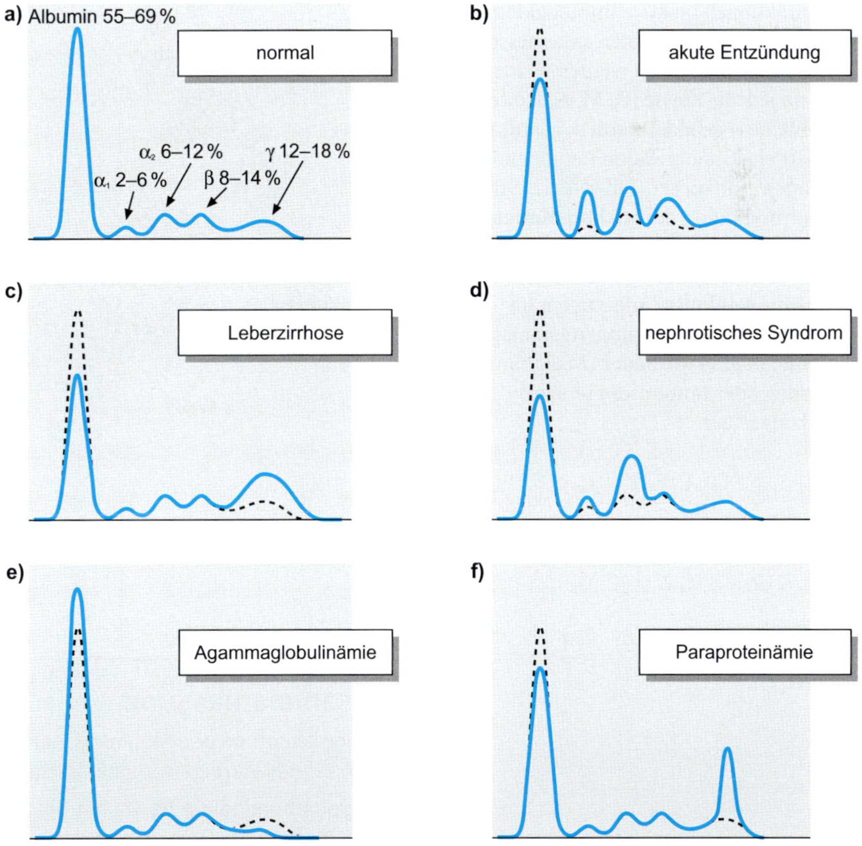

Abb. 33.2 Serumelektrophoresen bei unterschiedlichen Erkrankungen. a) Normalbefund mit den Peaks von Albumin, α1-, α2-, β- und γ-Globulinen (von links nach rechts). b) Akute Entzündung: Erhöhung der α1-, α2-, β-Globuline (Akute-Phase-Proteine). c) Leberzirrhose: relative Erhöhung der γ-Globuline. d) Nephrotisches Syndrom: Erniedrigung der Albuminbande, relative Erhöhung der α1-, α2-Globuline. e) Agammaglobulinämie: fehlende γ-Globuline. f) Paraproteinämie: schmalgipfliger γ-Globulin-Peak. [L106]

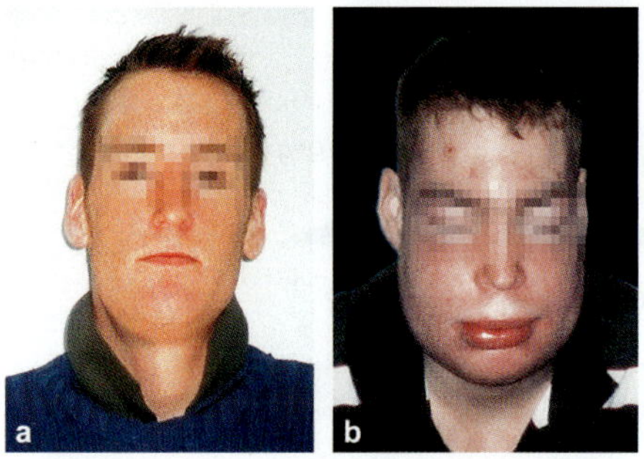

Abb. 33.3 Ein Patient mit Angioödem. Ohne Auslöser (a) und in einem akuten Anfall (b). [E499]

Autoimmunerkrankungen. Sie führen zu einer „polyklonalen" Immunantwort, bei der „viele" Plasmazellklone ihren spezifischen Antikörper produzieren. Dies äußert sich als diffuse Erhöhung der γ-Bande. Demgegenüber kommt es bei „monoklonaler" Antikörperproduktion zu einem diskreten, schmalgipfligen γ-Globulin-Peak (→ Abb. 33.3), auch **Paraproteinämie** genannt. Paraproteine kommen bei Malignomen (z. B. multiples Myelom) vor. Sie stellen funktionell inaktive Immunglobuline dar, die von den Tumorzellen auf exzessive Art und Weise produziert werden. Prinzipiell kann jede Ig-Klasse (G, M, A, E oder D, → Abb. 33.4) gebildet werden, allerdings sezerniert ein Tumorzellklon immer einen bestimmten Antikörper. Teilweise kommt es zur Überproduktion der **leichten Ketten des Ig-Moleküls,** das über die Niere ausgeschieden wird **(Bence-Jones-Proteinurie). Hypogammaglobulinämien** treten im Rahmen **genetischer** (Bruton-Agammaglobulinämie) oder **erworbener** (Malignome, Infektionen oder Immunsuppression) Erkrankungen auf.

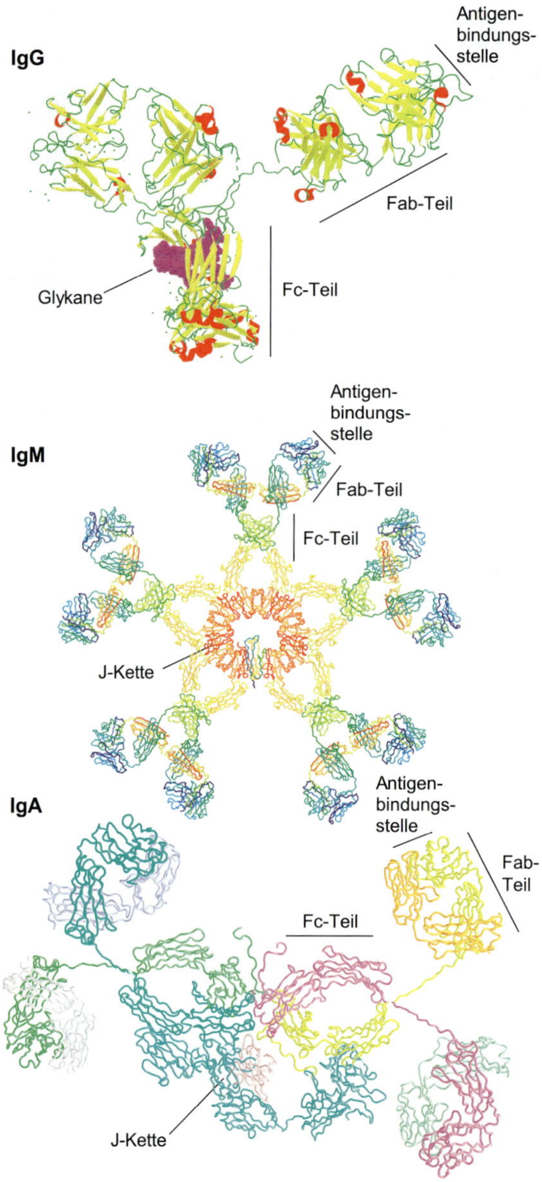

Abb. 33.4 Vergleich der Molekularstrukturen von IgG, IgM und IgA. Die Antigen-bindungsstellen und Fc-Teile sind markiert. [L141, M550]

Zusammenfassung

- Eine Abnahme des Albumingehalts im Plasma **(Hypoalbuminämie)** führt aufgrund des verringerten onkotischen Drucks zu **Ödemen.**
- **Hypoalbuminämie** ist die häufigste Ursache eines verminderten Gesamtproteins im Plasma. Als Ursachen kommen Synthesestörungen **(Leberzirrhose)** und vermehrte Ausscheidung **(nephrotisches Syndrom)** infrage.
- Ein **erhöhtes Gesamtprotein** ist hauptsächlich auf eine **gesteigerte Antikörperproduktion** bei chronischen Infekten (bis 90 g/l) oder **monoklonalen Gammopathien** (Paraproteinämie bis 140 g/l) zurückzuführen.
- Die **Serumelektrophorese** dient der Diagnostik und Verlaufskontrolle von **Dysproteinämien.**

34 Gerinnungsanalytik und Thrombophiliediagnostik

Einige angeborene und/oder erworbene **Gerinnungsstörungen** gehen mit einem erhöhten **Thromboserisiko** einher. Die zur Abklärung notwendigen Untersuchungen (→ Tab. 34.1, → Kap. 10, → Kap. 11) sind bei auffälligen bzw. ungewöhnlichen Konstellationen wie rezidivierender, spontan auftretender tiefer **Venenthrombosen (TVT)** oder **Lungenembolie** in jungen Jahren indiziert. Marcumar sollte hierfür abgesetzt sein oder, weil das häufig nicht möglich ist, sollte eine molekularbiologische Testung erfolgen.

Die **Mechanismen der Blutstillung** können auf vielfältige Weise beeinflusst werden. Hierbei müssen **Substanzen zur Hemmung der Thrombozytenaggregation,** z. B. Acetylsalicylsäure oder Clopidogrel, von **Inhibitoren der Gerinnungskaskade** abgegrenzt werden. Letztere spielen für die klassische Gerinnungsdiagnostik in der klinischen Chemie eine wichtige Rolle. Auch hier gilt, dass eine molekularbiologische Testung erfolgen kann, wenn die Medikamente weiter eingenommen werden müssen.

Zur Antikoagulation werden bisher im Wesentlichen die **Cumarine** sowie **hochmolekulares und niedermolekulares Heparin** eingesetzt. Eigenschaften und Aspekte der Therapiekontrolle sind in → Tab. 34.2 aufgeführt. Der **Ziel-INR-Wert** ist **je nach Erkrankung unterschiedlich** (→ Tab. 34.3). Daneben sind auch das im Blutegel vorkommende Hirudin mit direkter, AT-III-unabhängiger Wirkung sowie die neueren Heparinoide (z. B. Danaparoid), welche die Wirkung von Faktor Xa inhibieren, zu berücksichtigen. Beide Substanzen werden in der Therapie der

Tab. 34.1 Thrombophiliediagnostik

Marker	Mechanismus	Ursachen
Antithrombin (ATIII)-Mangel	Inaktivierung von Xa und Thrombin, verstärkt durch Heparin	Hereditär, Leberfunktion ↓, Verlust über Niere (nephrotisches Syndrom), DIG
Protein-C-, -S-Mangel	Spaltung von Va und VIIIa, profibrinolytisch	Hereditär, Leberfunktion ↓, Vit.-K-Mangel, DIG
APC-Resistenz (Faktor-V-Leiden)	Resistenz gegen aktiviertes Protein C	Punktmutation im Faktor V; Prävalenz 2–15 % der kaukasischen Bevölkerung
Prothrombin-G20210A-Mutation	Erhöhte Prothrombinkonzentration	Regulatorische Mutation im Prothrombingen
Anti-Phospholipid-Syndrom	Autoantikörper gegen Phospholipide (APS)	Häufigste erworbene Koagulopathie („Lupusantikoagulanzien")
Hyperhomozysteinämie	Schädigung der Endothelfunktion	Störungen im Methioninstoffwechsel, schwerer Vit.-B_6-, -B_{12}-, Folsäuremangel

Tab. 34.2 Charakteristika der klassischen Antikoagulanzien

	Cumarine	Hochmolekulares Heparin	Niedermolekulares Heparin
Synonyme	Vitamin-K-Antagonisten	Unfraktioniertes Heparin, High Molecular Weight Heparin (HMWH)	Fraktioniertes Heparin, Low Molecular Weight Heparin (LMWH)
Bsp. Wirkstoffe	Phenprocoumon	Heparin	Certoparin, Dalteparin, Enoxaparin, Tinzaparin
Bsp. Handelsname	Marcumar®	Liquemin®	Monoembolex®, Fragmin®, Clexane®, Innohep®
Applikation	Oral	Subkutan, intravenös, perkutan	Subkutan
Wirkung	Synthesehemmung Vitamin-K-abhängiger Gerinnungsfaktoren (II, VII, IX, X, Protein C und S)	Verstärkung der AT-III-Wirkung um den Faktor 1.000: Inhibierung von Faktor Xa und Thrombin (Faktor II), in geringerem Umfang auch IX, XI und XII	Mechanismus wie bei HMWH, allerdings nur geringe Thrombinhemmung → kaum Verlängerung der PTT
Wirkeintritt	Nach 2–3 d	Sofort	Etwas verzögert gegenüber HMWH
Halbwertszeit	96 h: einmalige Gabe pro Tag ausreichend	Je nach Dosis 1–5 h: 3-mal tägliche Gabe notwendig	Längere HWZ als HMWH: 1- bis 2-mal tägliche Gabe ausreichend
Therapiekontrolle	Material: Zitratblut (vollständig füllen, nach Abnahme mischen!)		
	INR (Norm 1,0)	aPTT (Norm 28–40 s)	Ggf. Anti-Xa-Assay (Norm 0 IE/ml)
Therapiebereich	2,0–3,0	Verlängerung 1,5–2,5fach	• Full Dose: 0,40–0,80 IE/ml • Low Dose: 0,15–0,35 IE/ml
Antidot	Vitamin K	Protaminsulfat	Nicht vorhanden
Risiko HIT	Keine	Höher als bei LMWH	Niedriger als bei HMWH

Tab. 34.3 Therapeutisch angestrebte INR-Bereiche

Erkrankung	INR-Zielbereich
Tiefe Beinvenenthrombose	2–3
Vorhofflimmern	2–3
Lungenembolie	2–3
Mechanische Herzklappe	3–4,5

heparininduzierten Thrombopenie Typ II (HIT II) eingesetzt.
Die sog. **neuen Antikoagulanzien** stellen direkte Inhibitoren von Gerinnungsfaktoren dar. Sie beeinflussen kurzfristig Quick und aPTT (→ Abb. 34.1, → Kap. 11) sowie weitere Gerinnungsparameter. Daher sollte die Blutabnahme im Talspiegel erfolgen und ein **Hinweis an das Labor** gegeben werden. Nierenfunktion und Wechselwirkungen mit anderen Medikamenten sind zu berücksichtigen. Im Allgemeinen liegen stabile Plasmaspiegel vor, sodass ein Routine-Monitoring nicht erforderlich ist. Allerdings können in bestimmten Situationen orientierende (aPTT) bzw. spezifische Untersuchungen, z. B. **Anti-X_a-Assays,** notwendig werden:

- V. a. Überdosierung, Compliance-Kontrolle
- Niereninsuffizienz, akutes Nierenversagen
- Notoperationen
- Auftreten von Thrombosen bzw. Blutungen

Vorteile sind neben der Nichtnotwendigkeit regelmäßiger Blutabnahmen die gute Verträglichkeit, die **orale Applikation** sowie der schnelle Wirkeintritt, sodass eine überlappende Therapie wie bei Heparin/Marcumar nicht notwendig ist. Als Nachteile sind die **fehlende Antagonisierbarkeit,** die hohen Kosten und die bisher nur begrenzte therapeutische Erfahrung zu nennen.
Neben dem Gerinnungssystem ist es meist auch hilfreich, Einblicke in die **Fibrinolysesysteme** (→ Abb. 34.2) zu bekommen, um die Thrombophiliediagnostik verstehen zu können. Klinisch setzt man zur **Thrombolyse** rekombinanten **gewebespezifischen Plasminogenaktivator (rtPA)** oder **Urokinase (UK)** ein.

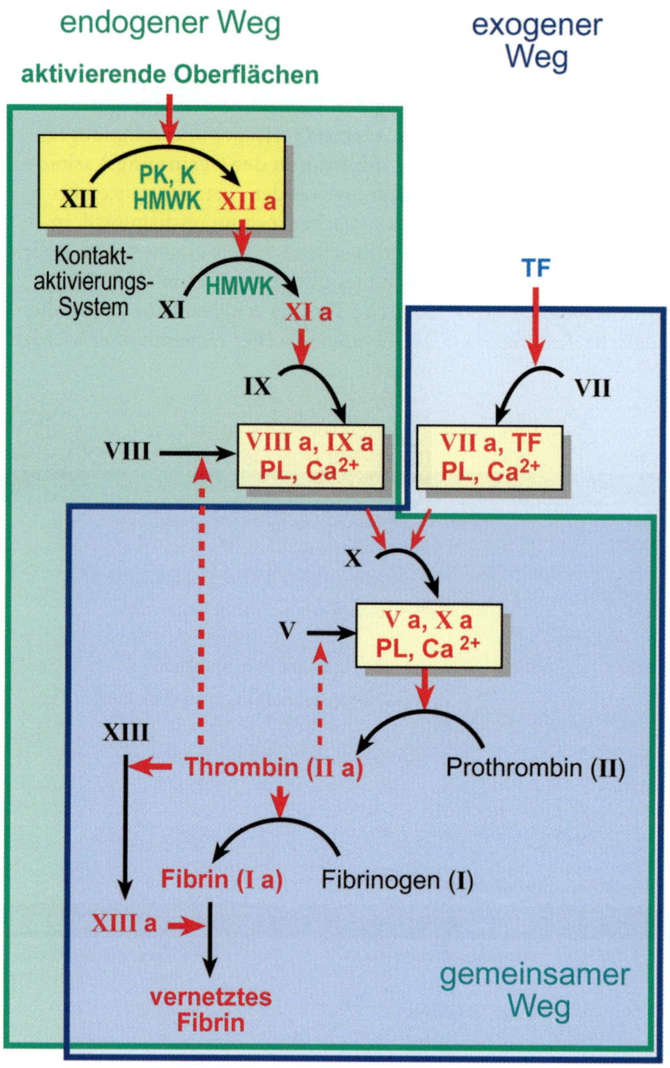

Abb. 34.1 Schema zur sekundären Hämostase *in vitro.* Linien umschließen die Bereiche der Gerinnung, die mit den laborchemischen Tests PTT (partielle Thromboplastinzeit, grün) und Quick (Thromboplastinzeit, blau) untersucht werden können. Aktivierende Faktoren sind rot gekennzeichnet. TF = Tissue Factor, HMWK = High Molecular Weight Kininogen, PK = Präkallikrein, K = Kallikrein, PL = Phospholipidoberflächen, überwiegend an aktivierten Thrombozyten. Thrombin aktiviert im Sinne einer positiven Rückkopplung vorgeschaltete Faktoren, besonders V und VIII (gestrichelte Pfeile). [L106]

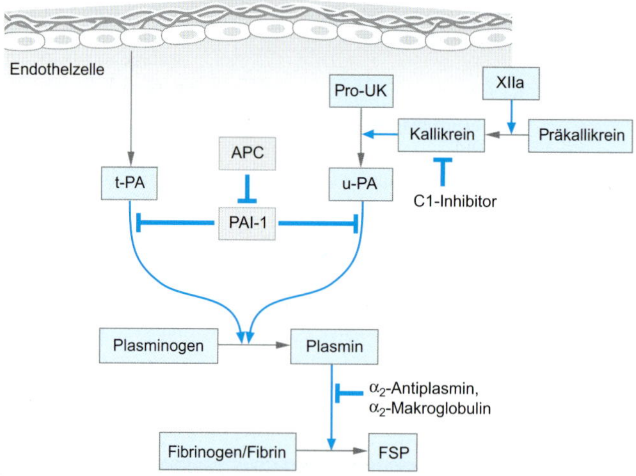

Abb. 34.2 Fibrinolysesystem. APC = aktiviertes Protein C, FSP = Fibrinspaltprodukte, PAI-1 = Plasminogenaktivatorinhibitor 1, Pro-UK = Pro-Urokinase, t-PA = Gewebeplasminogenaktivator, u-PA = Urokinaseplasminogenaktivator. [L157]

Das **Antiphospholipidsyndrom (APS)** ist durch den serologischen Nachweis eines **APS-Antikörpers,** der zusammen mit einer **typischen klinischen Manifestation** festgestellt wird, definiert. Typische Anzeichen (Sapporo-Kriterien) sind venöse oder arterielle Thrombosen in der Schwangerschaft, erhöhte fetale Mortalität (> 10 Wochen alter Embryo), mindestens drei **embryonale Verluste** (< 10. Woche) oder mindestens ein **frühzeitiger Schwangerschaftsabbruch** (< 34. Woche) durch Eklampsie, Präeklampsie oder Plazentainsuffizienz. Es gibt **drei APS-Antikörper – Lupus-Antikoagulans, Antikardiolipin-Antikörper und Anti-β2-Glykoprotein-I-Antikörper** –, die alle mit einer **verlängerten aPTT** einhergehen können. APS kann primär allein oder sekundär zu einem SLE auftreten. Die Therapie erfolgt mit Heparin, Marcumar, Aspirin oder Clopidogrel.

Plasmatische Gerinnungsstörungen führen zu flächigen Einblutungen, Hämatomen und Purpura (→ Abb. 34.3). Im Gegensatz dazu führen **Störungen der Thrombozyten** zu Petechien, vor allem an den Unterschenkeln.

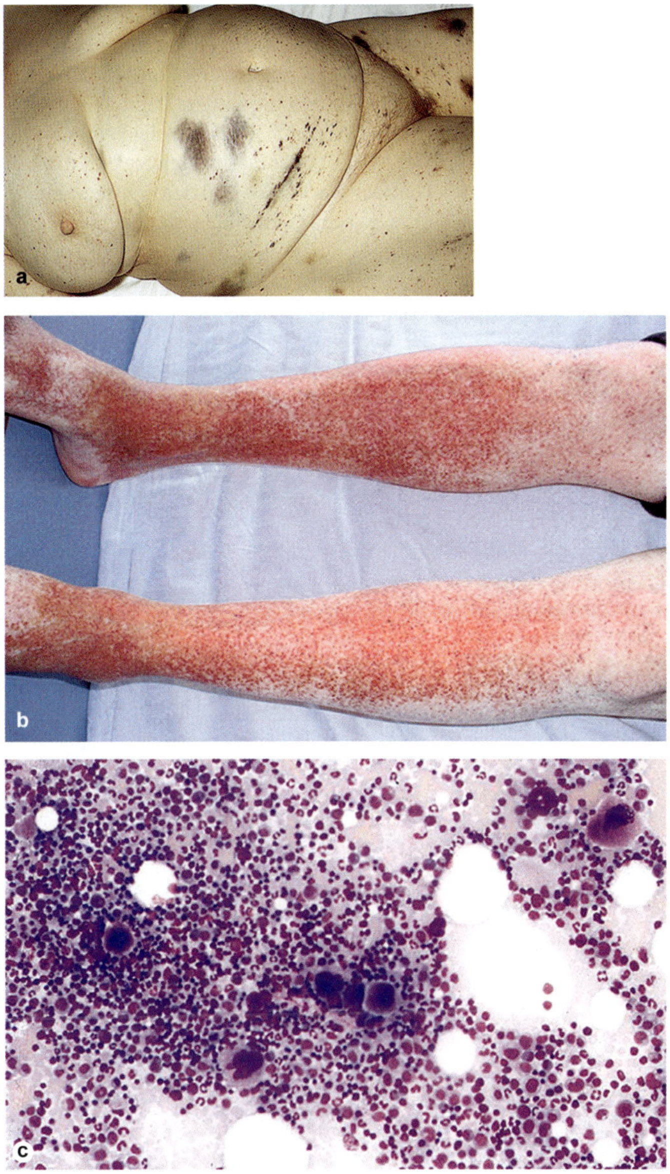

Abb. 34.3 a) Gerinnungsstörungen führen zu einem diffusem petechialem Exanthem (Purpura), teilweise flächig bis hin zu Ekchymosen. Die Ekchymosen deuten auf eine plasmatische Gerinnungsstörung hin, als Mitbeteiligung einer Thrombozytenstörung. b) Thrombopenien führen zu Petechien, vor allem an den Unterschenkeln. c) ITP führt zu ausgeprägter Steigerung der Megakaryopoese (große, mehrkernige Zellen), da es zu einem gesteigerten peripheren Verbrauch kommt. [E288, T447, E387]

Zusammenfassung

- **Thrombozytenzahl und -funktion** repräsentieren die zelluläre Hämostase. Störungen führen zu **petechialen Einblutungen.**
- Die **Thromboplastinzeit (Quick-Wert)** gibt Aufschluss über das extrinsische System und wird zur Überwachung der **oralen Antikoagulanzientherapie (Marcumar!)** eingesetzt.
- Die **aktivierte partielle Thromboplastinzeit (aPTT)** gibt Aufschluss über das intrinsische System und wird zur Überwachung der **Heparintherapie** eingesetzt.
- **D-Dimere** haben einen **hohen negativen prädiktiven Wert** zum Ausschluss einer Venenthrombose oder Lungenembolie.
- Bei jungen Patienten mit häufigen bzw. ungewöhnlichen Thrombosen sollte eine **Thrombophiliediagnostik** durchgeführt werden.
- Die klassischen Antikoagulanzien (Cumarine, hoch- und niedermolekulare Heparine) sind indirekte Inhibitoren der Gerinnungskaskade. Die **niedermolekularen Heparine** bedürfen in der Regel **keines Therapie-Monitorings.**
- Die „neuen" Antikoagulanzien hemmen die Gerinnungskaskade direkt über Faktor IIa bzw. Faktor Xa. Ein Routine-Monitoring ist nicht erforderlich.

T-Zellen erkennen Peptide, die auf der **Zelloberfläche** in einem **HLA-Molekül** präsentiert werden. Es gibt eine Vielzahl an HLA-Varianten (Allele) in der menschlichen Population, da hiervon die Peptiderkennung bei einer Infektion und damit die T-Zell-Reaktion abhängt (→ Tab. 35.1). Dies nennt man **Polymorphismus.** Kodiert werden diese im sog. **MHC-Komplex** (Major Histocompatibility Complex, Haupthistokompatibilitätskomplex). Man unterscheidet Moleküle der Klasse I, die kurze Peptidsequenzen für T-Killerzellen präsentieren, und Moleküle der Klasse II, die längere Peptide zur Erkennung durch T-Helferzellen enthalten. Der MHC-Lokus ist **polygen,** es gibt **drei Genloci pro Klasse** und damit insgesamt immer **sechs Genorte** durch den diploiden Chromosomensatz. Die Bestimmung der HLA-Allele ist nicht nur bei Transplantationen wichtig, sie **korrelieren** auch mit dem **Risiko, bestimmte Erkrankungen** zu bekommen (→ Tab. 35.2).

Bei der **Behandlung von Leukämien** mittels **Knochenmarktransplantation** ist der HLA-Typ entscheidend. Passt der Typ des Spenders weniger zum Empfänger, dann kann es zu einer **Schädigung durch die T-Zellen des Spenders,** einer sog. **Graft-vs.-Host-Reaktion (GvHD)** kommen (→ Abb. 35.1).

Tab. 35.1 Organisation des MHC-Lokus

Genort	MHC (zzgl. Klasse III: Komplementanteile sowie weitere Gene, nicht relevant bei Transplantation, da zusammen mit MHC I und II vererbt)											
	MHC Klasse I						MHC Klasse II					
Gen	HLA-A		HLA-B		HLA-C		HLA-DR		HLA-DP		HLA-DQ	
Allel (Bsp.)	A2	A27	B2	B7	C3	C6	DR3	DR7	DP1	DP2	DQ2	DQ3

Tab. 35.2 Assoziation von MHC-Allelen mit Erkrankungen. Angegeben ist das relative Risiko (RR) gegenüber anderen Allelen, die keine Assoziation zeigen.

HLA-Allel	Erkrankung	RR
A1	Gold-Nephropathie	28,3
	Myasthenia gravis	2,6
	SLE	7,1
A1/B8/DR3	Analgetika-Asthma-Syndrom	28,9
	Nephropathie	28,9
A2/A11	Schizophrenie	9,8
A3	Hämochromatose	6,7
A3/B14	Hämochromatose	90
A9/B27	Schizophrenie	11,9
A19	Cholelithiasis	131
A29	Birdshot-Retinochoroidopathie	48–224,3
	SSPE (subakute sklerosierende Panenzephalitis)	3,6
A30	Lichen planus	0,2
B7	Insulinallergie	3,6
	Kreuzkrautallergie	3,6
	Morbus Alzheimer	2,8
	Rekurrierende aphthöse Stomatitis	5,9
B7/Cw3	Morbus Alzheimer	28
B8	Diabetische Retinopathie	4
	Gold-Nephropathie	4,2
	Lupus erythematodes	4,6
	Morbus Addison	3,9
	Morbus Basedow	3,3
	Myasthenia gravis	3,4
	Sarkoidose	2,8
	Zöliakie	11
	Autoimmunhepatitis	11,6
	Dermatitis herpetiformis	8,7–17,3
B8/B13	HCV-assoziierte Kryoglobulinämie	5,9
	Sarkoidose	8,5
B8/DR3	Chronisch-aktive Hepatitis	13,9
B12	Alopecia areata	5,4
B13	Psoriasis vulgaris	4,7
	Sarkoidose	3,1
B14	Hämochromatose	26,7
B15	Skleritis	4,1
B17	Psoriasis vulgaris	4,7
B27	Akute anteriore Uveitis	8,2–10,4
	Psoriasis-Arthritis	10,7
	Reaktive Arthritis durch Gonokokken	13,9
	Reaktive Arthritis durch Salmonellen	17,6
	Reaktive Arthritis durch Shigellen	20,7
	Reaktive Arthritis durch Yersinien	17,6
	Reaktive Arthritis, Morbus Reiter	37
	Spondylitis ankylosans	87,4
B35	Moya-Moya	4,2
	AK gegen autologe Erythrozyten	6
	HBV, chronischer Verlauf	158
	Mukokutane Läsionen	10,3
	Subakute Thyreoiditis	13,7
B37	Psoriasis vulgaris	6,7
B38	Psoriasis-Arthritis	9,1
B40	Interstitielle Pneumonie	5,6
B41	Gesunde HbsAg-Träger	11,2
B47	21-Hydroxylase-Mangel	9,9
	Kongenitale NNR-Hyperplasie	15,4
B51	21-Hydroxylase-Mangel	3,6
	Morbus Behçet	3,8–6,3
Cw6	Pemphigus vulgaris	13,3
Cw*0602	Psoriasis	14,5
Cw*07	Morbus Menière	3,1
DQ1	Lichen planus	5,3
DQA1 * 0301	Guillain-Barré-Syndrom	2,9
DQA1 * 0302	Guillain-Barré-Syndrom	3,6
DQB1*02	Pemphigus vulgaris	0,3
DQB1*0201	Diabetes Typ 1	2,4
DQB1*0201, DQA1*0501 als HLA-DQ (α1*501, β1*02) heterodimer; DR7, DR11	Zöliakie	6,0–10,0
DQB1*0302	Diabetes Typ 1	9,5
	Pemphigus vulgaris	71,8
DQB1*0602	Narkolepsie	130–250
DQ2	Aspirinsensitives Asthma	4,1
	Diabetes Typ 1	38
DQ3	Diabetes Typ 1	22,5
DQ6*0603	Chronisch-aktive Hepatitis	14
DQ7	Diabetes Typ 1	0,1
DR1	Lichen planus	11,8
	Pemphigus foliaceus	7,3
DRB1*03	Polyglanduläres Autoimmunsyndrom (PGA)	2,3
DRB1*0301	Autoimmunhepatitis	4,6
DRB1*03 011	Poststreptokokken-Nephritis	3,7

Tab. 35.2 Assoziation von MHC-Allelen mit Erkrankungen. Angegeben ist das relative Risiko (RR) gegenüber anderen Allelen, die keine Assoziation zeigen. *(Forts.)*

HLA-Allel	Erkrankung	RR
DRB1*04	Polyglanduläres Autoimmunsyndrom (PGA)	2,4
DRB1*0402	Pemphigus vulgaris	44,7
DRB1*0404	Autoimmunhepatitis	7,7
DRB1*0701	Autoimmunhepatitis Typ 2	3,1
DRB1*1401	Pemphigus vulgaris	117,9
DR2	Autoimmune thrombopenische Purpura	9,2
	Diabetes Typ 1	0,19
	Goodpasture-Syndrom	15,9
	Lyme-Arthritis, chronische Form	5
	Multiple Sklerose	4,1
	Narkolepsie	16,9
DR2/DR4	Lyme-Arthritis, chronische Form	22
DR2, DRB1*1501, DRB5*0101, DQB1*0602	Multiple Sklerose	4,1
DR2/DQ1	Lupus-Nephritis	14
DR3	Autoimmunhepatitis	11,7
	Dermatitis herpetiformis	15,4–15,9
	Diabetes Typ 1	3,3–5,8
	Kongenitale NNR-Hyperplasie	6,3
	Morbus Basedow	3,2–3,7
	Membranöse Glomerulonephritis	12
	Morbus Addison	6,3
	Myasthenia gravis	2,5–2,9
	Sjögren-Syndrom, Sicca-Syndrom	9,7
	Sklerodermie	16,7
	SLE	4,3–5,8
	Zöliakie	10,8
	HCV-assoziierte Kryoglobulinämie	3,7
DR3/DR7, DQ2, DR4	Zöliakie	52,1
DRB3*0101	HPA-1A-Antikörper-Bildung der Mutter	24,9
DR4	Autoimmunhepatitis	6,0
	Diabetes Typ 1	6,4
	Felty-Syndrom	76
	Hashimoto-Thyreoiditis	3,1
	IgA-Nephropathie	5,5
	Lyme-Arthritis, chronische Form	13
	Pemphigus vulgaris	14,4
	Postpartum-Thyreoiditis	5,3
	Rheumatoide Arthritis	4,2–10,2
DRB4*0101	Hashimoto-Thyreoiditis	4,5
DRB1*0405	Diabetes Typ 1	49
DR5	Hashimoto-Thyreoiditis	3,2
	Juvenile RA	3,3
	Myasthenia gravis	2,6
	Perniziöse Anämie	5,4
	Postpartum-Thyreoiditis	3,2
	Diabetes Typ 1	0,4
DR6	Chronische exogen-allergische Alveolitis	16,5
DR7	Zöliakie	11,9
	Psoriasis	15,1
	Endokarditis bei rheumatoider Arthritis	2,4–3,8
DR8	Juvenile RA	9
DRw8	Juvenile chronische Arthritis	3,6
DR11	CREST-Syndrom	8,1
	Hashimoto-Thyreoiditis	3,2
	Sklerodermie	4,2
HLA-DRB*1301	Protrahierte Hepatitis-A-Infektion	7,6
DR15	Diabetes Typ 1	0,2
DRB1*1501, DQB1*0602	Diabetes Typ 1	0,15

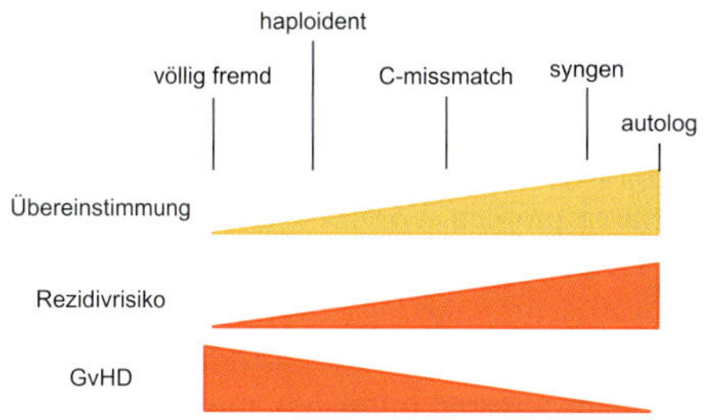

Abb. 35.1 Schema zur inversen Korrelation des Rezidivrisikos und GvHD je nach HLA-Übereinstimmung [L141, M550]

Zusammenfassung

- Der menschliche **Genlocus für MHC** ist **polygen** und **hochgradig polymorph** (es gibt viele Sequenzvarianten).
- Die MHC-Gengruppen I und II kodieren jeweils drei HLA-Moleküle, aufgrund des diploiden Chromosomensatzes gibt es also meist sechs Moleküle jeder Sorte.
- **MHC Klasse I** enthält die **HLA-A-, -B- und -C-Proteine,** die von **CD8-T-Killerzellen** erkannt werden können. **MHC Klasse II** enthält die **HLA-DR-, -DQ- und -DP-Proteine,** die von **CD4-T-Helferzellen** gescannt werden.
- Eine **HLA-Typisierung** kann serologisch oder molekularbiologisch erfolgen und ist **notwendig für Transplantationen.**
- Der **HLA-Typ korreliert mit dem Risiko, bestimmte Krankheiten** zu bekommen.

Tab. 36.1 Blutzuckerdiagnostik bei Verdacht auf Diabetes mellitus. Die angegebenen Werte beziehen sich auf venöses Plasma

	Nüchternblutzucker	Gelegenheitsblutzucker	Oraler Glukosetoleranztest (OGTT)
Normal	< 6,1 mmol/l (110 mg/dl)		2-h-Wert < 7,8 mmol/l (140 mg/dl)
Diabetes	> 7,0 mmol/l (126 mg/dl)	> 11,1 mmol/l (200 mg/dl) und Symptome eines Diabetes	2-h-Wert > 11,1 mmol/l (200 mg/dl)
IGT, IGF	6,1–7,0 mmol/l (110–126 mg/dl)		2-h-Wert 7,8–11,1 mmol/l (140–200 mg/dl)

Der **orale Glukosetoleranztest (OGTT)** ist bei unklaren Fällen und bei der Abklärung des Schwangerschaftsdiabetes von Bedeutung, wird aber für die Routinediagnostik nicht empfohlen. Vor der Durchführung müssen die Patienten drei Tage lang kohlenhydratreiche Nahrung (> 150 g/d) zu sich nehmen. Nach mindestens 10 h Fasten (bei Schwangeren mind. 8 h; nur Wasser ist erlaubt!) wird der Nüchternblutzucker zwischen 8:00 und 9:00 Uhr morgens als Referenzwert bestimmt. Ein Abstand von 3 Tagen zur Menstruation sowie von 14 Tagen zu jeder akuten Erkrankung ist notwendig. Benzodiazepine, Diuretika, NSAIDs sowie Laxanzien können das Ergebnis verfälschen.

CAVE: Der OGTT ist bei manifestem Diabetes mellitus, Azidose, Ketonurie ohne Glukosurie, Hepatitis sowie Fieber kontraindiziert!

Die **orale Belastung** erfolgt mit einer **Trinklösung,** die **75 g Glukose** enthält. Nach 2 h (bei Schwangeren zusätzlich nach 1 h) wird der Blutzucker erneut gemessen (→ Abb. 36.1). Selten gibt es eine **postprandiale reaktive Hypoglykämie,** welche das Ergebnis nach 2 h verfälscht. Hier wird dann zusätzlich nach 3, 4 und 5 h gemessen.
Ein **2-h-Wert über 11,1 mmol/l (200 mg/dl)** spricht für einen **Diabetes.** Bei Werten zwischen **7,8 und 11,1 mmol/l** (140 bzw. 200 mg/dl) liegt eine **pathologische Glukosetoleranz** (Impaired Glucose Tolerance, IGT) bzw. eine **gestörte Glukosehomöostase** (Impaired Fasting Glucose, IFG) vor, die keine eigenständigen Krankheitsbilder darstellen. Sie sind vielmehr **Risikofaktoren** für die Entwicklung eines **Diabetes** (1–5 % pro Jahr) und **kardiovaskulärer Erkrankungen.** Sie lassen sich nur durch den OGTT feststellen.
Die Bestimmung des **Nüchternblutzuckers (NBZ)** ist ein entscheidender Test für die Diagnose eines Diabetes mellitus. Die Blutentnahme sollte nach **8-stündigem Fasten** erfolgen. Werte über **7 mmol/l (126 mg/dl)** sind als pathologisch anzusehen (→ Tab. 36.1).
Ein **Gelegenheitsblutzucker** über **11,1 mmol/l (200 mg/dl)** spricht für einen **Diabetes,** wenn gleichzeitig **Symptome** vorhanden sind. Eine wiederholte Messung mit Nüchternblut ist empfehlenswert, insbesondere bei grenzwertigen Befunden oder gleichzeitiger Einnahme von Medikamenten (Glukokortikoide oder Thiaziddiuretika).
Insulin wird als **Peptidhormon** in den Langerhans-Zellen (β-Zellen) des Pankreas synthetisiert. Das **aktive Hormon** besteht aus A- und B-Kette, die über Disulfidbrücken miteinander verbunden sind. Das sog. **C-Peptid,** das noch intrazellulär aus **Proinsulin** abgespalten wird, wird ebenfalls sezerniert und dient als **Marker für die endogene Insulinsynthese** (→ Abb. 36.2).
Zielorgane des **Insulins** sind in erster Linie **Leber, Muskel** und **Fettgewebe.** Allgemein gesagt fördert Insulin alle Stoffwechselvorgänge, die den Blutzuckerspiegel senken und die aufgenommene Glukose in Speicherformen überführen. Diese sind im Einzelnen:

- Förderung der **Glukoseaufnahme** (gemeinsam mit **Kalium**) in Fett- und Muskelgewebe
- Förderung der Glykogensynthese, Fettsäure-, Triglyzerid- und Cholesterinsynthese, Proteinsynthese, Aktivierung der hepatischen Glykolyse
- Hemmung der Glukoneogenese, Glykogenolyse, Lipolyse und Ketogenese

Gegenspieler des anabolen Hormons Insulin sind die **katabolen „Stresshormone"** Glukagon, Adrenalin, Noradrenalin, Kortisol und das **Wachstumshormon (GF).**
Glukose kann sich in einer **nichtenzymatischen** Reaktion an den **N-Terminus von Proteinen** anlagern (Proteinglykierung) und stabile Ketiminbindungen bilden, was bei der Pathogenese der Mikroangiopathie von Bedeutung ist. Dies geschieht ständig (auch beim Gesunden), was man sich diagnostisch zunutze machen kann. Der Anteil des **glykierten HbA_1 (HbA_{1c})** am Gesamthämoglobin spiegelt die Blutglukosekonzentration der letzten acht Wochen wider (→ Abb. 36.3) und ist somit ein wichtiger Parameter zur **Beurteilung der Diabeteseinstellung.** Es gelten folgende **Richtwerte:**

- Optimale Einstellung: < 7,5 % (≤ 58 mmol/mol); bei niedrigem intrinsischem Hypoglykämierisiko < 6,5 % (≤ 48 mmol/mol); < 8,5 % (69 mmol/mol) bei hohem Hypoglykämierisiko
- Unbefriedigende Einstellung > 9 % (75 mmol/mol); hier geht man von einem eingeschränkten Wohlbefinden mit Symptomen der Hyperglykämie und deutlich gesteigertem Risiko für Folgeerkrankungen aus.

Der HbA_{1c}-Anteil hängt von der Erythrozytenüberlebenszeit ab und ist daher bei hämolytischen Anämien erniedrigt. Umgekehrt werden bei Niereninsuffizienz falsch erhöhte Werte beobachtet. Die Hämoglobinglykierung an sich besitzt keinen Krankheitswert, d. h., sie schränkt die Hämoglobinfunktion nicht ein.

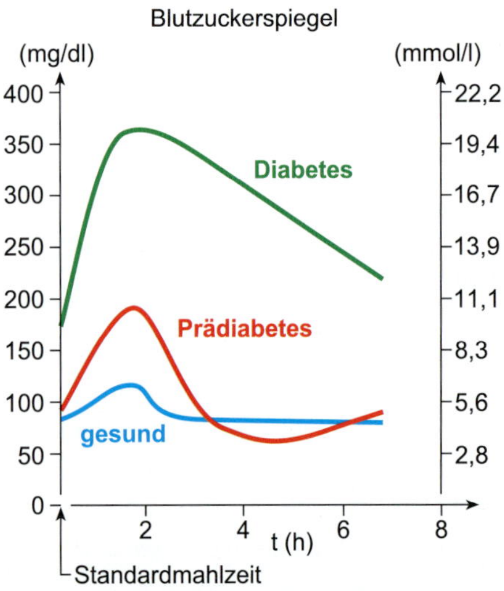

Abb. 36.1 Verlauf des Plasmaglukosespiegels nach oraler Glukosebelastung bei Gesunden und Diabetikern [L141]

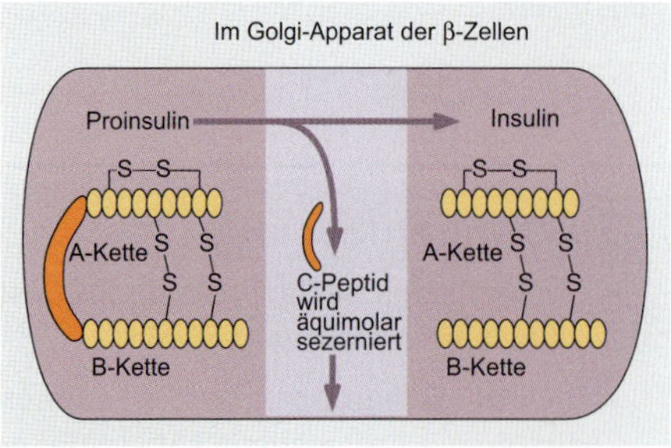

Abb. 36.2 Insulinsynthese: Das C-Peptid wird aus dem Proinsulin geschnitten und sezerniert. [L157]

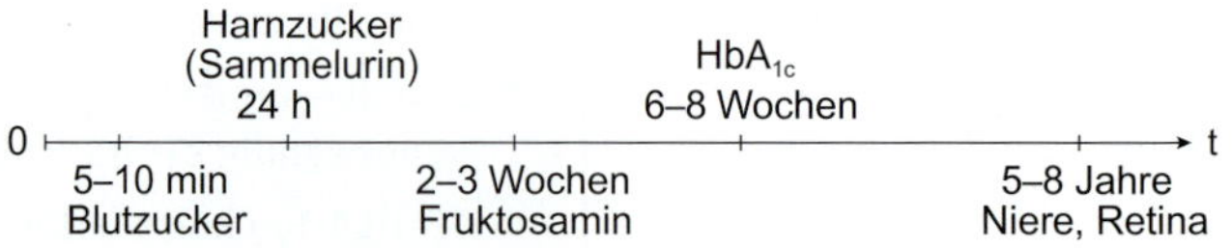

Abb. 36.3 Möglichkeiten retrospektiver Diagnostik bei Hyperglykämie [M588]

Tab. 36.2 Unterscheidungsmerkmale zwischen diabetischer Ketoazidose und hyperosmolarem Koma

	Ketoazidose	Hyperosmolares Koma
Plasmaglukose	> 15 mM bzw. 300 mg/dl	> 30 mM bzw. 600 mg/dl
Ketonkörper	Hoch	Normal
Azidose	Ja	Nein
Hyperventilation	Ja	Nein
Dehydratation	Ja	Ja

Tab. 36.3 Hypoglykämiesymptomatik in Abhängigkeit vom Blutglukosespiegel

Glukose	≥ 3,5 mmol/l	≥ 2,5 mmol/l	≥ 2,0 mmol/l	≥ 1,0 mmol/l	< 1,0 mM mmol/l
Symptome	Normal	• Schwitzen • Unruhe • HF ↑ • Schwäche	Bewusstseinsstörungen	EEG-Veränderungen	Koma

Die **Fruktosaminkonzentration** gibt Aufschluss über die Blutzuckerwerte der letzten ein bis drei Wochen. Erfolge bei Therapieänderungen können so kurzfristiger überprüft werden.
Die **diabetische Ketoazidose** ist ein medizinischer **Notfall.** Insulinmangel (absolut oder relativ) führt einerseits zu **verstärkter Lipolyse** und Bildung von Ketonkörpern, die die verminderte Glukoseaufnahme im Muskel- und Fettgewebe kompensieren sollen. Dadurch entwickelt sich eine **Azidose.** Andererseits kommt es zu einer hyperglykämisch bedingten osmotischen **Diurese.** Beide Faktoren führen über Hypotonie und Schock zu einer verstärkten Ausschüttung von Stresshormonen, die die bestehende Symptomatik weiter verschlechtern (→ Abb. 36.4). **Bei Diabetikern,** die bereits mit Insulin behandelt werden, stellen **Infektionen** (Pneumonie oder Harnwegsinfekte) die **häufigste auslösende Ursache** dar.
Neben der **klinischen Schocksymptomatik** ist die Bestimmung von **Ketonkörpern** und **Glukose** in Blut und Urin **diagnostisch** wegweisend (→ Tab. 36.2).
Das **hyperosmolare Koma** tritt überwiegend beim Typ-2-Diabetes auf. Im Gegensatz zur Ketoazidose, die typisch für den Typ-1-Diabetes ist, entwickelt es sich schleichend und **ohne Bildung von Ketonkörpern.** Im Vordergrund stehen die extrem hohen Blutglukosewerte (> 30 mM bzw. 600 mg/dl) und die damit verbundene osmotische Diurese. Wesentliche Abgrenzungskriterien zur Ketoazidose sind in → Tab. 36.2 aufgelistet. Therapeutisch wird wie bei der Ketoazidose vorgegangen.
Erste Symptome eines **erniedrigten Blutglukosespiegels** sind Folge der gegenregulatorischen Mechanismen, die durch Katecholamine und Glukagon vermittelt werden, z. B. **Tachykardie** und **Tremor.** Da das ZNS auf Glukose als Brennstoff angewiesen ist, kommt es bei fortschreitender Hypoglykämie zu **neuroglykopenischen Symptomen** wie Konzentrationsschwäche und fokalen Ausfällen bis hin zum Koma (→ Tab. 36.3).
Eine **Hypoglykämie** liegt vor, wenn die sog. **Whipple-Trias** erfüllt ist: Blutzucker < 2,5 mM (bzw. 45 mg/dl) plus hypoglykämische Symptome plus Symptombesserung unter Glukosegabe.
Generell lassen sich ätiologisch zwei Gruppen unterscheiden:

- **Nüchternhypoglykämien** (Hypoglykämien im nüchternen Zustand): Sie kommen bei insulinproduzierenden Tumoren (Insulinome), verminderter Glukoneogenese (Leber- und Nierenerkrankungen), Ausfall kontrainsulinärer Hormone **(Morbus Addison)** und angeborenen Stoffwechselstörungen **(Glykogenosen)** vor.
- **Reaktive Hypoglykämien:** Sie sind Folgen eines Stimulus und treten bei der Überdosierung von Medikamenten (Insulin, Sulfonylharnstoff und β-Blocker), bei Alkoholabusus (Mangelernährung oder Hemmung der Glukoneogenese) und beim postprandialen Dumpingsyndrom nach Magenresektion (Hyperinsulinismus nach schlagartiger Magenentleerung und Glukoseresorption) auf.
- Auslösende Faktoren bei Diabetikern sind: verminderte Kohlenhydratzufuhr, Insulin- bzw. Sulfonylharnstoffüberdosierung, erhöhte körperliche Aktivität und Alkohol.

Für die **Differenzialdiagnose** der Hypoglykämie ist die Insulinbestimmung während einer symptomatischen Phase (→ Abb. 36.5)

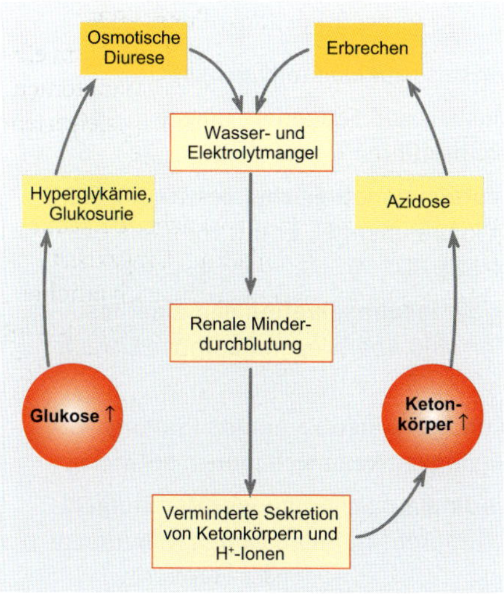

Abb. 36.4 Pathogenese der Ketoazidose [L157]

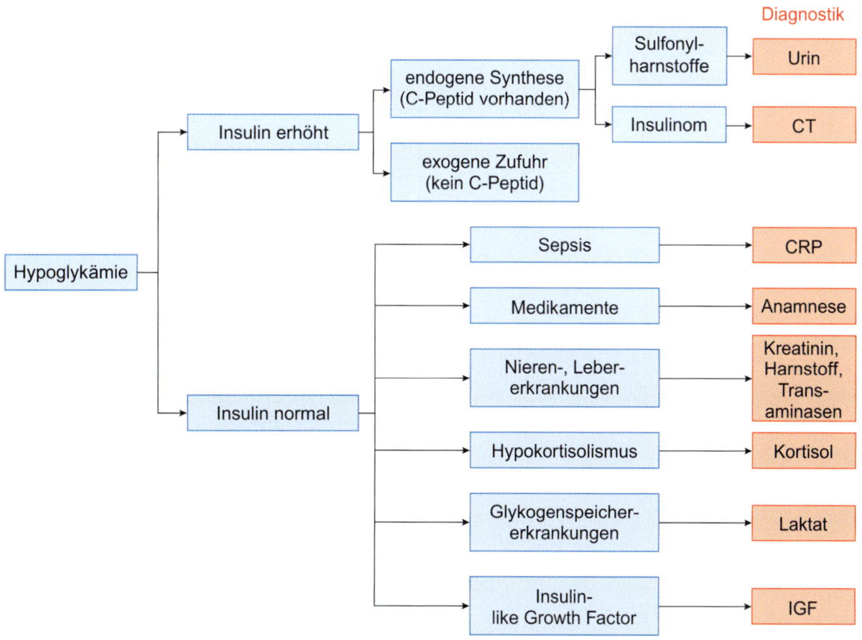

Abb. 36.5 Differenzialdiagnose der Hypoglykämie [M588]

entscheidend. Ein erhöhtes **C-Peptid** spricht dabei für eine endogene Insulinsynthese (→ Abb. 36.2).

Ist ein Diabetiker bereits komatös, muss das **hypoglykämische Koma** vom **Coma diabeticum** (Ketoazidose bzw. hyperosmolares Koma) abgegrenzt werden (→ Tab. 36.4). Im Zweifelsfall ist therapeutisch **zunächst Glukose indiziert,** da sie eine Hypoglykämie leicht behebt und das hyperglykämische Coma diabeticum kaum beeinflusst.

Tab. 36.4 Differenzialdiagnose der diabetischen Komaformen

	Coma diabeticum	Hypoglykämisches Koma
Entwicklung	Langsam (Tage)	Plötzlich (Minuten)
Hunger	Nein	Ja
Durst	Ja	Nein
Muskulatur	Hypoton	Tremor
Haut	Trocken	Feucht
Atmung	Evtl. Azidoseatmung	Normal
Augenbulbi	Weich	Normal
Sonstiges	Fieber, Bauchschmerzen	Evtl. neurologische Ausfälle
Therapie	Siehe oben	Glukose oral (5–20 g) oder per Infusion (40 % Dextrose), ggf. Glukagon i. m.

Zusammenfassung

- Die **Leber** ist das zentrale Regulationsorgan des **Glukosestoffwechsels.**
- **Insulin** fördert die **Glukoseaufnahme in Muskel- und Fettzellen,** um sie in Speicherformen (Glykogen und Triglyzeride) zu überführen.
- Beim **Typ-1-Diabetes** kommt es aufgrund **autoimmunologischer** Zerstörung der β-Zellen des Pankreas zu einem **absoluten Insulinmangel.** Er tritt vor allem bei Jugendlichen auf und ist immer insulinpflichtig (IDDM).
- Der **Typ-2-Diabetes** geht mit einer Störung der **Insulinsekretion und einer Insulinresistenz** der Zielorgane einher. Betroffen sind überwiegend adipöse Erwachsene mittleren und höheren Alters.
- Der Typ-2-Diabetes wird primär diätetisch und evtl. medikamentös (Sulfonylharnstoffe) behandelt (NIDDM). Insulinpflichtigkeit kann sich jedoch entwickeln.
- Spätkomplikationen des Diabetes mellitus sind auf Schädigungen der Blutgefäße (Mikro- und Makroangiopathie) zurückzuführen. Zu ihnen zählen Niereninsuffizienz, Blindheit und Herzinfarkt.

Die **Hypothalamus-Hypophysen-Nebennierenrinden-Achse (HT-HVL-NNR-Achse)** besitzt einen klassischen **negativen Rückkopplungsmechanismus** (→ Abb. 37.1).
Adrenokortikotropes Hormon (ACTH), ein Peptidhormon aus dem Hypophysenvorderlappen und der entscheidende Regulator der **Kortisolproduktion,** wirkt vor allem auf die Zona fasciculata (Kortisol) und die Zona reticularis (Androgene) positiv ein.
Die Hauptursachen des **Cushing-Syndroms** und seine Auswirkungen auf die HT-HVL-NNR-Achse sind in → Abb. 37.2 dargestellt.
Der ACTH-Spiegel ist typischerweise nicht nachweisbar bei NNR-Tumoren, (normal) hoch bei **Morbus Cushing** und stark erhöht bei **ektoper ACTH-Produktion.**

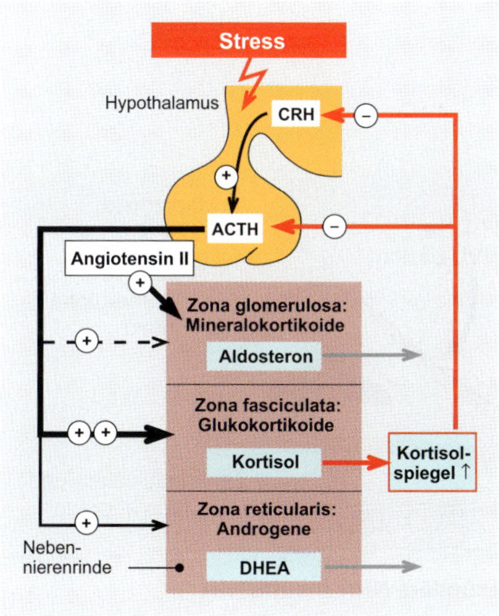

Abb. 37.1 Hypothalamus-Hypophysen-Nebennieren-rinden-Achse [L157]

Die **Kortisolsekretion** folgt einem **zirkadianen Rhythmus** (→ Abb. 37.3) und ist morgens am höchsten.
Die Nebennierenrinde wird in drei anatomisch und funktionell unterschiedliche Abschnitte eingeteilt (→ Abb. 37.4). Hauptprodukt der **Zona glomerulosa** ist das Mineralokortikoid **Aldosteron,** in der **Zona fasciculata** wird das Glukokortikoid **Kortisol** gebildet, **Androgene** werden in der **Zona reticularis** freigesetzt. Dies ergibt sich aus der unterschiedlichen Enzymausstattung der verschiedenen Schichten der Nebennierenrinde (→ Abb. 37.5). Im **Nebennierenmark,** das sich vom sympathischen Nervensystem ableitet, werden Katecholamine wie Adrenalin und Noradrenalin gebildet.
→ Abb. 37.6 illustriert die **Schädigungsmuster von NNR-Mark und -Rinde** in Abhängigkeit vom Pathomechanismus.

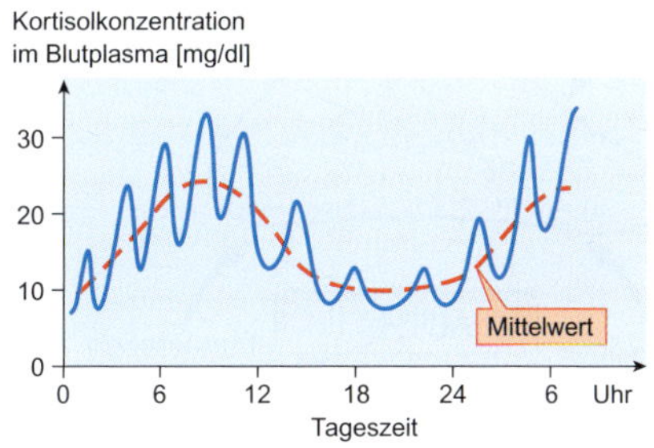

Abb. 37.3 Zirkadianer Rhythmus der Kortisolsekretion: 24-h-Profil der Plasmakortisolspiegel [L106]

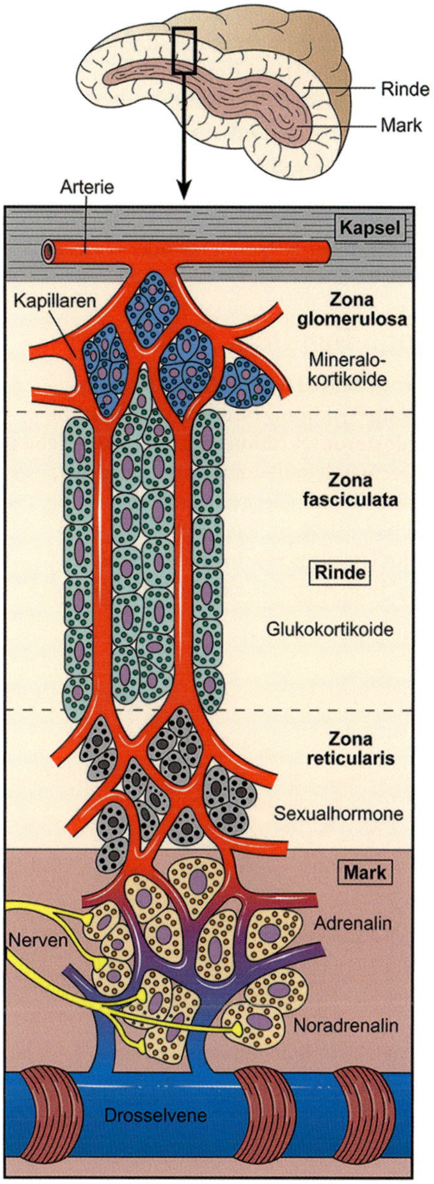

Abb. 37.4 Anatomie der Nebennierenrinde [L141]

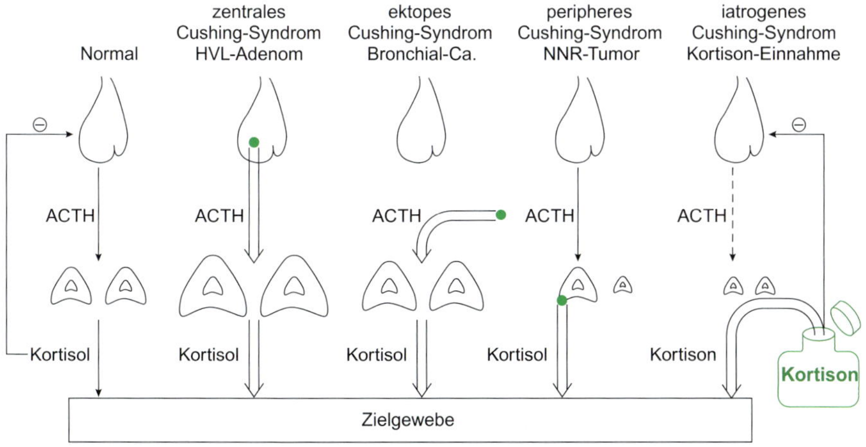

Abb. 37.2 Ursachen der NNR-Überfunktion [L231]

Cushing-Syndrom

Hyperkortisolismus führt zur Ausprägung einer Reihe von Symptomen, die als **Cushing-Syndrom** zusammengefasst werden (→ Abb. 37.7).

> **Cave: Morbus Cushing** hingegen bezeichnet eine ganz bestimmte Ursache des Cushing-Syndroms, nämlich eine **hypophysäre ACTH-Überproduktion.**

Hirsutismus ist eine vermehrte Behaarung mit männlichem Verteilungsmuster. Häufige Ursachen für Hirsutismus und Infertilität sind Adipositas und Insulinresistenz – hier liegt jeweils eine beidseitige **NNR-Hyperplasie** mit mäßig gesteigerter **Androgenproduktion** vor – sowie das Syndrom der polyzystischen Ovarien. Es ist dabei wichtig, Tumoren der Nebennieren oder Ovarien nicht zu übersehen (→ Abb. 37.8).

Conn-Syndrom

Der **primäre Hyperaldosteronismus** (Conn-Syndrom) ist durch eine abnorme **Aldosteronsekretion** aufgrund eines **Nebennierenrindenadenoms** gekennzeichnet, was eine Erhöhung der Natriumreabsorption im Nierentubulus nach sich zieht. Auch beim **Cushing-Syndrom,** bei dem die Kortisolfreisetzung gesteigert ist, kann der

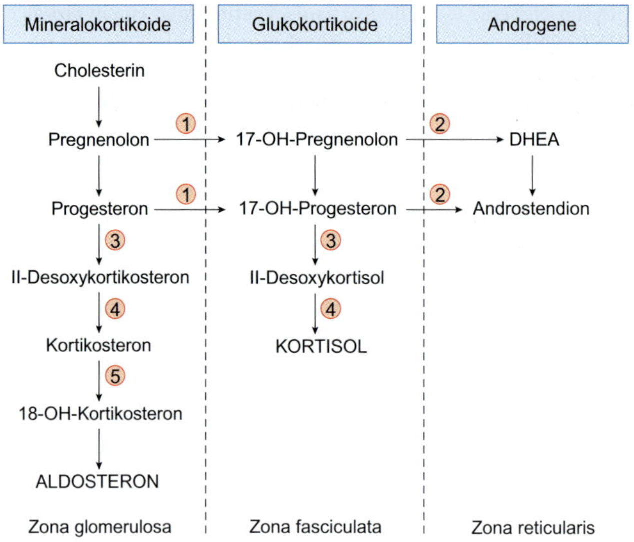

Abb. 37.5 Synthese der NNR-Hormone [O639]
1 = 17-Hydroxylase
2 = 17,20-Lyase
3 = 21-Hydroxylase (am häufigsten beim adrenogenitalen Syndrom defekt)
4 = 11-Hydroxylase (wird durch Metopiron gehemmt)
5 = Dieser Schritt wird durch Angiotensin II stimuliert.

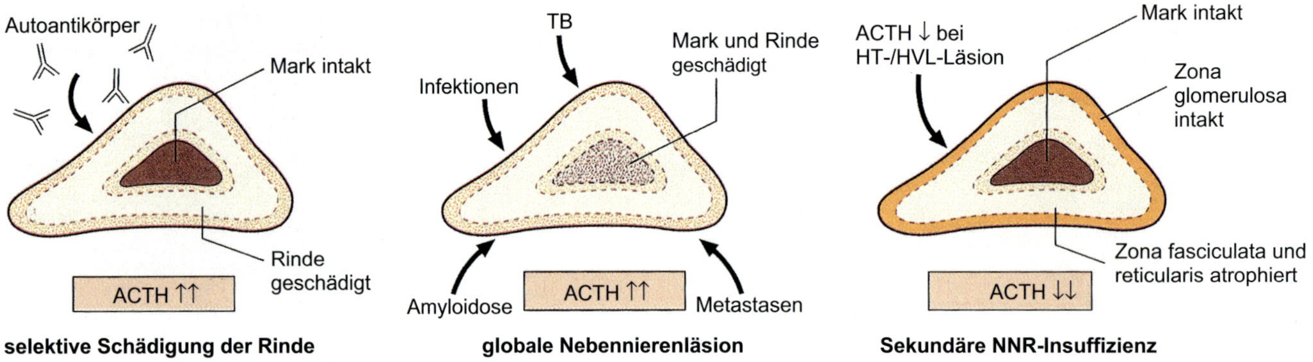

Abb. 37.6 Ursachen der NNR-Insuffizienz [E934]

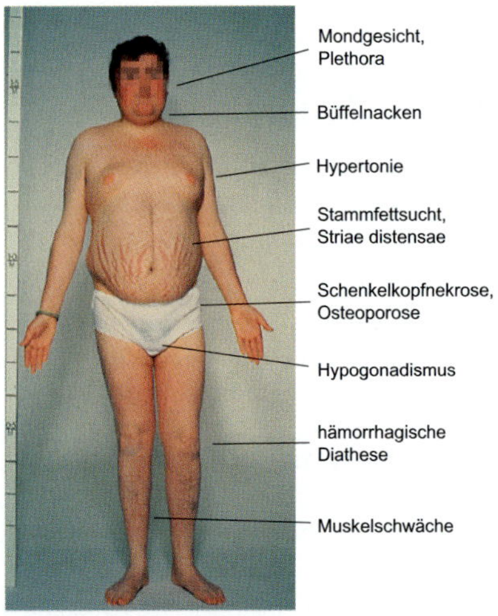

Abb. 37.7 Cushing-Syndrom [E273]

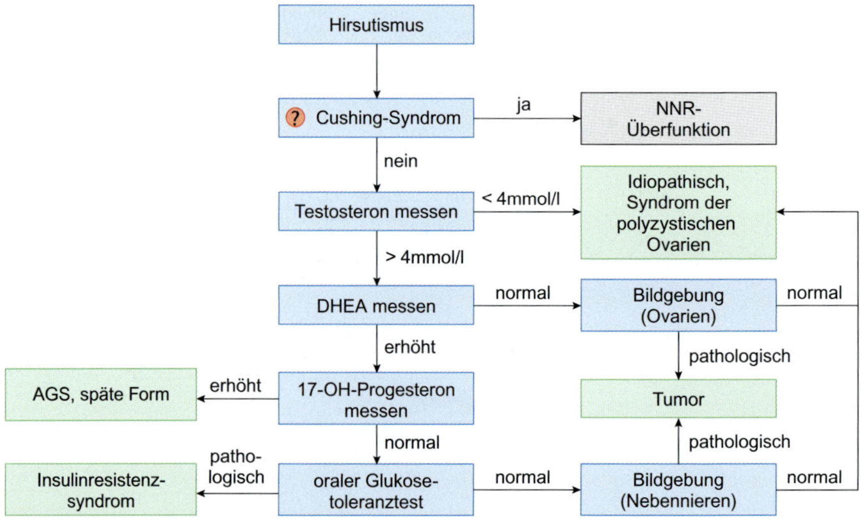

Abb. 37.8 Algorithmus bei Hirsutismus [L231]

Natriumspiegel aufgrund einer schwachen mineralokortikoiden Wirkung des Kortisols zunehmen. In beiden Fällen steigt die **Natriumkonzentration selten über 150 mmol/l.**

Morbus Addison

Zur formalen Diagnose einer **Nebenniereninsuffizienz** gehört ein **pathologischer ACTH-Kurztest** (→ Abb. 37.9). Der basale Kortisolspiegel schwankt stark (zirkadiane Rhythmik, → Abb. 37.3), daher sind die aussagekräftigen Parameter der erreichte absolute Kortisolwert nach Stimulation sowie die Differenz zwischen 30-Minuten-Wert und Basalwert des Kortisols.
Der **ACTH-Spiegel** ist typischerweise **nicht nachweisbar bei NNR-Tumoren, (normal) hoch** beim **Morbus Cushing** und **stark erhöht** bei **ektoper ACTH-Produktion.**
Zwischen einem **NNR-Adenom** und einem **Cushing-Syndrom** kann der **Dexamethason-Suppressionstest** Aufschluss geben (→ Abb. 37.10).

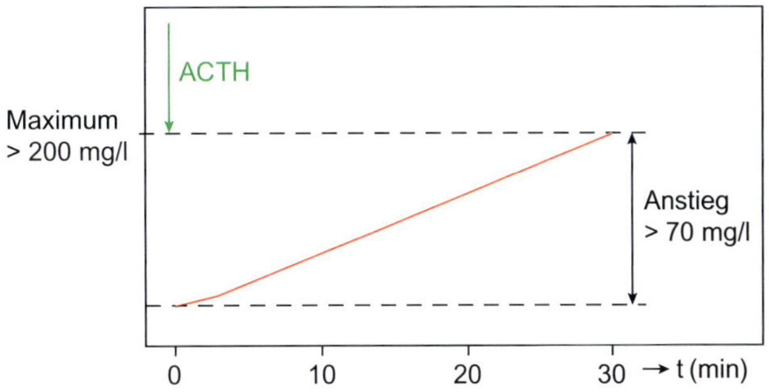

Abb. 37.9 ACTH-Kurztest [O639]

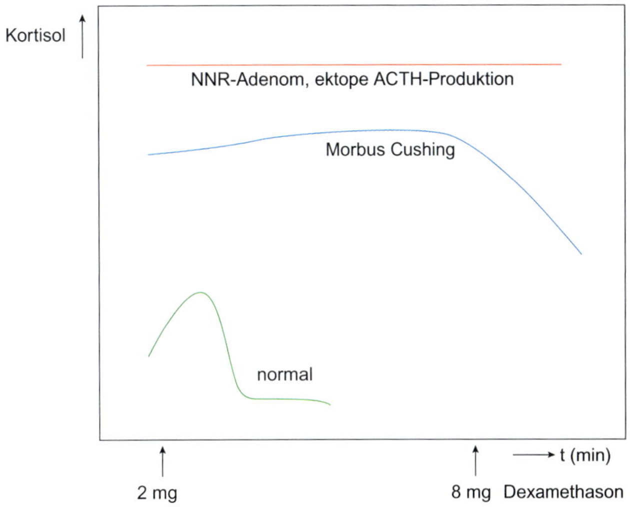

Abb. 37.10 Dexamethason-Suppressionstest [O639]

Zusammenfassung

- Die **Hypothalamus-Hypophysen-Nebennierenrinden-Achse** besitzt einen klassischen **negativen Rückkopplungsmechanismus** (→ Abb. 37.1).
- ACTH ist der entscheidende Stimulator der Steroidproduktion und wirkt vor allem in der Rinde auf die:
  - Zona glomerulosa und induziert die Mineralokortikoide (Aldosteron),
  - Zona fasciculata, hier wird das Glukokortikoid (Kortisol und DHEA) gebildet,
  - Zona reticularis, hier werden die Sexualhormone (u. a. Androgene) hergestellt.
- Die **Kortisolsekretion** folgt einem **zirkadianen Rhythmus** (→ Abb. 37.3) und ist morgens am höchsten.
- Der ACTH-Spiegel ist typischerweise nicht nachweisbar bei NNR-Tumoren, aber stark erhöht bei ektoper ACTH-Produktion.
- Das **Conn-Syndrom** ist ein **primäre Hyperaldosteronismus** (aufgrund eines Nebennierenrindenadenoms).
- Beim **Cushing-Syndrom** ist die **Kortisolfreisetzung** gesteigert.
- **Morbus Cushing** ist spezifisch definiert als **hypophysäre ACTH-Überproduktion.**
- **Morbus Addison** ist eine **Nebenniereninsuffizienz.**

38 Hypophysäre Kontrolle

Einleitung

Endokrinologie ist die Lehre von den **Hormonen.** Hormone werden von Zellen in die Blutbahn abgegeben, um andere Zellen an entfernten Stellen des Körpers zu steuern. Wirkt eine Zelle über Botenstoffe nur auf ihre **Nachbarzellen,** so spricht man von **parakriner** Regulation, bei **Selbststeuerung** von **autokriner** Regulation. Um häufiges Blättern zu vermeiden, sind in → Tab. 38.1 alle hier benutzten Abkürzungen aufgeführt.

Das **endokrine System** ist wie ein Krankenhaus **hierarchisch strukturiert** (obwohl bei Letzterem die Rückkopplung noch in den Kinderschuhen steckt). Der übergeordnete Hypothalamus steuert die Hypophyse und diese wiederum die peripheren Drüsen (→ Abb. 38.1). Die **klinisch relevanten endokrinen Systeme sind:** Wachstumshormon (GH), thyroideastimulierendes Hormon (TSH), adrenokortikotropes Hormon (ACTH), follikelstimulierendes Hormon (FSH) und luteinisierendes Hormon (LH) sowie Prolaktin (PRL) (→ Abb. 38.2).

Osmorezeptoren und Renin-Angiotensin-Aldosteron-System

Mechanorezeptoren registrieren **Druck- und Dehnungsreize,** die wiederum volumenabhängig sind. Das effektive intraarterielle Blutvolumen (EABV), das durch **Rezeptoren des Hochdrucksystems (Karotissinus, Aortenbogen, juxtaglomerulärer Apparat in der Niere)** gemessen wird, ist eine besonders empfindliche Messgröße des EZV. Bei Abfall des EABV werden entsprechende gegenregulatorische Maßnahmen getroffen (→ Abb. 38.3).

Die **Osmorezeptoren** sind im **Hypothalamus** lokalisiert. Diese spezialisierten Zellen vergleichen **intra- und extrazelluläre Osmolalität** und passen dementsprechend die **Sekretion von ADH** im Hypophysenhinterlappen an. Eine erhöhte Osmolalität fördert, eine erniedrigte Osmolalität verringert die ADH-Ausschüttung.

Tab. 38.1 Häufig verwendete Abkürzungen in der Endokrinologie

ACTH	Adrenokortikotropes Hormon
AVP	Arginin-Vasopressin
CRH	Corticotropin-Releasing-Hormon
FSH	Follikelstimulierendes Hormon
GnRH	Gonadotropin-Releasing-Hormon
GH	Wachstumshormon
GHRH	Wachstumshormon-Releasing-Hormon
HT	Hypothalamus
HVL	Hypophysenvorderlappen
LH	Luteinisierendes Hormon
NNR	Nebennierenrinde
PRL	Prolaktin
PTH	Parathormon
TRH	Thyrotropin-Releasing-Hormon
TSH	Thyroideastimulierendes Hormon
T_4	Thyroxin
T_3	Trijodthyronin

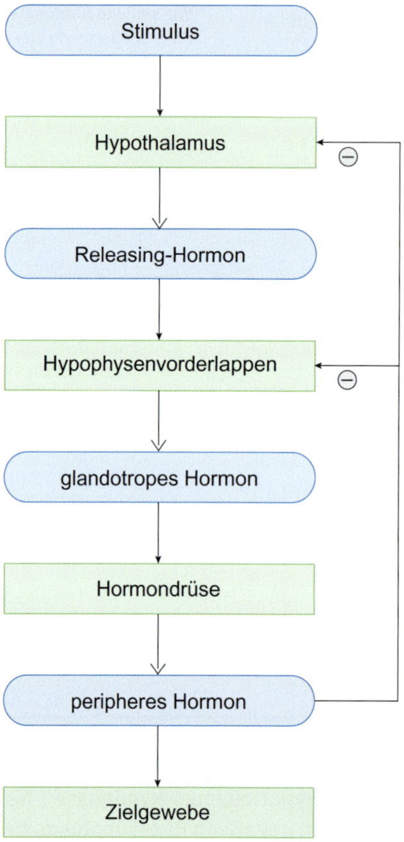

Abb. 38.1 Hypothalamus-Hypophysen-System [O639]

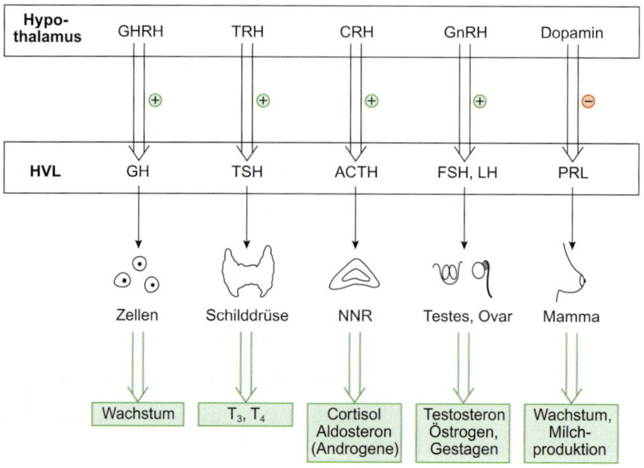

Abb. 38.2 Hypothalamus-Hypophysen-Achsen [O639]

Hypophyse

Hypophysentumoren werden in hormonsezernierende und nichtsezernierende Tumoren eingeteilt (→ Abb. 38.4). Je nach betroffenem Hormon kann es dadurch z. B. zu **Akromegalie (GH), Cushing-Syndrom (ACTH)** oder **Hyperprolaktinämie (PRL)** kommen. Ein HVL-Tumor kann jedoch auch eine **HVL-Insuffizienz** verursachen. Um zu erkennen, welche Teilfunktionen der Hypophyse betroffen sind, wird der kombinierte dynamische Funktionstest durchgeführt (→ Abb. 38.5). Auf langsam steigenden Druck durch einen Tumor reagiert die **GH-Sekretion** meist am **empfindlichsten.**

Wachstumsstörungen

Eine Reihe von **dynamischen Funktionstests** wird verwendet, um einen **GH-Mangel** aufzudecken (→ Abb. 38.6). Nach Stimulation durch körperliche Belastung, Schlaf, Insulin und Clonidin (Cave: Hypotonie!) wird jeweils der GH-Spiegel gemessen. Für eine adäquate GH-Antwort ist die Gegenwart von Sexualhormonen notwendig. Deshalb wird bei präpubertären Kindern für diesen Test **Östrogen bzw. Testosteron** zugeführt.

Diese Untersuchung ist bei Verdacht auf **Wachstumshormonüberschuss** durch autonome Sekretion (z. B. **Akromegalie**) indiziert. Nach oraler Gabe eines **Glukosebolus** misst man die GH-Konzentration über 90 min. Beim Gesunden führt die Hyperglykämie zu einer Suppression von GH: Ein Absinken des GH-Spiegels unter 1 µg/l schließt eine autonome GH-Sekretion aus (→ Abb. 38.7).

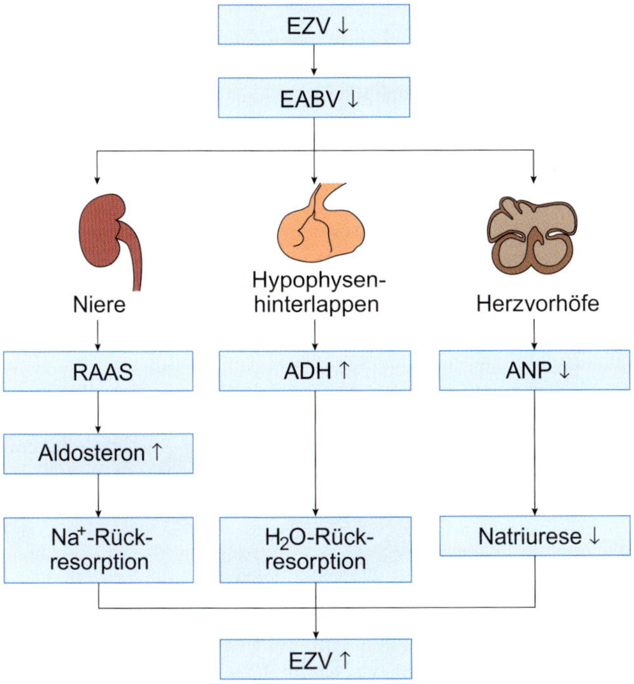

Abb. 38.3 Regulation des Wasser- und Natriumhaushalts am Beispiel eines erniedrigten EZV. EABV = effektives intraarterielles Blutvolumen, RAAS = Renin-Angiotensin-Aldosteron-System, ADH = antidiuretisches Hormon, ANP = atriales natriuretisches Peptid. [M588]

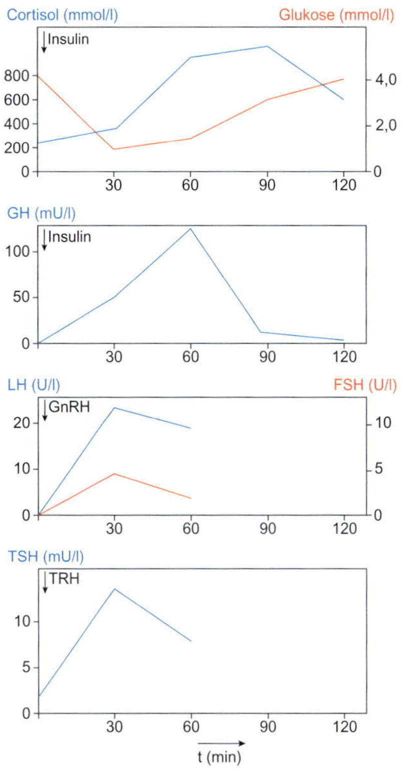

Abb. 38.5 Kombinierter dynamischer Funktionstest des Hypophysenvorderlappens [E934]

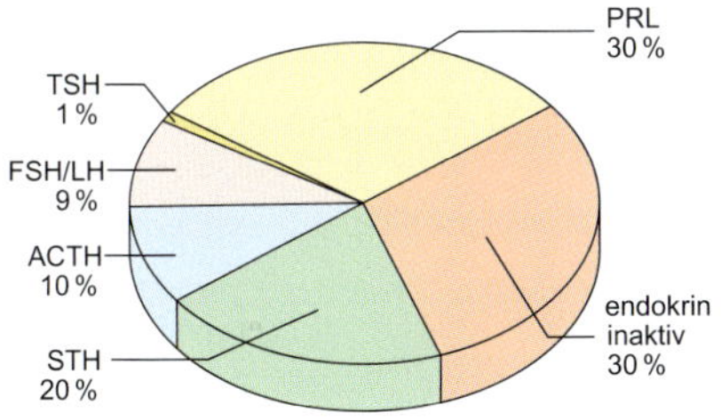

Abb. 38.4 Hypophysentumoren und Hormonsekretion [E934]

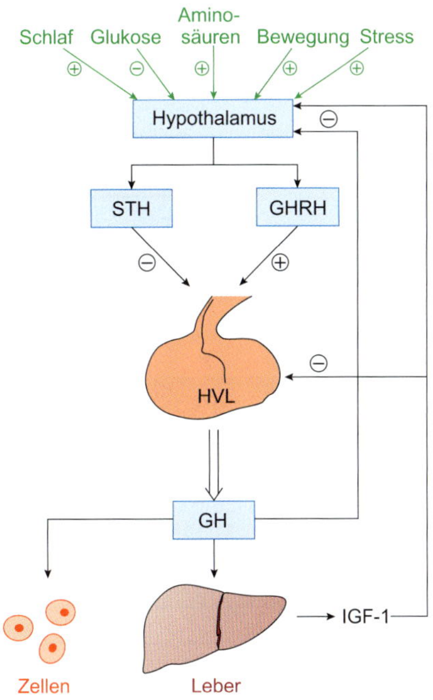

Abb. 38.6 Regulation des Wachstumshormons [L231]

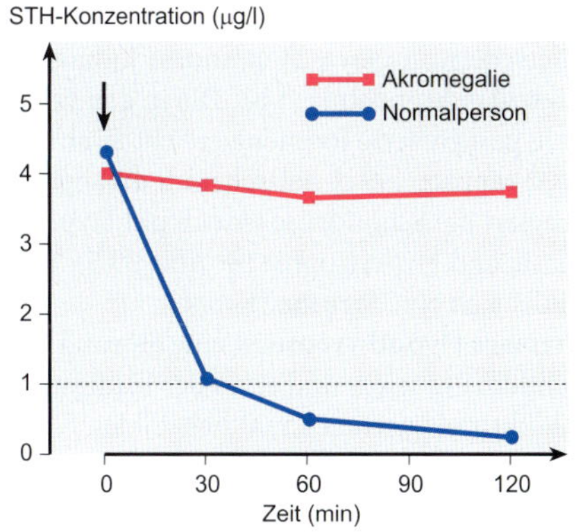

Abb. 38.7 STH-Suppressionstest [L106]

107

Zusammenfassung

- **Hormone** sind biochemische **Regulatoren,** die in die Blutbahn sezerniert werden, um Organe an anderen Stellen des Körpers zu steuern.
- Hormonkonzentrationen unterliegen mannigfaltigen Schwankungen. Um Störungen der Hormonsekretion zu erkennen, sind deshalb oft dynamische Funktionstests nötig.
- Jedes einzelne **HVL-Hormon** kann durch ein **Adenom** übersezerniert werden.
- 30 % der Hypophysentumoren sezernieren keine Hormone.

Schilddrüse

Auf intravenöse Gabe eines **TRH-Bolus** reagiert der HVL normalerweise mit einem **raschen Anstieg von TSH und PRL,** d.h., hier wird die hypophysäre Reservekapazität durch Messung von TSH und PRL über 60 min nach TRH-Gabe getestet. Auch eine **Hypothalamusschädigung** kann festgestellt werden: In diesem Fall erfolgt die **TSH-Antwort auf TRH typischerweise verspätet.** Schließlich wird der Test auch bei Verdacht auf Hypo- oder Hyperthyreoidismus angewandt. Nach einer längeren Periode des negativen Feedbacks durch Hyperthyreoidismus fällt der TSH-Anstieg abgeflacht aus, während er bei Hypothyreoidismus überschießend erfolgt (→ Abb. 39.1).
Trijodthyronin (T_3) und Thyroxin (T_4) (→ Abb. 39.2) sind die **Schilddrüsenhormone.** Die Synthese erfolgt durch Jodierung und Kopplung von zwei Tyrosinmolekülen. Während der Synthese und der Speicherung in den Follikeln (→ Abb. 39.3) bleibt das Hormon an das Protein **Thyreoglobulin** gebunden. Im peripheren Gewebe dejodieren die Zielzellen T_4 teilweise zu T_3 (biologisch aktiver als T_4) und teilweise zu reversem T_3 (rT_3, ist wohl biologisch inaktiv). Durch Einstellung dieses **T_3-rT_3-Gleichgewichts** können Zielzellen ihren biologisch aktiven Schilddrüsenhormonstatus sozusagen **feinabstimmen** (→ Abb. 39.2, → Abb. 39.4).
Während der Eiszeit wurden in großen Teilen Deutschlands **Jodvorkommen** von den Gletschern ausgewaschen, sodass Jodmangel hierzulande endemisch ist. Die in den Follikeln gespeicherte Jodmenge reicht zwar für ca. 2 Monate, bei chronischem Jodmangel reagiert die Schilddrüse jedoch mit Hyperplasie und Hypertrophie (→ Abb. 39.5): Es bildet sich eine **Struma** (Kropf).
Primäre Hypothyreose ist eine Störung der Schilddrüse selbst und eines der häufigsten endokrinologischen Krankheitsbilder. Ein **erhöhtes TSH** ist grundsätzlich diagnostisch. **Sekundäre Hypothyreose,** also ein **Mangel an TSH,** ist selten und kann bei jeder Art von Hypophysenerkrankung vorkommen. Meist sind dann auch andere HVL-Hormone betroffen, was sich auch klinisch bemerkbar macht. Der TRH-Test deckt die Unfähigkeit der Hypophyse auf, TSH zu sezernieren. Zur diagnostischen Strategie → Abb. 39.6.

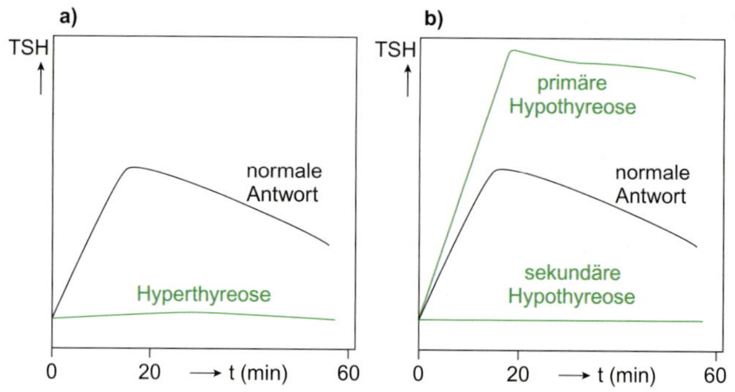

Abb. 39.1 TRH-Test. a) Bei Hyperthyreose, b) zur Differenzierung zwischen primärer und sekundärer Hypothyreose. [O639]

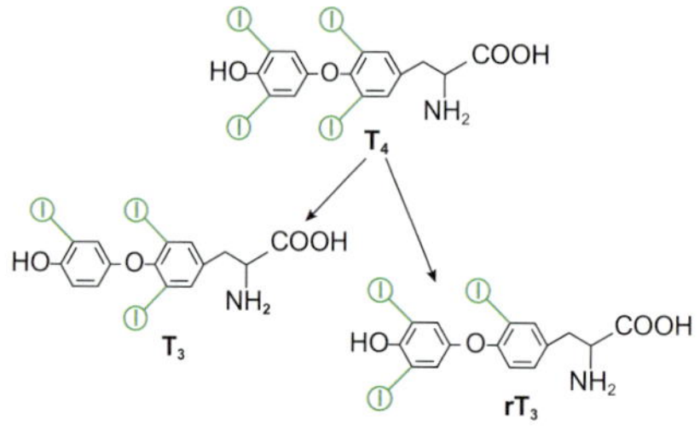

Abb. 39.2 Struktur von T_4, T_3, rT_3 [O639]

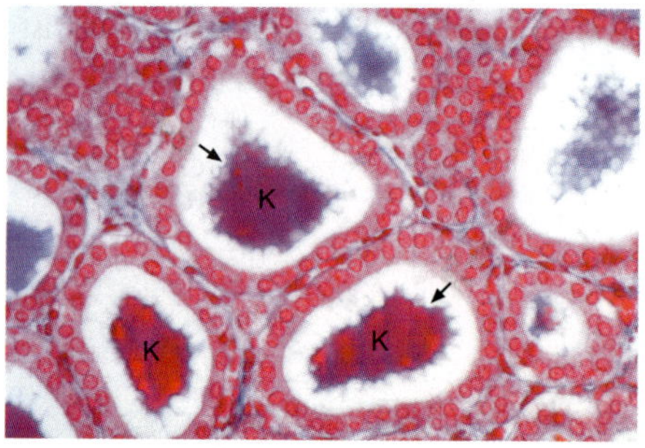

Abb. 39.3 Schilddrüsenfollikel einer aktiven Schilddrüse [F486]

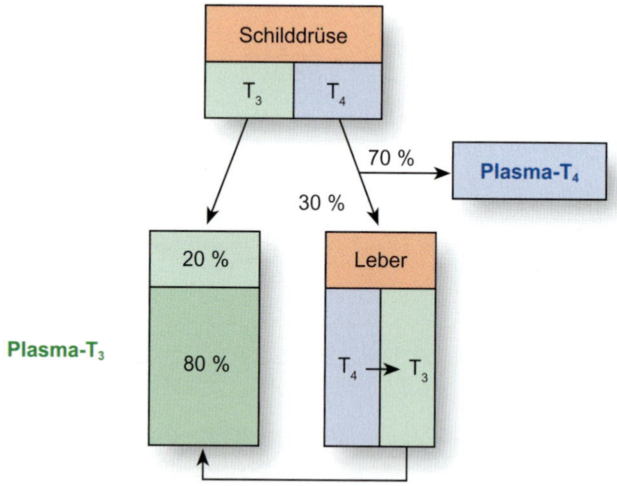

Abb. 39.4 Herkunft von T_3 und T_4 [L141]

Schilddrüsenwerte werden von **Medikamenten** beeinflusst; die wichtigsten sind in → Tab. 39.1 zusammengefasst. Erhöhte Schilddrüsenhormone bei erniedrigtem TSH sind diagnostisch. Oft ist TSH so stark supprimiert, dass es nicht mehr nachgewiesen werden kann. In einigen Fällen (z. B. beginnende Hyperthyreose) ist nur T_3 erhöht, nicht aber T_4. Die Interpretation der Laborbefunde kann durch veränderte Konzentrationen des TBG (thyroxinbindendes Globulin) erschwert werden: Dies ist erhöht bei Schwangerschaft, oraler Kontrazeption, nephrotischem Syndrom und erniedrigt beim seltenen kongenitalen TBG-Mangel (→ Tab. 39.2). Die diagnostische Strategie ist in → Abb. 39.7 zusammengefasst.

T_4 ist oft erhöht, da die Blutabnahme nach Einnahme des Thyroxins erfolgte. Bei nicht plausiblen Wertkonstellationen sollte aber an gestörte Labortests gedacht werden!
Allerdings dürfen (z. B. als Prüfung auf positive Interferenz, also ein falsch hohes Testergebnis) die Proben bei der Bestimmung der freien Schilddrüsenwerte **nie verdünnt gemessen** werden. Die gebundenen Schilddrüsenhormone lösen sich bei der Verdünnung aus ihrer Albuminbindung und so werden die freien Schilddrüsenhormone nach der Rückrechnung als falsch hoch bestimmt.

Bei der Entstehung einer **Schilddrüsenautonomie** wird ein Zwischenstadium durchlaufen: die latente Hyperthyreose (→ Abb. 39.8). Sie entsteht meist dann, wenn dem Körper vermehrt Jod zugeführt wird (z. B. bei Kontrastmittelgabe): Das autonome Schilddrüsengewebe reagiert auf erhöhte Jodzufuhr mit erhöhter Hormonsekretion. Dabei kann es auch zur **thyreotoxischen Krise** kommen. Deshalb muss vor **jeder Kontrastmittelgabe eine TSH-Bestimmung** durchgeführt werden!

Nebenschilddrüse

Der **Serumkalziumpool** wird ständig durch Zufuhr aus Darm und Knochen gespeist und durch Ausscheidung über Darm und Niere gesenkt (→ Abb. 39.9). Eine Schlüsselrolle bei der Kalziumhomöostase spielt das **Parathormon** (PTH), das in den Nebenschilddrüsen als Antwort auf erniedrigtes (ionisiertes!) Kalzium freigesetzt wird. → Abb. 39.10 zeigt, wie PTH eine niedrige Kalziumkonzentration normalisiert. PTH fördert die Kalziumfreisetzung aus Knochen, die Kalziumrückresorption in der Niere sowie

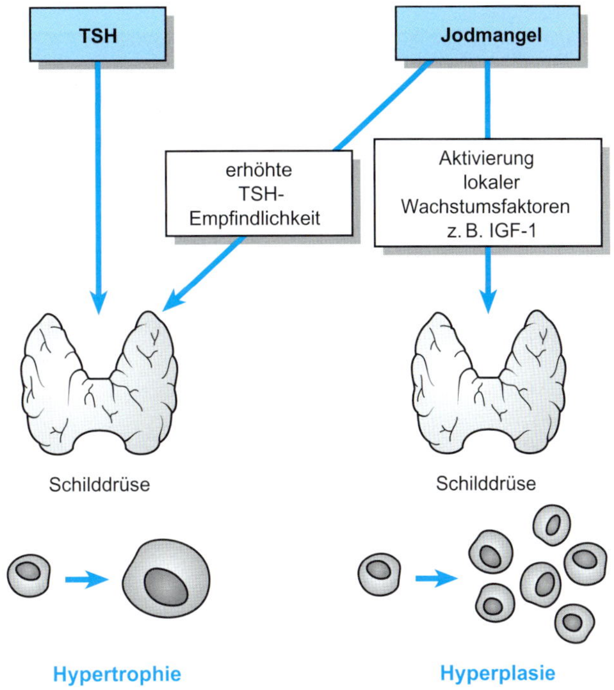

Abb. 39.5 Strumaentstehung [L106]

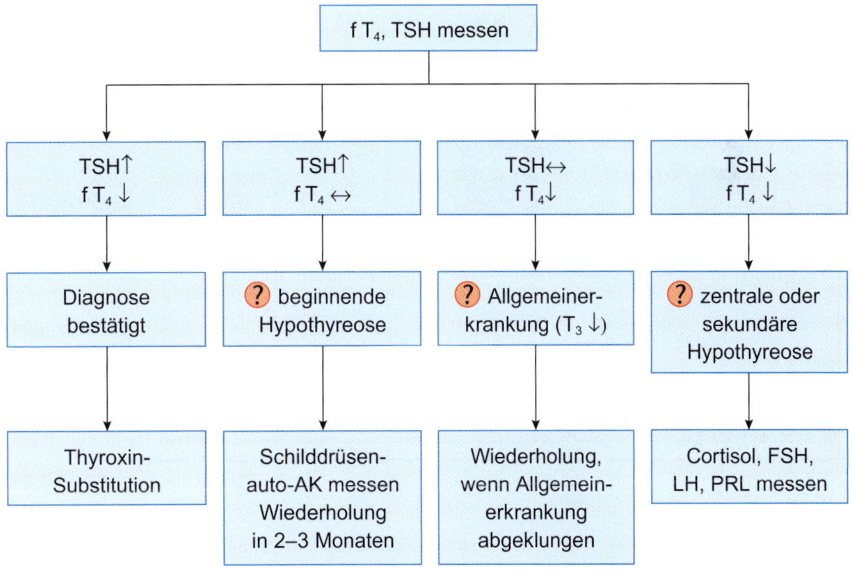

Abb. 39.6 Strategie laborchemischer Untersuchungen bei klinischem Verdacht auf Hypothyreose [L231]

Tab. 39.1 Medikamente und Schilddrüsenhormone

Medikament	Mechanismus	Effekt
Aspirin (hochdosiert)	Verdrängt T_4 von Bindungsproteinen	Freies T_4 ↑
Heparin	Steigert die Freisetzung von Lipoproteinlipase → freie Fettsäuren ↑, diese verdrängen T_3/T_4 von Bindungsproteinen	• Freies T_4 ↑ • Freies T_3 ↑
Antikonvulsiva (Phenytoin, Carbamazepin, Phenobarbital)	Verdrängen T_3/T_4 von Bindungsproteinen	• Freies T_4 ↑ • Freies T_3 ↑
Lithium	• Hemmt Jodaufnahme in Schilddrüse • Hemmt Sekretion von T_3/T_4	• Struma • Hypothyreose
Amiodaron	Kann Sekretion von T_3/T_4 steigern oder hemmen	• Hyperthyreose • Hypothyreose

Tab. 39.2 Schilddrüsenlabor bei Schwangerschaft

Klinik	T_4	T_3	TSH	TBG	fT_4
Euthyreose	Normal	Normal	Normal	Normal	Normal
Schwanger, Euthyreose	↑	↑	Normal	↑	Normal
Schwanger, Hyperthyreose	↑	↑	↓	↑	↑

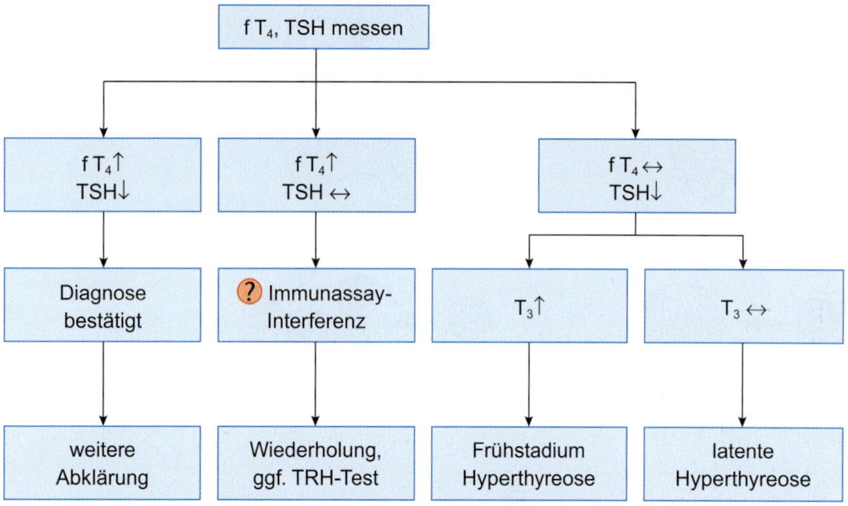

Abb. 39.7 Strategie laborchemischer Untersuchungen bei klinischem Verdacht auf Hyperthyreose [L231]

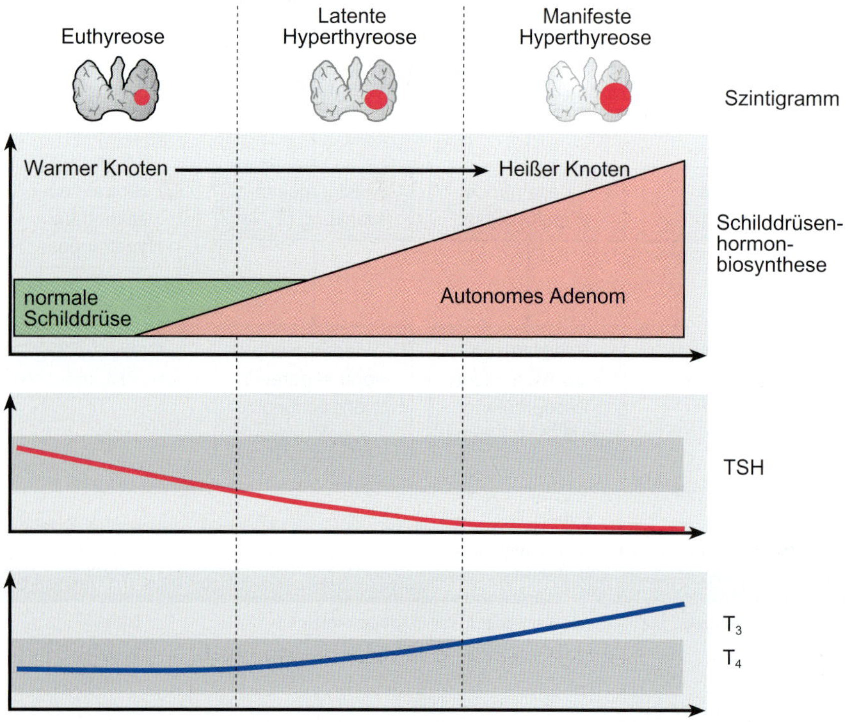

Abb. 39.8 Beziehungen zwischen szintigrafischem Technetium-Uptake (als Maß der Autonomie), TSH und Serumkonzentration der Schilddrüsenhormone T_3 und T_4 am Beispiel der latenten und manifesten Hyperthyreose. [L106]

die renale Synthese von aktivem Vitamin D_3, das wiederum die Kalziumresorption aus dem Darm steigert. Den Nebeneffekt der Phosphatfreisetzung aus dem Knochen kompensiert PTH, indem es gleichzeitig in der Niere die Phosphatausscheidung erhöht und somit zu hohe Phosphatspiegel vermeidet.
Osteoporose ist definiert als eine reduzierte Knochenmasse pro Volumen. Dabei ist das Verhältnis von Knochenmatrix und Mineralsalzgehalt normal. Die Kortikalis ist ausgedünnt, die Trabekel sind kleiner und weniger verzweigt. In 95 % der Fälle handelt es sich um eine **primäre Osteoporose:** Sie entsteht durch Östrogenmangel bei **Frauen in der Menopause** und ist eine **Ausschlussdiagnose.** Bei 5 % der Patienten findet sich eine konkrete Ursache für den Verlust an Knochenmasse, man spricht dann von **sekundärer** Osteoporose. Ursachen sind:

- Langzeittherapie mit Kortison oder Heparin
- Immobilisierung
- Chronischer Alkoholabusus
- Cushing-Syndrom (Kortisol hemmt intestinale Kalziumaufnahme)
- Hypogonadismus (Östrogene und Testosteron fördern Knochenneubildung)
- Hyperthyreose (Schilddrüsenhormon fördert die Knochenresorption)
- Gastrointestinale Erkrankungen: Malabsorption führt zu Vit.-D-Mangel → Störung des Kalzium-Phosphat-Haushalts → gestörte Mineralisierung, hier sind die Grenzen zur Osteomalazie fließend, es kommt zur Poromalazie.

Diagnostisch wichtig sind in erster Linie die bildgebenden Verfahren (CT) sowie Knochendichtemessungen. Eine primäre Osteoporose kann die klinische Chemie **noch** nicht mittels Routineleistung diagnostizieren. Bei der Identifikation von **Ursachen der sekundären Osteoporose** spielt sie jedoch eine wichtige Rolle (v. a. bei **Cushing-Syndrom, Hyperthyreose** oder **Hypogonadismus**), außerdem bei der differenzialdiagnostischen Abgrenzung zu anderen Knochenerkrankungen (→ Tab. 39.3) sowie in der Therapiekontrolle anhand der Knochenumsatzmarker.
Neben Bewegung und Nikotinkarenz werden in der **Therapie** v. a. Vit. D_3 plus Kalzium (wegen latenten Kalzium- und Vit.-D_3-Mangels) sowie Bisphosphonate (hemmen Osteoklasten, erhöhen Knochendichte) eingesetzt.
Hyperparathyreoidismus kann zu ausgedehnten Osteolysen u. a. an den Akren führen. Man spricht dann von einer Osteodystrophia fibrosa cystica (→ Abb. 39.11).

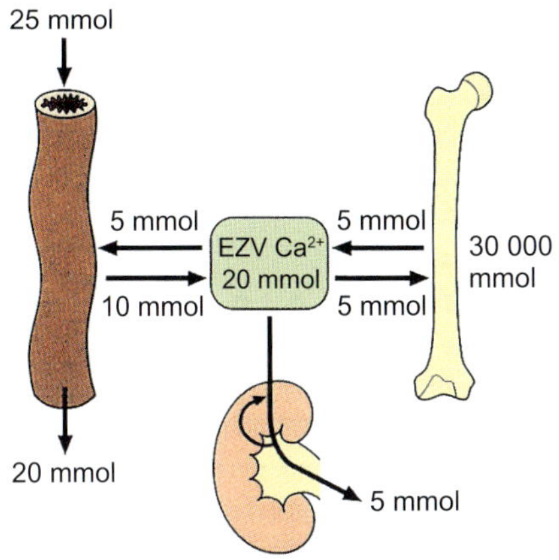

Abb. 39.9 Kalzium wird täglich in den genannten Mengen zwischen EZV, Darm, Knochen und Niere ausgetauscht. [E934]

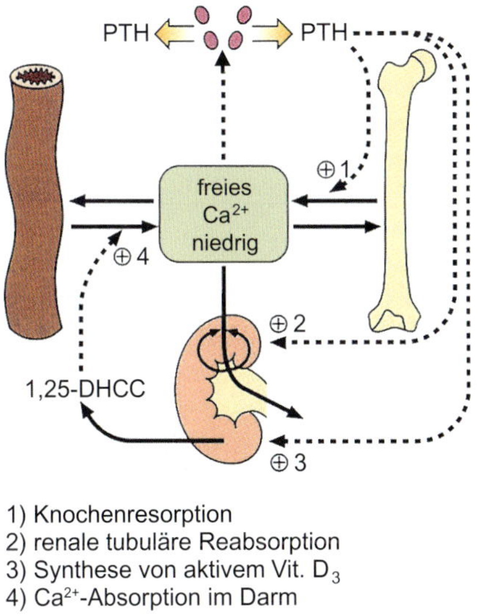

Abb. 39.10 PTH-Wirkungen [E934]

Tab. 39.3 Laborkonstellationen bei Knochenerkrankungen

Erkrankung	Serumwerte				Urinwerte			
	Ca	PO_4	AP	PTH	25(OH)D	Ca	PO_4	DPYRI
Osteoporose	Normal*	Normal*	Normal*	Normal		↑	Normal	Normal
Prim. Hyper-PTH	↑↑*	(↓)	↑	↑*		(↑)	Normal	↑↑
Osteomalazie (Vit.-D-Mangel)	(↓)	(↓)	↑	↑*	↓*	(↑)	↓	↑↑
Renale Osteopathie (Niereninsuffizienz)	↓*	↑	(↑)	↑↑*		↓	↓	↑
Hypo-PTH	↓*	↑	Normal	↓*		↓	Normal	Normal
Morbus Paget	Normal*	Normal*	↑↑*			Normal	Normal	↑↑

DPYRI = Desoxypyridinolin
* Kennparameter

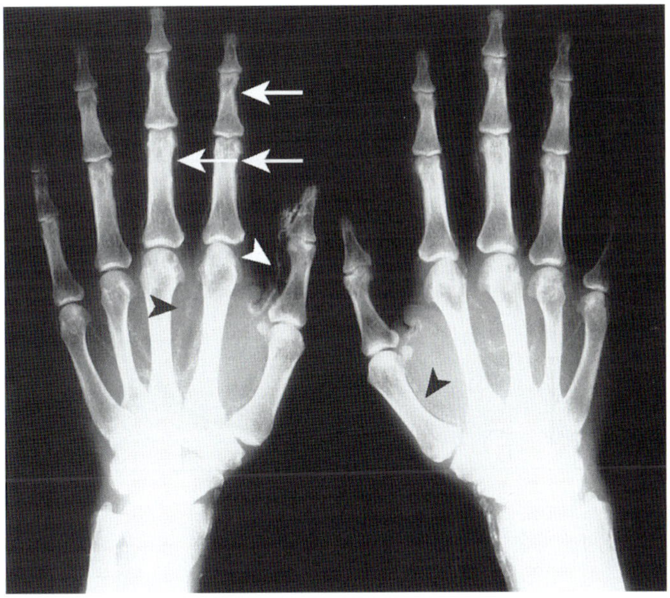

Abb. 39.11 Akroosteolysen bei primärem Hyperparathyreoidismus [E467]

Zusammenfassung

- **Trijodthyronin (T_3)** und **Thyroxin (T_4)** (→ Abb. 39.2) sind die **Schilddrüsenhormone.**
- **Schilddrüsenhormone** werden in den **Follikeln** gespeichert (→ Abb. 39.3), an das Protein **Thyreoglobulin** gebunden.
- Im peripheren Gewebe dejodieren die Zielzellen T_4 teilweise zu T_3 (biologisch aktiver als T_4), was durch einige Medikamente gehemmt werden kann.
- Über Einstellung eines **T_3-rT_3-Gleichgewichts** können Zielzellen ihren biologisch aktiven **Schilddrüsenhormonstatus feinabstimmen.**
- Der **Serumkalziumpool** wird durch Zufuhr aus Darm und Knochen gespeist und durch **Ausscheidung über Darm und Niere** gesenkt (→ Abb. 39.9).
- Eine Schlüsselrolle bei der **Kalziumhomöostase** spielt das **Parathormon (PTH),** das in den Nebenschilddrüsen als Antwort auf **erniedrigtes (ionisiertes!) Kalzium** freigesetzt wird.
- Hyperparathyreoidismus kann zu ausgedehnten Osteolysen u. a. an den Akren führen.

Pubertät, Schwangerschaft und Menopause

Das pulsatil sezernierte **GnRH** stimuliert die Produktion der **Gonadotropine FSH und LH** in der Hypophyse. Diese wiederum steuern die Sexualhormonproduktion (→ Abb. 40.1, → Abb. 40.2) und die **Gametogenese** in den Ovarien und Hoden (→ Abb. 40.3).

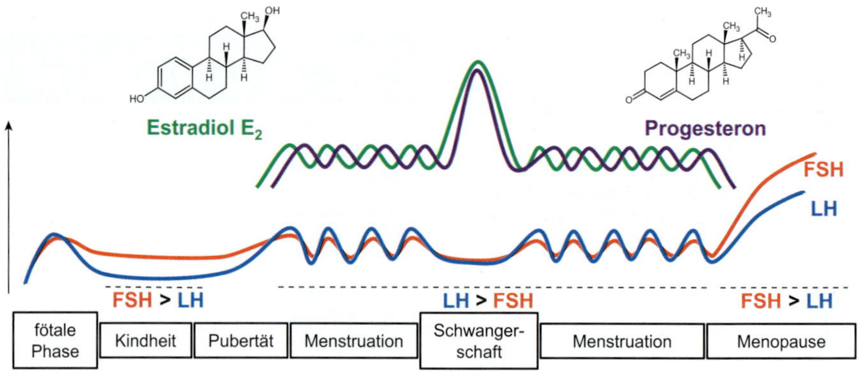

Abb. 40.1 Prinzipieller Verlauf der Plasmakonzentrationen von Estradiol E_2, Progesteron, FSH und LH von der fetalen Phase bis zur Menopause bei gesunden Frauen [L141, M550]

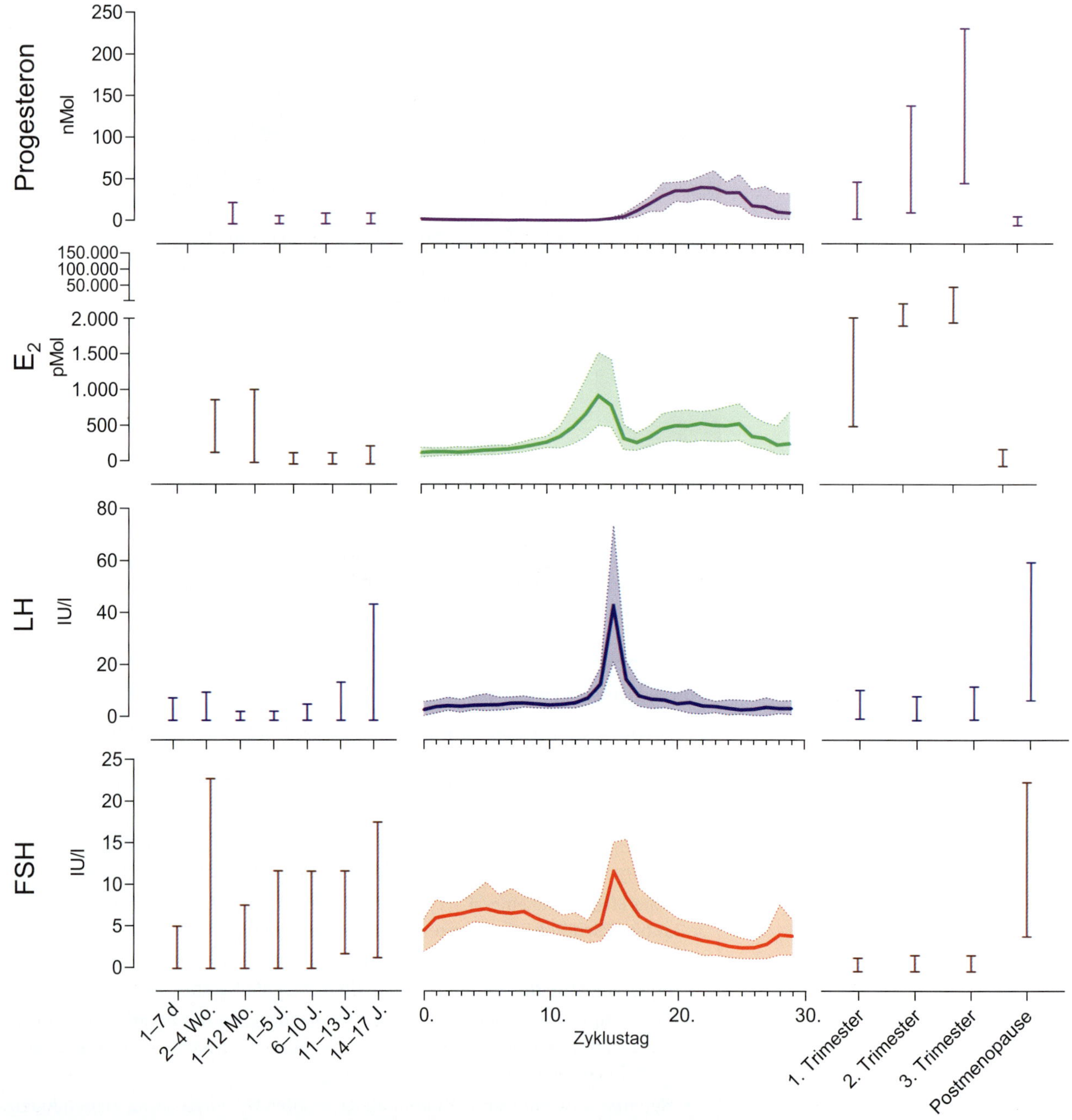

Abb. 40.2 Normwertbereiche der Plasmakonzentrationen von Estradiol E_2, Progesteron, FSH und LH in der Jugend, während eines Zyklus und während einer Schwangerschaft bei gesunden Frauen [L141, M550]

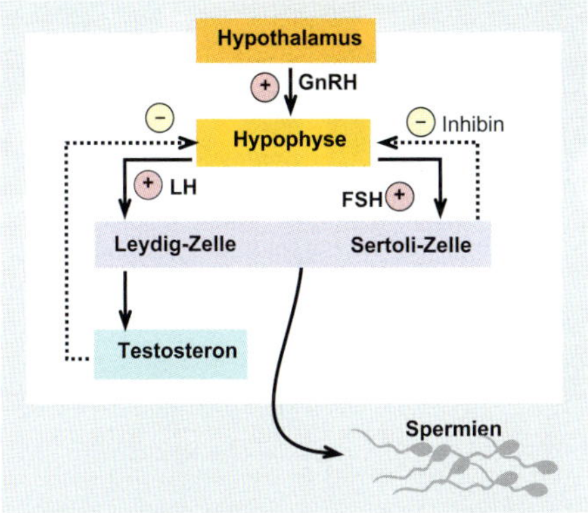

Abb. 40.3 Hypothalamus-Hypophysenvorderlappen-Hoden-Achse [L157]

Fertilität

Bei Frauen sind endokrine Störungen eine häufige Ursache für **Oligomenorrhö, Amenorrhö und Infertilität.** Eine fehlende Ovulation erkennt man am erniedrigten Progesteron am Tag 21 des Zyklus. Bei anovulatorischen Zyklen, Amenorrhö oder Oligomenorrhö sind weitere Hormonmessungen indiziert (→ Abb. 40.4).

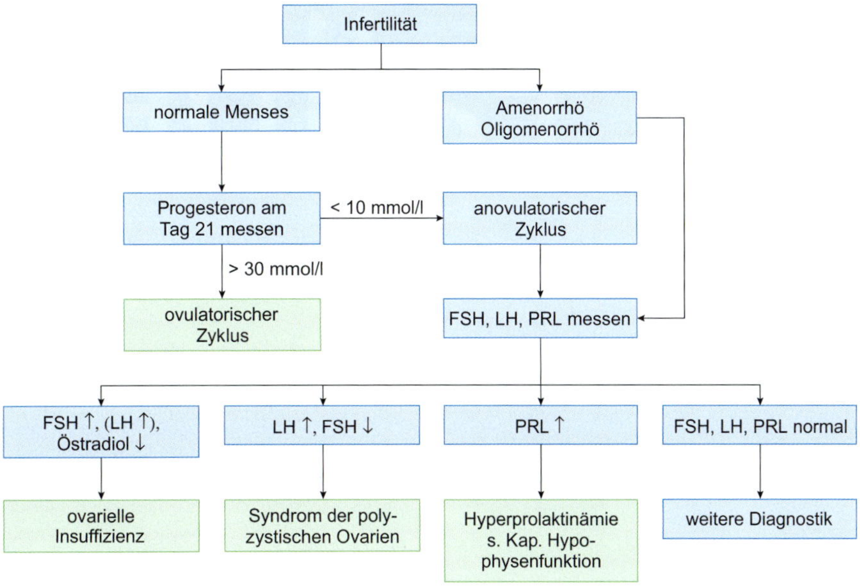

Abb. 40.4 Algorithmus bei weiblicher Infertilität [L231]

Zusammenfassung

- **Hyperprolaktinämie** ist häufig: Nach Ausschluss hypophysenferner Ursachen sind **dynamische Funktionstests und Bildgebung** indiziert.
- **Hypophyseninsuffizienz** ist relativ selten, ihre klinische Manifestation ist **altersabhängig.**

Fallbeispiele

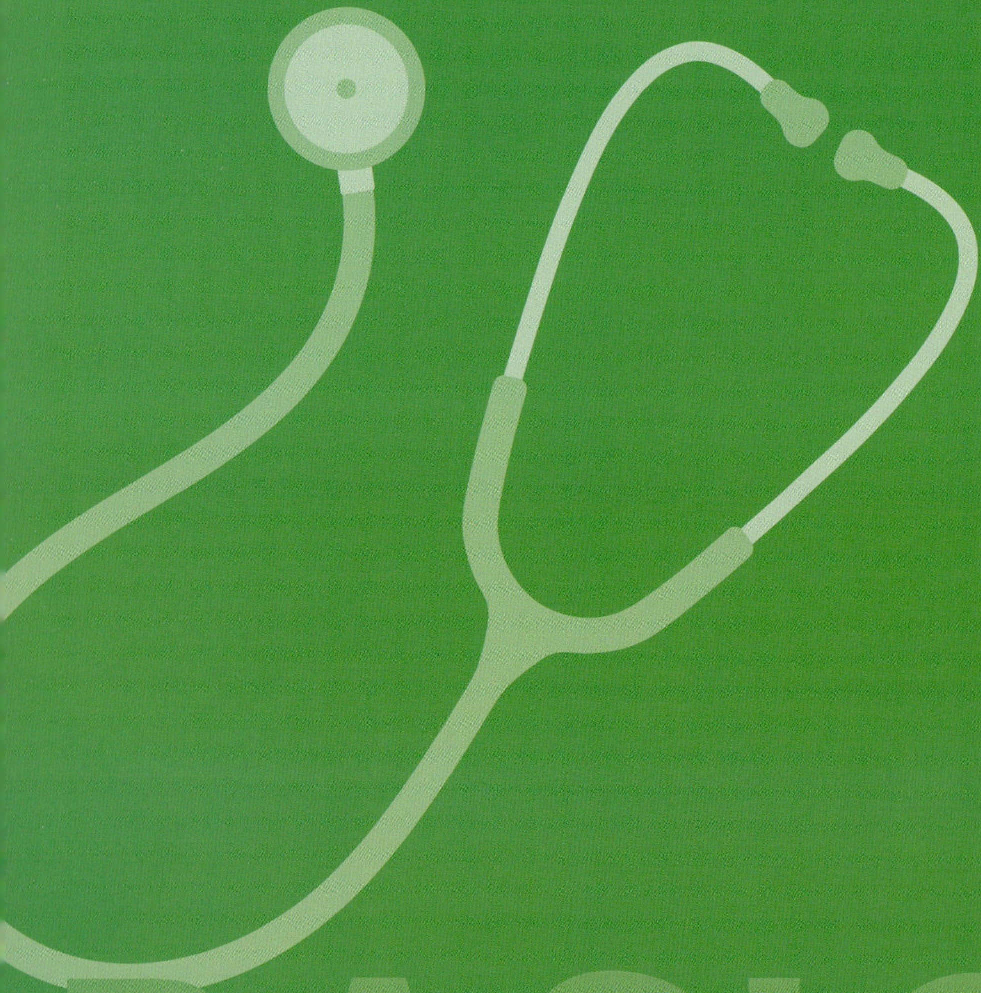

BASICS

41 Fall 1: Alle Werte im roten Bereich?! 116
42 Fall 2: Komische Hormonwerte 117
43 Fall 3: Brustschmerz und Dyspnoe 118
44 Fall 4: Somnolenz und Hyperkaliämie 120
45 Fall 5: Oberbauchschmerz 122

Ein 60-jähriger stationärer Patient (175 cm; 79 kg) wird im Winter für einen kleinen kosmetischen Routineeingriff vorbereitet. Er klagt über keine spezifischen Symptome. Der Patient berichtet lediglich von dunkel gefärbtem Urin. Er habe aufgrund eines Infektes vor etwa zehn Tagen Penicillin verordnet bekommen.
Die körperliche Untersuchung ist bis auf einen leichten Sklerenikterus sowie eine grenzwertige Hepatosplenomegalie unauffällig. Ansonsten nähme er keine Medikamente und habe keine Vorerkrankungen. Sozial- und Familienanamnese sind unauffällig.
Zur Vor-OP-Abklärung wird eine Routinelabordiagnostik angefertigt.

Folgende Laborbefunde wurden gefunden (→ Tab. 41.1):

Tab. 41.1 Laborbefunde Fall 1

K^+	5,6 mmol/l ↑
CK	112 U/l ↑
AST	50 U/l ↑↑
ALT	22 U/l
Bilirubin	1,0 mg/dl
Albumin	50 g/l ↓
AP	96 U/l
Amylase	50 U/l ↑
Protein	77,1 g/l
Kreatinin	0,9 mg/dl
Hepatitisserologie	Anti-HAV pos. ↑
	Anti-HB_S pos. ↑
	Anti-HB_c pos. ↑
	HBS-Ag pos. ↑
aPTT	30 Sekunden
TPZ/Quick-Wert	70 %

Welche wesentlichen Differenzialdiagnosen kommen in Betracht?

Multiorganerkrankung bzw. systemische Erkrankung plus **Hepatitiden** (eher unwahrscheinlich), *in vitro* **Hämolyse.**

Welche weiteren klinisch-chemischen Untersuchungen führen Sie neben den Basisuntersuchungen durch?

Eine Bestimmung der **LDH** löst das Rätsel etwas, diese ist mit über **1.000 U/l sehr stark erhöht.** Nun käme immer noch eine Tumorerkrankung bzw. ein Lymphom als Ursache in Frage. Bei einer weiteren Nachbestellung wird daher eine Elektrophorese durchgeführt. Hier fällt eine **diffuse rötliche Bande in der α-Globulinfraktion** auf. Der Labormediziner informiert Sie, dass dies auf **freies Hämoglobin** hinweist. Und tatsächlich ist das **freie Hämoglobin auf 3 g/l** massiv erhöht.

Wie sind die Laborwerte nun zu erklären?

Bis auf das Kreatinin, AP (kann auch gestört werden, falsch erniedrigt), Gesamteiweiß (kann auch gestört werden) werden alle Messungen durch die massive Hämolyse gestört und sind nicht auswertbar. Eine starke Lipämie würde ähnliche Störungen verursachen. **Urinanalytik** ist oft **noch empfindlicher** (Gesamteiweiß im Urin wird z. B. ab Bilirubin > 342 µmol/bzw. 20 mg/dl oder Hämoglobin gestört). Auch **Medikamente** können das Ergebnis **im Plasma** verfälschen. Levodopa, Methyldopa und Cefoxitin führen z. B. zu falsch hohen Werten, Kalziumdobesilat zu falsch niedrigen Werten.
Die **physiologische Hämolyserate** liegt bei etwa **0,8 %/d.** Erst wenn diese auf **über 5 %** ansteigt, kommt es zu einer **Erhöhung des indirekten Bilirubins.** Bei **stärkerer Hämolyse** werden viele Werte gestört.

Insbesondere der hohe Kaliumwert hätte zu fatalsten bis letalen Senkungsversuchen führen können!

Wie lautet die Arbeitsdiagnose?

Hämolyse. Die Frage ist nun, ob diese bereits *in vivo* stattfindet, dazu würde der **leichte Sklerenikterus** passen, oder ob die Hämolyse nur in der Probe vorliegt, also ein *In-vitro*-Artefakt ist, z. B. durch zu schnelles Blutabnehmen oder Transportfehler.

Wie könnte man den Ursprung der Hämolyse klären?

Man bestimmt **Haptoglobin** nach bzw. sendet ein zweites Set Röhrchen ein. Es stellt sich heraus, dass das Haptoglobin normal ist, die erste Probe muss also **nach oder während** der Blutentnahme hämolysiert sein. Weiteres Nachfragen bei den Schwestern zeigt, dass das Blut offenbar zwar in einer Isolierbox, aber recht lange draußen im Schnee gestanden habe. **Einfrieren und Auftauen** der Röhrchen ist also die **wahrscheinlichste Erklärung.** Das zweite Set abgenommener Röhrchen (warm transportiert) lieferte normale Werte.

Was könnten Ursachen für eine reale Hämolyse in vivo sein?

Der Patient wurde kürzlich mit Penicillin behandelt. Dieses Medikament bindet an die Erythrozytenmembran und kann eine IgG-Antikörperbildung induzieren, die zu einer Hämolyse führen kann. Andere klassische Medikamente, die jedoch zu unterschiedlichen Typen von Hämolyse führen, sind Methyldopa und Chinidin (soll das erste Antiarrhythmikum sein). Daneben kann eine Hämolyse jederzeit auch nicht durch Medikamente induziert entstehen (z. B. autoimmunbedingt, Malaria, HELLP-Syndrom).

Ein 22-jähriger Patient (182 cm; 112 kg) stellt sich mit einem Maldescensus des rechten Hoden vor. Er möchte als Sportler mehr Muskelmasse aufbauen und vermutet, zu wenig Testosteron zu haben. Er klagt über gelegentliche Erektionsstörungen und geringe Libido sowie zeitweise Müdigkeit, Schwäche und Antriebslosigkeit.
Die körperliche Untersuchung zeigt Adipositas sowie den V. a. eine Hodendystopie rechts. Es besteht ein Hypogonadismus mit wenig Bauch- und Schambehaarung und leichter Gynäkomastie. Klinisch entspricht der Patient dem Bild eines geringgradigen Testosteronmangels mit minimaler Feminisierung.
Der Patient nimmt keine Medikamente ein und hat keine Vorerkrankungen. Sozial- und Familienanamnese sind unauffällig.

Welche wesentlichen Differenzialdiagnosen kommen in Betracht?
Primärer Hypogonadismus aufgrund eines Traumas, einer Orchitis oder Kryptorchismus; Klinefelter-Syndrom.

Der Testosteronwert im Labor ist mit über 20 μg/l mehr als doppelt so hoch wie die Norm. Wie lässt sich dies erklären?
Der Patient hat bereits Testosteron eingenommen, es gibt einen testosteronproduzierenden Tumor (selten) oder es liegt ein Messfehler vor.

Eine zweite Probe ergibt den gleichen Wert. Einen testosteronproduzierenden Tumor können Sie aufgrund der Seltenheit sowie des klinischen Befundes ausschließen. Was könnte die Erklärung für den sehr hohen Laborwerte sein?
Testosteron wird im Labor standardmäßig in einem Immunassay bestimmt. Einzelne Patienten können Antikörper besitzen, die diese Immunassays stören.

Gibt es noch weitere Möglichkeiten der Testosteronbestimmung?
Man kann Testosteron auch per HPLC (High Performance Liquid Chromatography) und massenspektrometrisch, sogar aus Trockenblut bestimmen. Dies wurde bei dem Patienten durchgeführt und zeigt einen Testosteronlevel am unteren Grenzbereich, der nun zur Klinik und den Symptomen passt.

Eine 45-jährige Frau (160 cm; 80 kg) wird mit dem Notarztwagen in die medizinische Notaufnahme eingeliefert. Sie klagt über Schmerzen in der Brust und das Gefühl, schlecht Luft zu bekommen. Außerdem sei ihr schwindlig und übel (sie habe sich aber nicht erbrochen) und sie habe leichte, diffuse Bauchschmerzen. Die orientierende körperliche Untersuchung ist bis auf diskrete Kaltschweißigkeit o. B. Die Patientin nimmt keine Medikamente und hat keine Vorerkrankungen. Sozial- und Familienanamnese sind bis auf Rauchen (ca. 20 PJ) unauffällig.

Welche wesentlichen Differenzialdiagnosen kommen in Betracht?
Kardiale Ursachen, ggf. akutes Koronarsyndrom (u. a. Myokardinfarkt, Angina pectoris, Perikarditis), pulmonale Ursachen (u. a. Lungenembolie, Pneumonie, Pleuritis, Asthma bronchiale).

Welche klinisch-chemischen Untersuchungen führen Sie neben den Basisuntersuchungen durch?
Myokardmarker (Myoglobin, Gesamt-CK, CK-MB, Troponin T), Blutgasanalyse, D-Dimere.

Bei der körperlichen Untersuchung fällt eine ödematöse, gerötete Schwellung des rechten Unterschenkels mit Druckschmerz bei Wadenkompression auf. Die Patientin gibt an, eine solche Schwellung bereits mehrmals gehabt zu haben. Sie führte dies auf ihre stehende Tätigkeit als Verkäuferin zurück. Wie lautet die Arbeitsdiagnose?
Lungenembolie nach tiefer Beinvenenthrombose (Verdacht nach klin. Untersuchung).

Wie beurteilen Sie die arterielle Blutgasanalyse (→ Tab. 43.1)?

Tab. 43.1 Laborbefunde Fall 3a

Myoglobin	60 µg/l
CK	50 U/l
CK-MB	3 U/l
Troponin T	12 ng/l
CRP	< 0,5 mg/l
Leukozyten	10 G/l
pH	7,51
pO_2	60 mmHg ↓
pCO_2	27 mmHg ↓
HCO_3^-	21 mmol/l (↓)
D-Dimere	7 mg/l ↑

Es liegt eine respiratorische Partialinsuffizienz vor (erniedrigter pO_2 bei nicht erhöhtem pCO_2). Der pCO_2 ist wegen Hyperventilation erniedrigt und bedingt damit eine respiratorische Alkalose. Der leicht erniedrigte HCO_3^--Spiegel lässt eine beginnende renale Kompensation erkennen.

Welchen Aussagewert haben die D-Dimere?
Die D-Dimere haben einen hohen negativ-prädiktiven Wert, d. h., ein normaler Wert schließt eine klinisch relevante tiefe Beinvenenthrombose (TVT) bzw. Lungenembolie aus. Hohe Werte jedoch können bei verschiedenen Erkrankungen (Trauma, Tumor, Entzündungen) vorkommen. Im vorliegenden Fall sind sie für die Verdachtsdiagnose Lungenembolie also nicht beweisend.

Wie sichern Sie die Diagnose?
High-Resolution-(HR-)CT der Lunge, farbkodierte Doppler-Sonografie der Beinvenen, EKG (SI QIII-Typ), ggf. Echokardiografie.

Offenbar kam es in der Vorgeschichte wiederholt zu Thrombosen. Welche laborchemischen Untersuchungen dienen zur weiteren Abklärung?
AT III; Protein C, S; APC-Resistenz (Faktor-V-Mutation), Prothrombinmutation; Anti-Phospholipid-Autoantikörper; Homozystein.

Ein 62-jähriger Mann (178 cm; 98 kg) stellt sich mit starken links-thorakalen Schmerzen und Kaltschweißigkeit vor. Die Beschwerden waren zuletzt wiederholt, allerdings nicht in dieser Intensität aufgetreten. Die Schmerzen strahlen in den linken Arm aus und seien atemunabhängig. Auf das vom Notarzt verabreichte Nitrospray sei keine Besserung eingetreten.
Die orientierende körperliche Untersuchung ist bis auf Kaltschweißigkeit o. B. Der Patient nähme nie Medikamente, Vorerkrankungen seien nicht bekannt. Die grobe Sozial- und Familienanamnese ist unauffällig.

Wie lautet die Arbeitsdiagnose?
Myokardinfarkt.

Wie beurteilen Sie die Laborwerte (→ Tab. 43.2)?

Tab. 43.2 Laborbefunde Fall 3b

Myoglobin	180 µg/l ↑
CK	90 U/l
CK-MB	7 U/l
Troponin T	8 ng/l
CRP	30 mg/l ↑
Leukozyten	11 G/l
pH	7,48 ↑
pO_2	90 mmHg
pCO_2	32 mmHg ↓
HCO_3^-	23 mmol/l
D-Dimere	< 1 mg/l

Von den Herzenzymen ist lediglich Myoglobin erhöht, der spezifische Marker CK-MB ist grenzwertig (8 % der Gesamt-CK) erhöht, Troponin T jedoch nicht. Myoglobin ist der schnellste, jedoch ein unspezifischer Marker: Sein diagnostischer Wert liegt vor allem im raschen Ausschluss eines Myokardinfarkts. Wegen des bestehenden Verdachts auf Myokardischämie muss deswegen die Bestimmung der Myokardmarker in 3 h wiederholt werden. Die deutliche respiratorische Alkalose ist wohl auf die Aufregung der Patientin zurückzuführen.

Welche weiteren Untersuchungen führen Sie durch?
EKG: ST-Hebung, pathologisches Q, ggf. „Erstickungs"-T. Die Diagnose Herzinfarkt wird gestellt, wenn zwei von drei Kriterien erfüllt sind: Klinik, Myokardmarker und EKG.

Eine 82-jährige Patientin (165 cm; 68 kg) wird aus dem Altenheim wegen Atemnot in schläfrigen Zustand eingewiesen. Sie sei in den vergangenen Wochen kaum mobil gewesen. Die Patientin klagt über Husten mit gelblichem Auswurf.
Die grobe körperliche Untersuchung ist o. B. Medikamenten-, Sozial- und Familienanamnese sind nicht durchführbar.

Wie lautet die Arbeitsdiagnose?
Pneumonie.

Wie interpretieren Sie die Laborbefunde (→ Tab. 43.3)?

Tab. 43.3 Laborbefunde Fall 3c

Myoglobin	52 µg/l
CK	64 U/l
CK-MB	2 U/l
Troponin T	7 ng/l
CRP	200 mg/l ↑
Leukozyten	15 G/l ↑
pH	7,40
pO_2	80 mmHg
pCO_2	40 mmHg
HCO_3^-	24 mmol/l
D-Dimere	2,5 mg/l ↑

Das stark erhöhte CRP spricht für eine bakterielle Genese der Pneumonie, auch die vorliegende Leukozytose ist ein Hinweis auf eine Infektion. Die D-Dimere sind begleitend erhöht, haben aber keine Aussagekraft. Die Blutgase zeigen (noch) keine pathologischen Veränderungen.

Welche weiteren Untersuchungen führen Sie durch?
Differenzialblutbild: Linksverschiebung.
Röntgen-Thorax: Infiltrate rechts basal.

Merke
Kulturen aus Blut und Sputum vor antibiotischer Therapieeinleitung abnehmen!

Eine 25-jährige Frau (167 cm; 65 kg) wird in somnolentem Zustand in die Notaufnahme eingeliefert. Sie hält beide Arme über dem Bauch verschränkt, als ob sie Bauchschmerzen habe.
Die orientierende körperliche Untersuchung zeigt diffusen Druckschmerz im Oberbauch. Medikamenten-, Sozial- und Familienanamnese sind nicht durchführbar.

Welche wesentlichen Differenzialdiagnosen kommen in Betracht?
Ursachen einer Peritonitis (Perforation bei Ulkus, Cholezystitis, Appendizitis, Divertikulitis; Pankreatitis, Mesenterialthrombose/-infarkt u. a.) und Pseudoperitonitis (Porphyrie, Coma diabeticum, Morbus Addison, akutes Nierenversagen u. a.); extraintestinale Ursachen (Extrauteringravidität, Aneurysma dissecans).

Welche klinisch-chemischen Untersuchungen führen Sie neben den Basisuntersuchungen durch?
Laktat (bei V. a. Mesenterialischämie), Lipase (bei V. a. Pankreatitis), Myokardmarker (bei V. a. Hinterwandinfarkt).

Bei der körperlichen Untersuchung fällt Ihnen eine vertiefte Atmung der Patientin auf. Die Atemluft riecht nach Aceton. Die Anamnese ist erschwert, jedoch gibt die Patientin auf Nachfrage an, in den letzten Tagen häufig Wasser gelassen zu haben. Ein Diabetes mellitus sei nicht bekannt. Wie lautet die Arbeitsdiagnose?
Ketoazidotisches Präkoma als Erstmanifestation eines Diabetes mellitus.

Wie erklären Sie sich die Hyperkaliämie (→ Tab. 44.1)?

Tab. 44.1 Laborbefunde Fall 4a

Na^+	137 mmol/l
K^+	5,2 mmol/l ↑
Kreatinin	0,9 mg/dl
Harnstoff	25 mg/dl
CK	47 U/l
CK-MB	2 U/l
Troponin T	3 ng/l
CRP	10 mg/l ↑
AST	17 U/l
ALT	20 U/l
Glukose	385 mg/dl ↑
Quick	91 %
aPTT	36 s

Die Ursache für die grenzwertige Hyperkaliämie ist eine Verschiebung von Kalium aus dem IZR in den EZR im Austausch gegen Protonen bei Azidose. Durch die therapeutische Gabe von Insulin kommt es neben der Senkung der Blutglukose auch zur Normalisierung des Kaliumspiegels.

Merke
Bei einer Hyperkaliämie kann man zur Senkung Glukose-Insulin-Infusionen verwenden (Wirkungsbeginn nach 30 Minuten, Wirkungsdauer vier bis sechs Stunden) oder moderner Kationenaustauscher (enteral als Granulat). Bei nichtsenkbarer Hyperkaliämie besteht eine Dialyseindikation!
Man sollte das Kalium unbedingt langsam senken, da das Myokard sich bereits an das hohe Kalium gewöhnt hat!

Sie führen eine BGA durch. Welche Werte erwarten Sie?
Klassischerweise kommt es im ketoazidotischen (Prä-)Koma zu einer Hyperventilation als Kompensationsmechanismus der durch saure Ketonkörper bedingten metabolischen Azidose. Folgende Konstellation ist in der BGA ist zu erwarten:

pH	$[HCO_3^-]$	pCO_2	Störung	Kompensation
↓	↓	↓	Metabolische Azidose	Alveoläre Hyperventilation

Welche weiteren laborchemischen Untersuchungen führen Sie durch?
Bestimmung der Ketonkörper in Serum und Urin; HbA_{1c} zur Beurteilung des Blutglukoseverlaufs der letzten 8 Wochen.

Ein 59-jähriger Mann (178 cm; 63 kg) wird von seiner Ehefrau wegen „Schläfrigkeit“ in die Nothilfe gebracht. Nach einem Sportunfall vor zehn Tagen habe er regelmäßig Diclofenac eingenommen, ansonsten sind keine Vorerkrankungen bekannt.
Die körperliche Untersuchung zeigt eine leichte Abwehrspannung des Abdomens bei regelrechten Darmgeräuschen. Die Nierenlager sind nicht klopfschmerzhaft, kein Fieber. Auf Nachfrage gibt der Patient an, seit ca. 12 h nicht mehr Wasser gelassen zu haben.
Weitere Medikamente würde er nicht einnehmen, Sozial- und Familienanamnese sind o. B.

Wie lautet die Arbeitsdiagnose?

Akutes medikamentös-toxisches Nierenversagen.

Wie beurteilen Sie die Laborbefunde (→ Tab. 44.2)? Wie erklären Sie sich die Hyperkaliämie?

Tab. 44.2 Laborbefunde Fall 4b

Na^+	144 mmol/l
K^+	6,3 mmol/l ↑
Kreatinin	2,7 mg/dl ↑
Harnstoff	90 mg/dl ↑
CK	47 U/l
CK-MB	2 U/l
Troponin T	20 ng/l ↑
CRP	9 mg/l ↑
AST	17 U/l
ALT	20 U/l
Glukose	108 mg/dl
Quick	85 %
aPTT	38 s

Die Erhöhung des Kreatinins lässt auf eine bereits deutlich verminderte Filtrationsleistung der Niere schließen, die sich auch an der Erhöhung des Harnstoffs erkennen lässt. Durch die verminderte Ausscheidungsfähigkeit ist zudem Kalium stark erhöht (Cave: Herzrhythmusstörungen!). Die durch verminderte Protonenausscheidung bedingte metabolische Azidose verstärkt die Hyperkaliämie. Auch die leichte Erhöhung des Troponin T ist im Rahmen des Nierenversagens zu deuten.

Welche weiteren Untersuchungen führen Sie durch?

EKG: zeltförmiges T, ggf. Rhythmusstörungen; Nierensonografie zum Ausschluss einer postrenalen Obstruktion.

Eine 45-jährige Frau (160 cm, 60 kg) stellt sich mit ausgeprägter Schwäche und Müdigkeit vor. An Vorerkrankungen ist eine Sarkoidose bekannt, die mit Prednisolon behandelt wird. Bei der körperlichen Untersuchung fallen Ihnen Hyperpigmentierungen der Handflächen und eine spärliche Sekundärbehaarung auf. Die Haut ist trocken (stehende Hautfalten). Der Blutdruck beträgt 85/50 mmHg. Auf Nachfrage gibt die Patientin an, vor zwei Tagen das Prednison nach mehrmonatiger Einnahme abgesetzt zu haben, nachdem sie von ihrer Nachbarin auf die Nebenwirkungen von „Kortison“ hingewiesen worden sei. Die grobe körperliche Untersuchung ist sonst o. B., Sozial- und Familienanamnese sind unauffällig.

Wie lautet die Arbeitsdiagnose?

Addison-Krise.

Wie beurteilen Sie die Laborbefunde (→ Tab. 44.3)? Wie erklären Sie sich die Hyperkaliämie?

Tab. 44.3 Laborbefunde Fall 4c

Na^+	123 mmol/l ↓
K^+	5,7 mmol/l ↑
Kreatinin	0,8 mg/dl
Harnstoff	40 mg/dl
CK	55 U/l
CK-MB	2 U/l
Troponin T	8 ng/l
CRP	< 0,5 mg/l
AST	14 U/l
ALT	19 U/l
Glukose	47 mg/dl ↓
Quick	99 %
aPTT	40 s

Die Patientin hat aufgrund der langen Kortison-Einnahme eine NNR-Insuffizienz entwickelt. Der niedrige Glukosespiegel ist durch den Hypokortisolismus bei Nebenniereninsuffizienz zurückzuführen (verminderte Glukoneogenese aus Aminosäuren). Der Aldosteronmangel macht sich durch Hyponatriämie und Hyperkaliämie bemerkbar. Bei verminderter Natriumretention in der Niere kommt es zur Hypovolämie und konsekutiv zu vermindertem Blutdruck.

Merke
Kortison sollte nach langzeitiger Gabe langsam ausgeschlichen werden, damit die NNR sich regeneriert. Dies ist hier nicht passiert.

Welche weiteren Untersuchungen führen Sie durch?

Bestimmung von ACTH im Serum zur DD primäre/sekundäre Nebenniereninsuffizienz. ACTH-Kurztest. Aldosteron im Serum.

Frau O., 40 Jahre alt (166 cm, 120 kg), wird von einem ihrer fünf Kinder in die Klinik gebracht. Die stark übergewichtige Patientin klagt über starke Schmerzen im Oberbauch. Der Blutdruck beträgt 100/65 mmHg, der Puls 100/min. Die grobe körperliche Untersuchung ist sonst unauffällig. Medikamenten-, Sozial- und Familienanamnese sind nicht durchführbar.

Nennen Sie einige wichtige Differenzialdiagnosen!
Zum Beispiel Hepatitis, Gallensteinleiden, Pankreatitis, Pankreaskarzinom, Gastritis, Ulkuskrankheit, Gastroenteritis, Kolonkarzinom, eingeklemmte Nabelhernie, Hinterwandinfarkt.

Welche klinisch-chemischen Untersuchungen führen Sie neben den Basisuntersuchungen durch?
γGT, AP, AST, ALT, Bilirubin, Quick, Hepatitisserologie, Amylase, Lipase, Ca^{2+}, Albumin.

Die Patientin gibt an, die Schmerzen seien nach dem Essen aufgetreten und strahlten in die rechte Schulter aus. Sie sei zunächst nicht beunruhigt gewesen, da sie ähnliche Schmerzen schon öfter hatte, welche sie als „Bauchkrämpfe" bezeichnet und auf Streit mit ihrem Ehemann zurückgeführt hatte. Wie lautet die Arbeitsdiagnose? Begründen Sie Ihren Verdacht (→ Tab. 45.1)!

Tab. 45.1 Laborbefunde Fall 5a

γGT	152 U/l ↑
AP	279 U/l ↑
AST	15 U/l
ALT	16 U/l
Bilirubin	1,5 mg/dl ↑
Quick	95 %
Hepatitisserologie	Anti-HAV neg.
	Anti-HB_S neg.
	Anti-HB_c neg.
	HB_S-Ag neg.
Amylase	103 U/l ↑
Lipase	120 U/l ↑
Ca^{2+}	2,55 mmol/l ↑
Albumin	48 g/l

Choledocholithiasis. Die Klinik ist typisch für Gallensteinleiden, auch die Beschreibung der Patientin (sechs F): female, fat, forty, fair, fertile und family (Familienanamnese). Die erhöhten Werte für Bilirubin, γGT und AP sind die klassischen Cholestasezeichen. Diese zeigen an, was die Choledocholithiasis von der Cholezystolithiasis unterscheidet.

Welche bildgebenden Verfahren setzen Sie zur Sicherung Ihres Verdachtes ein?
Sonografie (Steinnachweis, gestaute Gallengänge), ERCP (Darstellung der Gallengänge und der Konkremente sowie Steinextraktion in derselben Sitzung, V. a. eine Mikrolithiasis).

Merke
Nur ein Viertel der Patienten mit einer Cholezystolithiasis entwickelt klinische Symptome. Ein Drittel zeigt eine ausgeprägte Charcot-Trias (rechtsseitiger Oberbauchschmerz, Ikterus und zum Teil hohes Fieber). Eine Gallenkolik, die über > 5 h dauert, spricht für eine komplizierte Cholezystolithiasis. 50 % entwickeln nach einem Jahr ein Rezidiv. Zur raschen Symptomlinderung eignet sich Metamizol.

Eine 50-jährige Patientin (165 cm, 76 kg) stellt sich mit rechten Oberbauchschmerzen, leichter Übelkeit ohne Erbrechen sowie einem Gefühl der Abgeschlagenheit vor. Keine Vorerkrankungen, keine Medikamente. Auf Nachfrage gibt die Patientin an, vor 2 Wochen auf einer Pauschalreise in Hurghada (Ägypten) gewesen zu sein. Die Körpertemperatur beträgt 38,6 °C. Die Patientin verneint jeglichen Alkoholkonsum. Das könne sie sich als OP-Schwester nicht erlauben. Sozial- und Familienanamnese sind unauffällig.

Wie lautet die Arbeitsdiagnose?
Klinik, Anamnese und Laborwerte sprechen für Virushepatitis.

Wie beurteilen Sie die Laborwerte, insbesondere die Serologieergebnisse (→ Tab. 45.2)?

Tab. 45.2 Laborbefunde Fall 5b

γGT	21 U/l
AP	178 U/l ↑
AST	2.616 U/l ↑↑
ALT	2580 U/l ↑↑
Bilirubin	1,1 mg/dl
Quick	68 % ↓
Hepatitisserologie	Anti-HAV neg.
	Anti-HB_S pos.
	Anti-HB_c pos.
	HB_S-Ag neg.
Amylase	67 U/l (↑)
Lipase	98 U/l ↑
Ca^{2+}	2,85 mmol/l ↑
Albumin	52 g/l (↑)

Die stark erhöhten Transaminasen zeigen einen deutlichen Leberzellschaden an. Sogar der Quick-Wert ist schon leicht erniedrigt. Die Cholestaseparameter hingegen weisen nur leichte, nicht richtungweisende Veränderungen auf.
Die Hepatitisserologie gibt Anlass zur Diskussion: Weder IgM noch IgG gegen das Hepatitis-A-Virus sind nachweisbar. Die fehlenden IgG bedeuten, dass in der Vergangenheit noch keine Hepatitis A durchgemacht wurde, anderenfalls bestünde eine meist lebenslange Immunität durch Anti-HAV-IgG. Auch Anti-HAV-IgM ist negativ: Dies bedeutet jedoch nicht, dass keine frische HAV-Infektion vorliegt, weil das „serologische Fenster" mehrere Wochen lang ist. Daraus folgt, dass die Serologie in ca. 2 Wochen wiederholt werden muss. Fehlendes HB_S-Ag spricht gegen eine frische oder persistierende HBV-Infektion, auch wenn natürlich das diagnostische Fenster berücksichtigt werden muss. Außerdem verlaufen 5–10 % der HBV-Infektionen HB_S-Antigen-negativ! Die nachweisbaren Anti-HB_S jedoch bedeuten, dass entweder eine Impfung oder eine natürliche Auseinandersetzung mit dem Virus (durchgemachte Infektion) stattgefunden hat. Beides ist bei einer OP-Schwester durchaus möglich. Nach einer bloßen Impfung jedoch wäre kein Anti-HB_c nachweisbar (Suchtest), sodass die Hepatitis-B-Serologie insgesamt für eine durchgemachte (asymptomatische) Hepatitis B spricht.

Die Wiederholung der Serologie nach 2 Wochen weist Anti-HAV-IgM nach. Welche weiteren laborchemischen Untersuchungen wären in der Zwischenzeit zur diagnostischen Eingrenzung sinnvoll gewesen?
Auch eine Autoimmunhepatitis muss in Betracht gezogen werden, vor allem bei den vorliegenden virologischen Befunden. Wichtigstes diagnostisches Mittel hierzu sind die Autoantikörper ANA, SMA (AK gegen glattes Muskelaktin) und LKM (Antikörper gegen Leber- und Nieren-Mikrosomen).

Merke
Der positive Suchtest, Anti-HB_c pos, solle Anlass zu einer Verifizierung der Erkrankung mittels Immunblot geben.
Alle Hepatitisinfektionen (der Verdacht einer Erkrankung, die Erkrankung sowie der Tod) sind nach § 6 IfSG meldepflichtig. Die Meldung geht durch den feststellenden Arzt namentlich an das zuständige (meist Wohnort des Patienten) Gesundheitsamt.
Nach § 6 Abs. 1 Nr. 1 IfSG ist bereits der Krankheitsverdacht und nach § 7 Abs. 1 IfSG der Nachweis namentlich durch den feststellenden den Arzt unverzüglich (innerhalb von 24 h) meldepflichtig. Das wäre bei dieser Patientin der Fall auch schon vor dem positiven Anti-HAV-IgM Test der Fall.
Das Labor meldet unabhängig auch unverzüglich (innerhalb von 24 h an das Gesundheitsamt), gefolgt von einer zweiten Meldung an das RKI innerhalb von 2 Wochen.
RKI-Ratgeber zu HAV: https://www.rki.de/DE/Content/Infekt/EpidBull/Merkblaetter/Ratgeber_HepatitisA

Ein 37-jähriger Mann (178 cm; 86 kg) gibt Oberbauchschmerzen an, die nach einer üppigen Mahlzeit aufgetreten seien. Sie strahlen gürtelförmig bis in den Rücken aus. Er kennt ähnliche, jedoch wesentlich mildere Beschwerden und berichtet außerdem über voluminöse, übelriechende Stühle nach fettreichen Mahlzeiten. Nebenbei erwähnt er, dass er täglich eine halbe Flasche Schnaps trinke. Die grobe körperliche Untersuchung zeigt eine Hepatomegalie. Medikamenten-, Sozial- und Familienanamnese sind unauffällig.

Wie lautet die Arbeitsdiagnose?
Alkoholinduzierte Pankreatitis.

Wie interpretieren Sie die Laborbefunde (→ Tab. 45.3)?

Tab. 45.3 Laborbefunde Fall 5c

γGT	260 U/l ↑
AP	123 U/l
AST	104 U/l ↑
ALT	56 U/l ↑
Bilirubin	1,0 mg/dl
Quick	75 %
Hepatitisserologie	Anti-HAV neg.
	Anti-HB_S pos.
	Anti-HB_c neg.
	HB_S-Ag neg.
Amylase	261 U/l ↑
Lipase	299 U/l ↑
Kalzium	1,5 mmol/l ↓
Albumin	35 g/l

Die erhöhte γGT ohne weitere Cholestaseparameter weist auf Alkoholschädigung der Leber hin. Dazu passt der erhöhte, aber veraltete De-Ritis-Quotient (AST/ALT). Man müsste noch GLDH (Glutamatdehydrogenase) als Indikator der Parenchymzellnekrose bestimmen, um den moderneren (AST + ALT)/GLDH berechnen zu können. Der niedrignormale Quick-Wert ist dadurch zu erklären. Die Serologie spricht für eine Hepatitis-B-Impfung. Die erhöhten Werte für Amylase und Lipase erlauben zusammen mit Anamnese und Klinik die Diagnose einer Pankreatitis.

Welche Aussagekraft hätten dreifach höhere Werte für Amylase und Lipase als die angegebenen?
Dies würde nichts ändern. Im Gegensatz zu den Transaminasen bei Leberzellschädigung lässt die Höhe des Anstiegs von Lipase und Amylase keine Rückschlüsse auf die Schwere der Erkrankung zu. Dies trifft insbesondere auf die alkoholinduzierte Pankreatitis zu, welche immer als Schub einer zugrundeliegenden chronischen Pankreatitis (akut auf chronisch) zu werten ist: Durch eine bereits bestehende Minderproduktion der Verdauungsenzyme kann der Anstieg selbst bei schwerer Pankreatitis nur gering ausfallen.

Aufgrund zunehmender Atembeschwerden wird ein Röntgenbild des Thorax angefertigt, welches einen Pleuraerguss links zeigt. Welche Werte würden Sie nach Punktion des Ergusses aus dem Punktat bestimmen?
Im Pleuraerguss im Rahmen einer Pankreatitis lassen sich ebenfalls Amylase und Lipase nachweisen, was bei nur grenzwertig erhöhten Serumwerten diagnostisch hilfreich sein kann.

Wie erklären Sie sich das erniedrigte Kalzium?
Sequestrierung von Kalzium unter Bildung schwerlöslicher Kalkseifen am Ort der Entzündung („Kalkspritzernekrosen") aufgrund der Pankreatitis.

Welche Werte bestimmen Sie in erster Linie, um den V. a. exokrine Pankreasinsuffizienz zu erhärten?
Elastase (reicht eigentlich aus und ersetzt die Chymotrypsinbestimmung) und ggf. Chymotrypsin im Stuhl. Hierzu sind allerdings mind. 500 mg Stuhl erforderlich.

Anhang

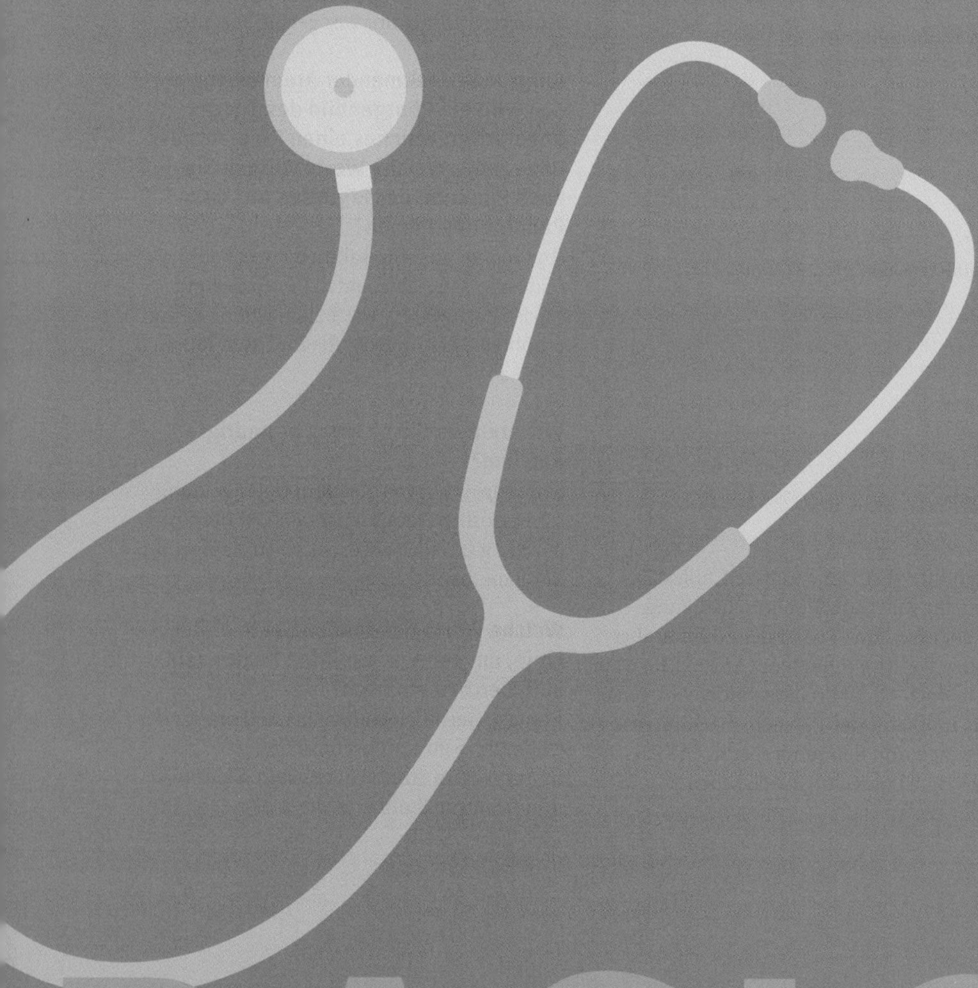

BASICS

46 Literatur 126
47 Quellverzeichnis 127
48 Register 128

46 Literatur

Bain BJ. Das Blutbild. Berlin: De Gruyter, 2017.

Bowling JL, Katayev A. An Evaluation of the Roche Cobas c 111. Laboratory Medicine. 2010; 41(7): 398–402.

Buzanovskii VA. Determination of Sodium in Blood. Review Journal of Chemistry. 2018; 8(2): 197–222.

Guglielmi G. The explosion of new coronavirus tests that could help to end the pandemic. Nature. 2020; 583(7817): 506–509.

Hinkle JLC, Kerry H. Brunner & Suddarth's Handbook of Laboratory and Diagnostic Tests (Study Guide). 2nd ed. Philadelphia: Lippincott Williams and Wilkins, 2013.

Katayev A, Balciza C, Seccombe DW. Establishing reference intervals for clinical laboratory test results: is there a better way? Am J Clin Pathol. 2010; 133(2): 180–186.

Long QX et al. Antibody responses to SARS-CoV-2 in patients with COVID-19. Nat Med. 2020; 26(6): 845–848.

Marshall WJ, Lapsley M, Day A. Clinical Chemistry. 8th ed. Edinburgh, London, New York, Oxford, Philadelphia, St. Louis, Sydney, Toronto: Elsevier, 2016.

Murphy M, Srivastava R, Deans K. Clinical Biochemistry: An Illustrated Colour Text. 6th ed. St. Louis, Missouri: Elsevier, 2018.

Petrie A, Sabin C. Medical Statistics at a Glance. 4th ed. Hoboken, NJ: Wiley-Blackwell, 2020.

Renz H. Praktische Labordiagnostik. Berlin: De Gruyter, 2025.

Rifai N. Tietz Fundamentals of Clinical Chemistry and Molecular Diagnostics. 8th ed. St. Louis, Missouri: Elsevier, 2019.

Rifai N. Tietz Textbook of Clinical Chemistry and Molecular Diagnostics. 6th ed. St. Louis, Missouri: Elsevier, 2018.

Thomas L. Labor und Diagnose. www.labor-und-diagnose.de (letzter Zugriff: 02.04.2025)

Verheij R et al. Evaluation of techniques for the presentation of laboratory data. II: Accuracy of interpretation. Methods Inf Med. 1997a; 36(1): 17–19.

Verheij R et al. Evaluation of techniques for the presentation of laboratory data. I: Time needed for interpretation. Methods Inf Med. 1997b; 36(1): 11–16.

47 Quellenverzeichnis

Der Verweis auf die jeweilige Abbildungsquelle befindet sich bei allen Abbildungen im Werk am Ende des Legendentextes in eckigen Klammern.

[E273] Mir M. A.: Atlas of Clinical Diagnosis, 2nd ed. Elsevier Saunders 2003, ISBN: 978-0-702-02668-3

[E288] Forbes, C. D.: Color Atlas and Text of Clinical Medicine. Elsevier/Mosby, 3. Aufl. 2003

[E387] Zitelli, B. J./Davis, H. W.: Atlas of Pediatric Physical Diagnosis. Elsevier/Mosby, 5. Aufl. 2007

[E467] Marchiori: Clinical Imaging: With Skeletal, Chest and Abdomen Pattern Differentials, 2nd ed. Mosby 2004, 978-3-437-42257-7

[E499] Colledge, N. R./Walker, B. R./Ralston, S. H.: Davidson's Principles and Practice of Medicine. Elsevier/Churchill Livingstone, 21. Aufl. 2010

[E554] Kumar, V.: Robbins and Cotran's Pathologic Basis of Disease. Elsevier/Saunders, 8. Aufl. 2010

[E672] Cotran, R. S./Kumar, V./Collins, T.: Pathologic Basis of Disease. Elsevier/Saunders, 6. Aufl. 1999

[E675] Lahita, R.: Systemic Lupus Erythematosus. Elsevier/Academic Press, 4. Aufl. 2004

[E678] Klatt, E. C./Kumar, V.: Review of Pathology. Elsevier/Saunders, 2. Aufl. 2005

[E847] Krachmer et. al.: Cornea, 3rd ed. Elsevier Mosby 2011, ISBN: 978-0-323-06387-6

[E934] Gaw, A. et al.: Clinical Biochemistry, 3rd ed. Churchill Livingstone 2004, ISBN: 978-0-443-07269-7

[F333] Maheshwari et al.: „Acute hepatitis C" in Lancet, Volume 372 Issue 9635 (2008), Pages 321–332

[F485] Wang, Hopwood, Hu, Lennon, Osterberger, Glassman: Determination of secondary chromosomal aberrations of chronic myelocytic leukemia, Cancer Genetics and Cytogenetics, Volume 153, Issue 1, August 2004, Pages 53–56, Elsevier

[F486] Feller, Mavros, Gaertner: Ectopic submandibular thyroid tissue with a coexisting active and normally located thyroid gland: Case report and review of literature, Oral Surgery, Oral Medicine, Oral Pathology, Oral Radiology, and Endodontology, Vol. 90, Iss. 5, Elsevier, Nov. 2000

[L106] Henriette Rintelen, Velbert

[L112] Mary Anna Barratt-Dimes

[L141] Stefan Elsberger, Planegg

[L157] Susanne Adler, Lübeck

[L190] Gerda Raichle, Ulm

[L231] Stefan Dangl, München

[M550] Dr. med. Dr. rer. nat. Oliver Schmetzer, Charité – Universitätsmedizin Berlin

[M552] Prof. Dr. med. Ertan Mayatepek

[M588] Dr. med. Nicolas Graf, München

[M840] Stephan Dönitz, Schwarzenbek

[O522] Dr. Wolfgang Zettlmeier, Barbing

[O639] Dr. med. Robert Gürkov, München

[R132] Classen, M./Diehl, V./Kochsiek, K.: Innere Medizin. Elsevier/Urban & Fischer, 5. Aufl. 2003.

[T442] Prof. Dr. med. Schindler, Nephrologie, Charité – Universitätsmedizin Berlin

[T447] Dr. med. Dagmar Schoeler, Berlin

[T459] Prof. Dr. med. Mathias Freund, Universität Rostock.

[V1077] Diagnostik Ernst von Bergmann GmbH

[X221-029] Infektionsepidemiologisches Jahrbuch 2019, Robert-Koch-Institut

A
AB0-System 45
Addison-Krise 69, 121
Agranulozytose 22
Ahornsirupkrankheit 37
aktivierte partielle Thromboplastinzeit 25
akutes Nierenversagen 54
Akut-Phase-Proteine 28
Albumin 93
Allergiediagnostik 44
ALT 79
Anämie 84, 87
Antibiotikaresistenzbestimmung 32
Antikoagulanzien 8
Antikoagulation 95
Antiphospholipidsyndrom 97
Apolipoproteine 75
AST 78
Aszites 64
Atemwegsviren 41
Autoimmundiagnostik 48

B
b-DNA-Test 11
Bethesda-Einheit 27
BGA 51
Bikarbonatsystem 3
Bilirubin 78
Blutausstrich, peripherer 87
Blutgasanalyse 51
Blutgruppen 45
Blutplättchen 23
Blutsenkungsgeschwindigkeit 8
Bluttransfusion 45
Blutungszeit 23
Brustschmerz 118
BSG 8
bunte Reihe 33

C
Choledocholithiasis 122
chronisches Nierenversagen 54
CK-MB 82
Clostridien 29
Coombs-Test 45
CRISPR-CAS-System 12
Cumarin 95
Cushing-Syndrom 103

D
Diabetes mellitus 100, 120
Differenzialblutbild 90
– Erythrozyten 20
– Leukozyten 22
Druck
– hydrostatischer 18
– kolloidosmotischer 18
– onkotischer 18
Dyspnoe 118

E
Eisenmangel 38
Elektrolyte 18, 68
ELISA 9, 14
– Sandwich 13
Enzephalitiserreger 41
Enzyme-linked Immunosorbent Assay. *siehe* ELISA
Erregerdifferenzierung 28
Erythrozyten
– Formen 87
Erythrozytenparameter 20
Erythrozytenverteilungsbreite 20
Erythrozytenvolumen 20
Exom 3
Extinktion 3
Extrazellulärraum 18
EZV 18

F
Fibrinogen 26
Fibrinolyse 96
FISH 11
Fluoreszenz 3
Fluoreszenz-in-situ-Hybridisierung 11

G
Galaktosämie 37
Gelegenheitsblutzucker 100
Gendiagnostikgesetz 36
Genom 2
Gerinnungsanalytik 25, 95
Gerinnungsmessung
– kugelkoagelometrische 3
Gesamtleukozytenzahl 22
Glykogenosen 37
GnRH 112
Gramfärbung 29
Granulationsindex 22
Granulozyten 90

H
Hämatokrit 20
Hämoccult 52
Hämochromatose 38
Hämoglobin 84
Hämoglobinkonzentration 20
Hämolyse 116
Hämostase 23
Haptoglobin 116
HDL-Cholesterin 76
Heparin 95
Hepatitis 39
– asymptomatische 123
Hepatosplenomegalie 116
Herpesviren 40
High Performance Liquid Chromatography 13
HIV-Infektion 40
HLA-Typisierung 98
Homöostase 2
Hormone 106
Hyperkaliämie 120
Hyperlipoproteinämien 75
Hyperpigmentierungen 121
Hypogonadismus 117
Hypokortisolismus 121
Hypophyse 106

I
Ikterus 79, 81
Immunglobuline 94
Impedanzaggregometrie 23
IMViC-Testreihe 34
Indikationsstellung 15
Infektion
– bakterielle 28
– Chronifizierung 35
– Folgekrankheiten 35
– Mykobakterien 43
– parasitäre 42
– virale 39
Infektionsschutzgesetz 36
Infektionsserologie 28
Influenzavirus 41
Inkompatibilität 45
Inkubationszeit 15
Insulin 100
Intravasalraum 18
Intrazellulärraum 18

J
Jaffé-Methode 72
Josso-Loop 25

K
Kalium 69
Ketoazidose 101
Knochenmark 65
Knochenmarktransplantation 98
kolloidosmotischer Druck 18
Komplementsystem 93
Kopplungsanalyse 10
Kreatinin 72

L
LDL-Cholesterin 76
Leber 81
Leukämie
– akute lymphatische 91
– akute myeloische 91
– chronische myeloische 91
Leukopenie 90
Leukozyten 90
Leukozytose 90
Lichttransmissionsaggregometrie 23
Lipide 75
Lipoproteine 75

Liquoranalytik
– bakteriologische Analyse 64
– chemische Analyse 62
– immunologische Analyse 63
– molekularbiologische Analyse 64
– zytologische Analyse 60
Lungenembolie 118
Lyme-Borreliose 35
Lymphozyten 22, 90

M
Malaria 42
MCH 86
MCV 86
Meldepflicht 36
Meningitiserreger 41
Metabolom 2
Mikrobiom 2
Mikrosatelliten 10
Mononukleose 92
Monozyten 90
Morbus Addison 104
Morbus Wilson 38
Mukoviszidose 38
Mykobakterien 43
Myoglobin 82
Myokardinfarkt 118

N
NASBA 11
Natrium 68
Nebennierenrinde 103
Nebenschilddrüse 110–111
Neisserien 30
Nephelometrie 3
Neugeborenen-Screening 37
Neutropenie 22
Neutrophilie 22
Next Generation Sequencing 12
NGS 12
Niereninsuffizienz 74
Nierenversagen
– akutes 54
– chronisches 54
Nierenversagen, medikamentös-toxisches 120–121
Non-Hodgkin-Lymphome 92
Noroviren 40
Nüchternblutzucker 100
Nucleic Acid Sequence-based Amplifikation 11

O
Oberbauchschmerz 122
OGTT 100
onkotischer Druck 18
Osmolalität 18
Osmolarität 18
Osteoporose 110

P
Pankreatitis 123
PCR 10
Peritonitis 64
PFA-100-Screening-Test 23
Phenylketonurie 37
Phosphat 70
pH-Wert 3
Plasmaproteine 93
Plasmathrombinzeit 26
Plasmodien 42
Plättchenfraktion, unreife 23
Pleuraerguss 64
Pneumonie 119
POCT 51
Point-of-Care-Testing 51
Polymerasekettenreaktion 10
Präanalytik 17
Probenentnahme, Zeitpunkt 15
Proteinurie 58
Proteinurieanalytik 57
Proteom 2
Puffersystem 3

Q
Quick-Test 79
Quick-Wert 25

R
Radioimmunassay 13
RDW 86
Reliabilität 5
Reproduzierbarkeit 5
Retikulozytenproduktionsindex 86
RFLP 10
Rhesus-System 45, 47
rheumatisches Fieber 35
Riesenthrombozyten 90
Rotaviren 40
Rumpel-Leede-Test 23

S
Sandwich-ELISA 13
Sarkoidose 121
Schilddrüse 108
Sensitivität 4
Serumelektrophorese 93
SIADH 69
SI-Einheiten 3
Sklerenikterus 116
Somnolenz 120
Southern Blotting 10
Spezifität 4
ssRNA 11
Standardmethoden 3
Staphylokokken 30
Streptokokken 30
Struma 108

T
Testosteron 117
Thrombophiliediagnostik 95
Thromboplastinzeit 25
Thrombozytendiagnostik, erweiterte 23
Thrombozytenverteilungsbreite 20
Thrombozytenvolumen 20
Thrombozytenzahl 20
Thrombozytopathien 23
Transkriptom 3
Troponin
– Troponin I 82
– Troponin T 82
Trypanosomen 42
Tumormarker 50
Turbidimetrie 3, 9

U
Urinanalytik 54
Urinbestandteile 56
Urinsediment 56
Urinstix 54

V
Validität 5
Verifizierung 6
Virushepatitis 122
Virusnachweis 39
Vorhersagewert 5
Vortestwahrscheinlichkeit 4

W
Wachstumshormon 106
Wasserkompartimente 18